国家卫生健康委员会"十三五"规划教材

全国高等职业教育教材

供医学影像技术专业用

CT检查技术

主　编　张卫萍　樊先茂

副主编　隗志峰　暴云锋　姚建新

编　者（以姓氏笔画为序）

孔　宇（山东医学高等专科学校）

李　骋（复旦大学附属华东医院）

李锋坦（天津医科大学总医院）

张卫萍（江西医学高等专科学校）

张春雨（甘肃卫生职业学院）

张雅萍（绍兴市人民医院）

姚建新（江苏联合职业技术学院南京卫生分院）

徐　惠（山东第一医科大学，山东省医学科学院）

隗志峰（襄阳职业技术学院）

韩　豆（江西医学高等专科学校）

樊先茂（雅安职业技术学院）

暴云锋（河北省人民医院）

U0284834

人民卫生出版社

·北　京·

图书在版编目（CIP）数据

CT 检查技术/张卫萍,樊先茂主编. —北京：人民卫生出版社,2020.7（2025.5重印）

ISBN 978-7-117-29265-8

Ⅰ.①C… Ⅱ.①张…②樊… Ⅲ.①计算机 X 线扫描体层摄影-高等职业教育-教材 Ⅳ.①R814.42

中国版本图书馆 CIP 数据核字（2019）第 251531 号

| 人卫智网 | www.ipmph.com | 医学教育、学术、考试、健康，购书智慧智能综合服务平台 |
| 人卫官网 | www.pmph.com | 人卫官方资讯发布平台 |

CT 检查技术
CT Jiancha Jishu

主　　编：张卫萍　　樊先茂

出版发行：人民卫生出版社（中继线 010-59780011）

地　　址：北京市朝阳区潘家园南里 19 号

邮　　编：100021

E - mail：pmph @ pmph.com

购书热线：010-59787592　010-59787584　010-65264830

印　　刷：人卫印务（北京）有限公司

经　　销：新华书店

开　　本：850×1168　1/16　印张：14

字　　数：443 千字

版　　次：2020 年 7 月第 1 版

印　　次：2025 年 5 月第 11 次印刷

标准书号：ISBN 978-7-117-29265-8

定　　价：55.00 元

打击盗版举报电话：010-59787491　E-mail：WQ @ pmph.com

质量问题联系电话：010-59787234　E-mail：zhiliang @ pmph.com

为深入贯彻党的二十大精神及全国教育大会精神,落实《国家职业教育改革实施方案》对高等卫生职业教育改革发展的新要求,服务新时期经济社会发展和"健康中国"战略的实施,人民卫生出版社经过充分的调研论证,组织成立了全国高等职业教育医学影像技术、放射治疗技术专业教育教材建设评审委员会,启动了医学影像技术、放射治疗技术专业规划教材第四轮修订。

全国高等职业教育医学影像技术专业规划教材第一轮共 8 种于 2002 年出版,第二轮共 10 种于 2010 年出版,第三轮共 11 种于 2014 年出版。本次修订结合《普通高等学校高等职业教育(专科)专业目录(2015 年)》新增放射治疗技术专业人才培养的迫切需要,在全国卫生行指委及相关专指委、分委会的全程指导和全面参与下,以最新版专业教学标准为依据,经过全国高等职业教育医学影像技术、放射治疗技术专业教育教材建设评审委员会广泛、深入、全面地分析与论证,确定了本轮修订的基本原则。

1. 统筹两个专业　根据医学影像技术、放射治疗技术专业人才培养需要,构建各自相对独立的教材体系。由于两个专业的关联性较强,部分教材设置为专业优选或共选教材,在教材适用专业中注明。

2. 对接岗位需要　对接两个专业岗位特点,全面贴近工作过程。本轮修订对课程体系作了较大调整,将《医学影像成像原理》《医学影像检查技术》调整为《X 线摄影检查技术》《CT 检查技术》《MRI 检查技术》,将《超声诊断学》《核医学》调整为《超声检查技术》《核医学检查技术》,并根据医学影像技术、放射治疗技术专业特点编写了相应的《临床医学概要》。

3. 融合数字内容　本轮修订充分对接两个专业工作过程与就业岗位需要,工作原理、设备结构、操作流程、图像采集处理及识读等岗位核心知识与技能,通过精心组织与设计的图片、动画、视频、微课等给予直观形象的展示,以随文二维码的形式融入教材,拓展了知识与技能培养的手段和方法。

本套教材共 18 种,为国家卫生健康委员会"十三五"规划教材,供全国高等职业教育医学影像技术、放射治疗技术专业选用。

教材目录

序号	教材名称	版次	主编		适用专业	配套教材
1	影像电子学基础	第4版	鲁 雯	郭树怀	医学影像技术、放射治疗技术	√
2	临床医学概要		周建军	王改芹	医学影像技术、放射治疗技术	
3	医学影像解剖学	第2版	辛 春	陈地龙	医学影像技术、放射治疗技术	√
4	医学影像设备学	第4版	黄祥国	李 燕	医学影像技术、放射治疗技术	√
5	X线摄影检查技术		李 萌	张晓康	医学影像技术	√
6	CT检查技术		张卫萍	樊先茂	医学影像技术	√
7	MRI检查技术		周学军	孙建忠	医学影像技术	√
8	超声检查技术		周进祝	吕国荣	医学影像技术	√
9	核医学检查技术		王 辉		医学影像技术	
10	介入放射学基础	第3版	卢 川	潘小平	医学影像技术	√
11	医学影像诊断学	第4版	夏瑞明	刘林祥	医学影像技术、放射治疗技术	√
12	放射物理与防护	第4版	王鹏程	李迅茹	医学影像技术、放射治疗技术	
13	放射生物学		姚 原		放射治疗技术	
14	放射治疗设备学		石继飞		放射治疗技术	√
15	医学影像技术		雷子乔	郑艳芬	放射治疗技术	√
16	临床肿瘤学		李宝生		放射治疗技术	
17	放射治疗技术	第4版	张 涛		放射治疗技术、医学影像技术	√
18	放射治疗计划学		何 侠	尹 勇	放射治疗技术	√

第二届全国高等职业教育医学影像技术、放射治疗技术专业教育教材建设评审委员会名单

主 任 委 员

舒德峰　周进祝

副主任委员

付海鸿　李宝生　王鹏程　余建明　吕国荣

秘 书 长

李　萌　窦天舒

委　　员（以姓氏笔画为序）

韦中国　邓小武　田　野　刘媛媛　齐春华　李迅茹
李真林　辛　春　张卫萍　张晓康　张景云　陈　凝
陈　懿　罗天蔚　孟　祥　翁绳和　唐陶富　崔军胜
傅小龙　廖伟雄　樊先茂　濮宏积

秘　　书

裴中惠

主　编　张卫萍　樊先茂　张春雨

副主编　姚建新　暴云锋　隗志峰

编　者　(以姓氏笔画为序)

孔　宇（山东医学高等专科学校）

李　骋（复旦大学附属华东医院）

李锋坦（天津医科大学总医院）

张卫萍（江西医学高等专科学校）

张春雨（甘肃卫生职业学院）

张雅萍（绍兴市人民医院）

赵慧慧（山东第一医科大学，山东省医学科学院）

姚建新（江苏联合职业技术学院南京卫生分院）

隗志峰（襄阳职业技术学院）

韩　豆（江西医学高等专科学校）

樊先茂（雅安职业技术学院）

暴云锋（河北省人民医院）

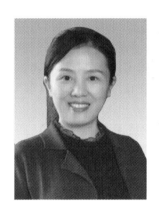

张卫萍,江西医学高等专科学校医学影像系主任、影像专业教授、主任医师、学科带头人、专业导师。现任全国卫生职业教育教学指导委员会医学影像技术分会委员、中华医学会影像技术分会继续教育专业委员会委员、讲师团副团长、江西省医学影像技术专业委员会委员、上饶市医学会医学影像技术专业委员会主任委员。

从事医学教育34年,将自身的理想信念和道德情操贯穿于工作实践。近年来主持科研项目获得省部级教学成果一等奖2项、二等奖1项,主编教材5部,负责完成省精品资源共享课程建设1项。荣获江西省首届"黄炎培"职业教育优秀教师奖、上饶市"五一劳动奖章"、上饶市首届"饶城英才领军人物"。

寄语：

请你设想:你运用 CT 检查技术为受检者解决问题时的情景……一定备感自豪吧！CT 检查目前作为临床工作中的主要检查手段,越来越具有重要价值。如何成为 CT 顶尖技术人才？希望你做到"明德厚学,精影笃行,天道酬勤,永不放弃"！

主编简介与寄语

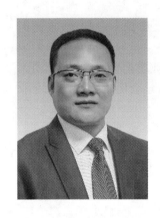

樊先茂,医学影像学教授,雅安职业技术学院党委委员、副院长,四川省卫生健康委影像医学与核医学科学术技术带头人。从事专业教学与附属医院临床工作 32 年,主要研究方向 CT 技术与 MR 技术。曾获得 CT 操作上岗证考试全国第一名,荣获四川省首届"新时代健康卫士"、雅安市"职业成才典型"称号。

现任全国卫生职业教育教学指导委员会医学影像技术分委会委员、四川省放射技师分会副会长、四川省医学影像技术学会常委、雅安市放射专委会副主任委员。

近年主持及参与部级科研项目 1 项、厅级 2 项、市级 2 项,部级课题获三等奖 1 项。主编及参编人民卫生出版社等出版社规划教材 5 部。发表论文 10 余篇。主持专业建设项目部级 1 项、省级 3 项、市级重点专科 1 项。

寄语:

随着 CT 技术的飞速发展,临床应用日益广泛。本教材以实用性和先进性促进同学们对课程的创新学习。希望同学们在掌握扎实的 CT 理论基础上注重结合岗位,加强实训,练就娴熟的操作技能,实现 CT 技师梦,通过技术之用提高生命质量。

　　培养具有创新精神和实践能力的高素质技能型人才是高等职业教育的根本任务。为促进职业教育发展与改革,适应 CT 检查的临床诊疗需求,《CT 检查技术》认真贯彻落实党的二十大精神,依据《高等职业院校医学影像技术专业教学标准(试行)》编写。在教材编写中遵循"知识趋于基本,技能注重实用,素质全面提高"的原则,突出强调"三基(基本知识、基本理论和基本技能)、五性(思想性、科学性、先进性、启发性和适用性)",达到为医学影像技术专业学生和临床影像技师提供专业知识,使其运用专业综合能力实施最佳检查技术、显示最佳影像效果与诊断之目的。

　　本教材编写中针对临床 CT 技术岗位的日常工作,从 CT 成像基本知识、基本条件、基本原理、操作要求、扫描方法、图像处理、辐射安全、质量控制与 PACS 等方面进行阐述。撰写书稿时注意深入浅出、图文并茂,突出技术操作中的职业性、技术性、指导性与新颖性,形成了教材的三大亮点:一是在 CT 检查技术的临床应用方面,以一目了然的表格形式突出扫描要点与参数,同时引入了掌握 CT 检查技术所必需的解剖和正常影像诊断知识,培养影像技术技师的诊断能力;二是教材中融入二维码多媒体技术,增加课程的数字素材,拓展学生的视野、兴趣、思维与知识量;三是融入病例导学与思考题,帮助学生实现自主学习与评价。编写中注重了教材的完整性,并编写了相应的配套教材。

　　《CT 检查技术》在编写过程中得到了江苏大学附属医院等专家的指导和帮助,《CT 检查技术》全体编委做了大量的工作,在此一并致以诚挚的谢意!

　　由于编者水平有限,教材中难免存在错误和不足之处,诚挚欢迎师生、读者批评指正,以便修订完善。

张卫萍　樊先茂

2023 年 10 月

目 录

CT 检查技术概论

学习目标

　　1. 知识:掌握 CT 检查技术概念、CT 图像的特点、CT 检查技术的基本知识;熟悉 CT 检查技术的岗位重要性,CT 检查技术的岗位职责;了解 CT 检查技术简史。

　　2. 技能:理论联系实际,运用 CT 检查技术中的相关知识解读 CT 影像资料;能够通过病例,分析 CT 检查技术的优势。

　　3. 素质:树立全心全意为受检者服务的理念,爱岗敬业,崇德向善,具备人文关怀精神与高度的责任感。

　　计算机 X 线体层摄影(computed tomography,CT)检查技术作为一种最常用的医学影像检查技术,运用临床 CT 影像设备对受检者进行各种检查技术操作,以非常直观的形式展示人体内部的结构形态与脏器功能,获得 CT 影像诊疗资料,为临床医生的诊断及治疗提供丰富的信息。近年来随着 CT 设备不断升级换代,CT 检查已被广泛应用于疾病诊断、治疗和健康检查实践中,成为临床诊疗最重要的手段之一。本章主要介绍 CT 检查技术的岗位定位与岗位要求、CT 检查技术的临床发展与基础知识。

病例导学

　　患者,男性,52 岁,有吸烟史 20 余年。患者的胸部 X 线片发现左下肺野外带有一处类圆形较高密度结节影。

　　问题:

　　该患者需要进一步做哪项影像检查?

第一节　CT 检查技术的岗位

一、CT 检查技术的岗位定位

（一）CT 检查技术概念与特性

　　CT 是 computed tomography 的缩写,其中"computed"为分词,具有"计算机运算处理"的含义,"tomography"源于希腊词根"tomos",含义是"体层摄影或断层摄影"。顾名思义 CT 就是"采用计算机运算处理的体层或断层摄影",中文名称一般为计算机(X 线)体层摄影或计算机(X 线)断层摄影。

CT是利用X线束环绕人体某体层扫描,X线经人体组织、器官衰减后到达探测器,将X线转变为相应的电信号,再由A/D转换器变为数字信号,输入计算机处理重建后形成图像。CT检查技术通过CT设备,运用CT成像原理,显示人体内部组织结构、形态、密度和功能,将人体实际结构从空间和时间分布上的对应关系用影像方式显示出来,提供组织脏器内部结构的影像信息。CT检查技术是由多门学科交叉形成的一种应用技术。

1972年,计算机X线体层摄影(CT)成像装置的问世,使医学影像检查技术发生了革命性的变化,其进步程度具有里程碑的意义。CT检查技术作为一种最常用的影像检查技术之一,几乎可用于任何部位组织器官的检查。近年来随着各种先进技术的不断研发应用,CT设备不断升级换代,继单层螺旋CT、多层螺旋CT之后,又出现了宝石CT、双源CT、能谱CT等。CT检查技术亦不断发展,由单层扫描发展到多层容积扫描,由普通的平扫和增强扫描发展到动态增强、灌注CT和能谱成像等,丰富的图像后处理技术,进一步扩大临床应用范围,已成为临床医学中不可或缺的影像检查手段。

CT检查技术内容包括CT检查技术概述、CT设备运行基本条件、成像原理、CT检查准备与扫描方式、CT图像处理与CT辐射安全、CT检查技术的临床应用、PACS技术与图像质量控制。

CT成像克服了普通X线成像中组织重叠的缺陷,可获得人体真正的断层影像,其密度分辨力高,能清楚显示组织内部结构,极大地提高了影像诊断水平,推动了临床医学的发展。低辐射剂量CT扫描的临床应用,即改变传统的扫描模式,针对不同受检者的实际情况,制订不同的CT扫描方案,实现规范化扫描下的个性化CT成像,在临床实践中,严格遵循低辐射剂量原则已成为业界共识。CT检查应用广泛,并能获得高质量的图像,已成为临床最常用的影像检查方法之一。

视频:CT检查技术

（二）CT检查技术岗位重要性

医疗服务是由全体医务工作者的工作团队相互配合共同完成的。CT检查技术的岗位主体是CT技师,CT技师作为医疗队伍中的重要组成部分,其从事的工作是临床医疗工作链条中一个不可或缺的重要环节。

CT技师是具有特殊技术的医务人员,要有知识、有技术、有形象、有修养,要在自己所处的岗位上做好两个服务:一是为其他部门的医疗工作者服务好,充分发挥CT设备性能和自身技术优势,满足整个医疗团队的需要;二是要关爱受检者,

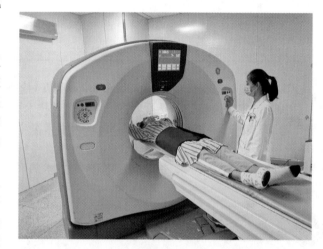

图1-1-1　CT技师在进行CT检查扫描

要理解受检者心情、尊重受检者隐私,包容其过激言行,用安慰、鼓励的语言,争取其配合检查。使自己的工作成为医疗服务链条中可靠的一环,使服务过程和结果成为精品(图1-1-1)。

二、CT检查技术的岗位要求

（一）CT检查技术的岗位职责

CT检查技术的岗位职责主要是CT技师必须熟悉CT技术理论知识,遵守CT技术操作规程,充分发挥CT设备功能和性能,以最低辐射剂量、最大限度地提取人体解剖结构、病理学、生理生化信息,得到真实、满足临床诊断和治疗要求的影像佐证依据,做好防护措施,严防差错事故。

CT技师应仔细阅读CT检查申请单,充分理解每一位受检者影像学检查的目的及影像医师、临床医师希望得到的诊断和治疗信息,发挥CT设备的最大功效和自身潜力,准确、迅速、高质量地完成CT检查操作,获取优质图像以满足诊断和治疗的需要;在CT检查过程中应根据初步得到的各种信息,主动及时地作出合理的修正或追加必要的检查,必要时与医师联系共同商定CT检查方案,以减少不必要的延误和往返;随时注意CT检查过程中所观察到的、对诊断或治疗有意义的临床症状和体征,及时

提供给医生作为诊断与治疗时的参考;在 CT 检查中应对受检查者进行有效监测,遇到受检查者出现危急状况时要及时、妥善处理,避免 CT 检查中发生意外;应熟知 CT 辐射防护知识,在 CT 检查中对陪同人员、受检查者,特别是孕妇和儿童须做有效的防护。

CT 检查技术发展日新月异,CT 设备的技术含量越来越高,功能越来越丰富,设备更新周期越来越短,这就要求 CT 技师紧跟时代发展,加强学习,更新知识,不断提高 CT 操作技能;要求全面掌握 CT 设备的维护与应用,充分发挥 CT 设备的全部功能和性能,提高诊断的准确性,更好地为受检查者服务。

（二）CT 检查技术的岗位能力与素养

CT 检查技术的岗位理论技能知识包括:CT 设备结构、成像原理、操作规程、扫描方式、CT 图像处理、辐射安全、CT 检查技术的临床应用、CT 图像存储传输与质量控制等知识体系。学生能否胜任 CT 检查技术的岗位,不仅需要学习掌握其基本理论知识体系,还应具备:①熟练操作 CT 设备的技能;②为受检者各部位进行 CT 扫描的技能;③各种图像后处理技术;④对正常 CT 图像和常见疾病的典型影像学检查结果进行正确判断以及疑难问题的分析处理能力。

此外,学生应爱国爱岗,具有"敬佑生命,救死扶伤,甘于奉献,大爱无疆"的职业精神与全心全意为人民服务的良好医德医风;树立社会主义核心价值观。具有严谨认真、实事求是的科学态度和高度的责任心与团队意识。具备沉着冷静、锲而不舍的心理素质与强健体魄。在 CT 技术岗位工作中,塑造人文关怀、崇德向善、善于沟通、吃苦耐劳、精益求精、知行合一的工作作风。只有做到理论、技能与素质并重,才能更好地胜任 CT 技师工作岗位,为受检查者提供优质的 CT 检查技术服务,成为一名新时代的优秀 CT 技师。

第二节　CT 检查技术的进化与新发展

一、CT 检查技术的进化

CT 的出现是继 1895 年伦琴发现 X 线以来,医学影像学发展史上的一次革命。CT 的发明可以追溯至 1917 年,当时,奥地利数学家雷登(J. Radon)提出了可通过从各方向的投影,并用数学方法计算出一幅二维或三维图像的重建理论。1967 年,由考迈克(A. M. Cormack)完成了与 CT 图像重建相关的数学问题。英国工程师豪斯菲尔德(G. N. Hounsfield)在英国 EMI 实验中心进行了相关的计算机和重建技术的研究,用 9d 时间获得数据组,2.5h 成功地重建出一幅人体横断面图像。

从 20 世纪 70 年代 CT 发明至今的 40 多年时间里,CT 扫描机主要经历了两个发展阶段,即从 CT 发明到螺旋 CT 出现之前的非螺旋 CT 阶段,以及从螺旋 CT 投入临床使用到目前为止的"后 64 层螺旋 CT"阶段(包括宝石 CT、双源 CT、能谱 CT 等)。

（一）非螺旋 CT 检查技术

1971 年 9 月豪斯菲尔德研制出第一台 CT 并获得第一幅头部的 CT 图像。1972 年 4 月,豪斯菲尔德和安普鲁斯(Ambrose)在英国放射学研究院年会上宣读了关于 CT 成像的第一篇论文,这宣告了 CT 的诞生。同年 10 月在北美放射学会(Radiological Society of North America,RSNA)年会上向全世界展示了这一医学影像史上划时代的发明。1974 年全身 CT 研制成功,CT 检查由头颅扩展到全身各部位的检查(图 1-2-1)。

1983 年,美国的 Douglas boyd 博士开发出电子束 CT(electronic beam CT,EBCT),并应用于临床,扫描速度提高到毫秒级,使心脏、大血管的影像检查成为现实(图 1-2-2)。

（二）螺旋 CT 检查技术

1985 年滑环技术出现,1989 年在 CT 传统旋转扫描的基础上,采用了滑环技术和连续进床技术实现了螺旋扫描,螺旋 CT(spiral CT)的问世使 CT 由传统二维采样的 CT 扫描模式进展为三维

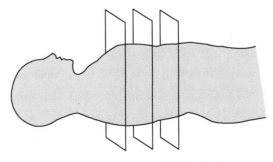

图 1-2-1　非螺旋 CT 扫描示意图

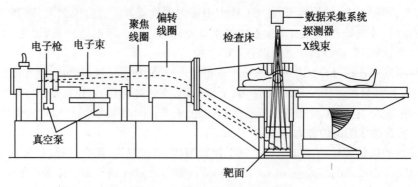

图 1-2-2　电子束 CT 扫描示意图

采样,堪称 CT 发展的里程碑(图 1-2-3)。

　　1992 年以色列的 ELSCINT 公司研制成功双层螺旋 CT,率先采用了双排探测器技术,使 X 线管和探测器旋转 1 周可获得两幅图像,开创了多层螺旋扫描的先河(图 1-2-4)。1998 年 11 月底在美国芝加哥召开的北美放射学会年会上有 4 家公司同时展出了多层(4 层)螺旋 CT(multislice spiral CT, MSCT),使得 X 线管围绕人体旋转 1 周能同时获得多幅断面图像,大大提高了扫描速度。2002 年,推出了 16 排探测器螺旋 CT。2004 年推出的 64 层螺旋 CT(又称为容积 CT),开创了容积数据成像的新纪元,其扫描时间更短,覆盖范围更广,使 CT 全身血管成像成为可能。

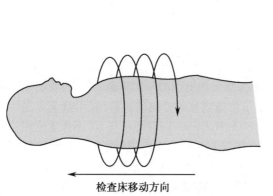

图 1-2-3　单层螺旋 CT 扫描示意图

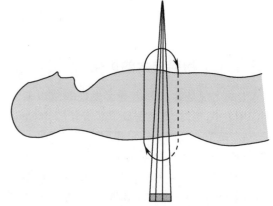

图 1-2-4　多层螺旋 CT 扫描示意图

　　2007 年由日本东芝(Toshiba)公司研发的 320 层螺旋 CT 问世,每个探测器单元 0.5mm,Z 轴宽度达到了 160mm,具备不移动检查床扫描成人心脏或大脑的能力。同期的 CT 技术具备了动态容积扫描的能力,心脏冠状动脉成像功能大大提高。

二、CT 检查技术的新进展

(一)双源 CT 检查技术

　　2005 年,在 64 层螺旋 CT 的基础上德国西门子(Siemens)公司研制出了 64 层双源 CT(dual source CT,DSCT),它改变了常规使用的一套 X 线管系统和一套探测器的 CT 成像系统,通过两套 X 线管系统和两套检测器来采集数据,实现了单扇区的数据采集,大大提高了心脏扫描的时间分辨力,全面拓展了 CT 的临床应用(图 1-2-5)。标志着"后 64 层 CT 阶段"

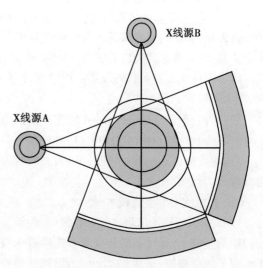

图 1-2-5　双源 CT 扫描示意图

的到来,发展方向出现了不同的分支。

（二）能谱 CT 检查技术

2008 年,美国 GE(通用电气)公司将 Gemstone 材料探测器应用于 CT,通过 X 线管电压(80kV 和 140kV)的瞬间切换可产生 101 个单能级(40~140keV)CT 影像,这种 CT 被称为能谱 CT。其能谱成像 (gemstone spectral imaging,GSI)技术在增强组织对比度、去除金属伪影、物质定性分离与定量测定、提高病灶检出率、疾病鉴别能力、能量去骨质和碘无机物等临床应用上均具有一定的临床价值。

近年来,CT 技术发展趋势出现了横向、纵向两个发展理念。横向主要针对扫描速度和临床应用的开发,体现在时间分辨力的不断提升和覆盖范围的增宽;纵向主要体现在能量成像的发展,充分地挖掘病灶的性质。通过 X 线剂量硬件调制、软件算法升级等,使 CT 检查进入了低剂量、微辐射时代。我们将具备"能谱、宽体、高时间分辨力和低剂量"技术的 CT 称为超高端 CT。这些超高端设备将前沿的物理学、材料学领域的技术完美统一,克服了诸如散射线多、锥形束伪影、辐射剂量高、系统欠稳定、X 线利用率低等不足,全面地实现 CT"宽体探测器、快速扫描、能量成像、低剂量"成像,获得了更高质量的 CT 图像,使得 CT 的应用前景更加广阔。

第三节 CT 检查技术基础知识

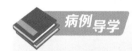

患者,男性,67 岁,曾有乙肝、肝硬化病史多年,近年来常有肝区疼痛、腹胀、消瘦、乏力、腹泻等症状,经入院诊治实验室检查发现 AFP 阳性,医师建议行 CT 检查。

问题:

1. CT 检查技术有哪些优势?

2. CT 图像质量参数有哪些?

一、CT 检查技术成像特点

（一）CT 检查技术成像优势

CT 成像与常规 X 线的影像学检查手段相比,具有以下优势:

1. 断面图像　CT 通过准直器的准直,可消除人体内器官或组织结构间的相互重叠影像,得到无层面外组织结构干扰的横断面图像,能准确地反映横断平面上组织和器官的解剖结构。此外,CT 得到的横断面图像可经 CT 图像后处理技术处理,获得诊断所需的矢状、冠状等各种断面图像,如图 1-3-1 所示。

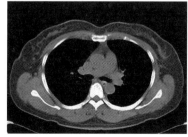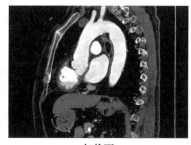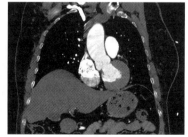

横断面　　　　　　　　　　矢状面　　　　　　　　　　冠状面

图 1-3-1　CT 断面图像

2. 密度分辨力高　由于 CT 的 X 线束是经过严格的准直后到达探测器,从而减少了散射线。此外 CT 还利用软件对灰阶的控制,加大了人眼的观测范围。一般来说 CT 的密度分辨力比常规 X 线检查高 20 倍。

3. 可做定量分析　CT能够准确地测量各组织的X线衰减系数,通过各种计算,做定量分析,如图1-3-2所示。

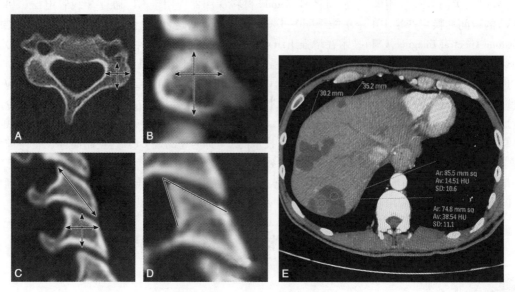

图1-3-2　CT各种测量示意图

4. 可进行各种图像后处理　借助各种图像处理软件,通过CTVE(CT仿真内镜)、VR(容积再现)、SSD(表面阴影显示)等图像对病灶的形状及结构进行分析。螺旋扫描可获得高质量的三维图像和断面图像(图1-3-3)。此外,CT还可通过后处理软件进行放射治疗方案的制订和治疗效果的评价。

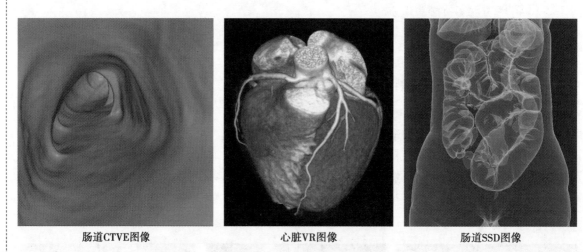

肠道CTVE图像　　　　　心脏VR图像　　　　　肠道SSD图像

图1-3-3　CT图像后处理示意图

（二）CT检查技术成像局限性和不足

CT检查极大地提高了诊断图像的密度分辨力,但受各种因素影响,也有其局限性和不足。

1. 空间分辨力不如常规的X线成像　目前中档的CT机其极限分辨力约10LP/cm,而高档的CT机其极限分辨力约14LP/cm。常规X线摄影的屏/片组合系统,其分辨力可达100LP/cm,无屏单面乳剂膜片摄影,其极限分辨力可高达300LP/cm以上。

2. 并非对所有脏器都适合　空腔脏器胃肠道由于存在无规则蠕动,还不能用CT替代常规的X线检查。CT血管造影的图像质量也不及数字减影血管造影(DSA)。

二、CT检查技术成像参数

（一）CT图像成像参数

1. 体层　体层(body section)是受检体中的一个薄层,此薄层的两个表面可视为平行的平面。CT

成像中建立一幅图像的扫描过程中,受检体中被X线束透射的部分就是体层。

2. 层间距　扫描后重建图像之间的距离为层间距。当成像层间距等于层厚时为相邻图像,当成像层间距小于层厚时为重叠图像,当成像层间距大于层厚时为相邻图像有间隔,层间距越小重建图像越多,对小病灶诊断越有利。

3. 体素　体素(voxel)也称像体素,是指在受检体内欲成像的层面上按一定的大小和一定的坐标人为划分的小体积元(图1-3-4)。二维的像素加上厚度就是体素,体素是一个三维的概念,是CT容积数据采集中最小的体积单位,也是重建三维立体图像的基本单元。它有三要素:长、宽、高。CT中体素的长和宽即像素大小,都小于等于1mm;在医学断层成像方式中,设置的层厚为体素的深度(体素Z轴的长度),即高度或深度由层厚决定,有10mm、5mm、3mm、2mm、1mm等。CT图像中,像素显示的信息实际上代表的是相应体素包括的信息量的平均值。

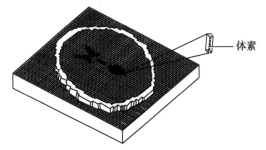

图1-3-4　脑断层体素

4. 像素　像素(pixel)又称像元,是组成数字图像矩阵的基本面积单元(一个小方格),是构成CT图像的最小单位。它与体素相对应,体素的大小在CT图像上的表现,即像素。用每个体素对X线束的衰减系数来代表它的图像信息,并变换成各组织的CT值,这就构成平面图像的像素值。

5. 矩阵　矩阵(matrix)是一个数学概念,是指构成图像的像素阵列,它表示在图像上一个横行和纵列的数字方阵。矩阵与像素密不可分,图像矩阵中的每个元素即为像素,矩阵的大小用所含的像素数目表示,所含像素数目越多,矩阵越大。将图像分割成N×N的矩阵,矩阵中的元素用μ_{ij}来表示,其物理意义是代表组织的衰减系数。图像的矩阵大小直接与图像的空间分辨力和密度分辨力相关。矩阵的大小根据实际需要和计算机能力等确定,如果矩阵选取过大,计算量则很大。目前数字成像的矩阵有512×512、1 024×1 024、2 048×2 048等。矩阵和像素两者的关系可以表示为:

$$像素大小 = 视野 \div 矩阵 \tag{式1-3-1}$$

由此可见,在一定的视野下,增大矩阵规模可以缩小像素,提高空间分辨力。

矩阵分为采集矩阵、重建矩阵和显示矩阵。

采集矩阵(acquisition matrix)是指数字成像方式中,采集原始影像时所选择的像素阵列,是每幅画面观察视野所包含的像素数目。采集矩阵越大,包含的像素数目越多,重建后影像的空间分辨力越高。

重建矩阵(reconstructive matrix)是指最初重建视野范围内所使用的矩阵,直接关系到像素大小,决定图像的空间分辨力。重建矩阵等于重建视野所含像素数目。

显示矩阵(display matrix)是指医学数字成像设备显示终端的像素阵列,即监视器(显示器)上显示的图像所含像素数目。显示矩阵一般大于或等于采集矩阵。显示矩阵大小受显示影像的动态范围制约。显示矩阵是指在原始重建结果基础上为提高显示图像的细腻度而使用的矩阵,显示矩阵增大时,它不再增加信息量,即不增加图像的空间分辨力,但会使已有图像的信息显示得更好。工作中使用的显示矩阵总是不低于重建矩阵。目前的CT机重建矩阵绝大多数使用512×512,显示矩阵使用1 024×1 024。

6. CT值　由于衰减系数是一个物理量,是具有物理含义的量值。在医学上以衰减系数为依据,用CT值(CT value或CT number,CTN)来表达人体组织密度的量值。国际上对CT值的定义为CT影像中每个像素所对应物质对X线线性平均衰减量的大小。实际应用中以水的衰减系数作为基准,故CT值大小为人体被检组织的衰减系数μ_x与水的衰减系数μ_w的相对差值,用公式表示为:

$$CT值 = (\mu_x - \mu_w)/\mu_w \times K \tag{式1-3-2}$$

式中,K是分度因数,常取为1 000。规定μ_w为能量是73keV的X线在水中的线性衰减系数,μ_w = 1m^{-1}。CT值的单位为"Hu"(Hounsfield unit)。图像中像素的灰度与像素的CT值直接相关,一般CT

值越大,图像灰度越白或越亮。

CT 值可以通过测量不同组织的衰减系数计算得出。例如选用 X 线能约为 73keV,水的衰减系数为 1,按 CT 值的定义可得到水的 CT 值为 0Hu。人体各种组织的 CT 值可大致划分在骨骼和空气的 CT 值范围内,表 1-3-1 给出了正常人体不同组织、器官的 CT 值。

表 1-3-1　正常人体组织、器官 CT 值

类别	CT 值/Hu	类别	CT 值/Hu
水	0	脾脏	50~65
脑脊液	3~8	胰腺	45~55
血浆	3~14	肾脏	40~50
水肿	7~17	肌肉	40~80
脑白质	25~32	胆囊	10~30
脑灰质	30~40	脂肪	-100~-20
血液	13~32	钙化	80~300
血块	64~84	空气	-1 000
肝脏	50~70	骨骼	+1 000

注:CT 值非恒定数值,它不仅与人体内在因素如呼吸、血流等有关,而且与 X 线管电压、CT 装置、室内温度等外界因素有关。

7. 灰度　灰度(gray)是指黑白或明暗的程度,它是在图像面上表现各像素黑白或明暗程度的量。从全黑到全白可有不同的灰度分级,在图像面上以灰度分布的形式显示 CT 影像。

8. 灰阶　灰阶(gray scale)又称为灰度级(gray level)、灰标(mark of gray scale),是指在图像上或显示器上所显示的各点不同的灰度层次,也就是,把白色与黑色之间分成若干级,称为"灰阶等级",表现不同亮度(灰度)信号的等级差别称为灰阶(图 1-3-5)。灰阶用于直观地标识出影像中所包含的灰度等级的亮度。

9. 窗口技术　将某段 CT 值范围内灰度放大或增强的技术称为窗口技术(window technology),是调节数字图像灰阶亮度的一种技术,即通过选择不同的窗宽和窗位来显示成像区域,使之清晰地显示病变部位。这个被放大或增强的 CT 值灰度显示范围称为窗口。上限 CT 值和下限 CT 值之差称为窗宽(window width,WW),也就是 CT 图像上所包括的 CT 值范围。CT 值范围的中心 CT 值称为窗位或窗水平(window level,WL),也就是要观察组织的平均 CT 值(图 1-3-5)。

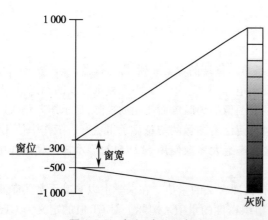

图 1-3-5　窗宽、窗位及灰阶

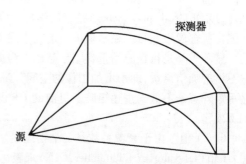

图 1-3-6　锥形束 X 线投影示意图

10. 投影　把投照受检体后出射的 X 线束强度 I 称为投影(projection),投影的数值称为投影值,投影值的分布称为投影函数(图 1-3-6)。

11. 扫描　扫描(scanning 或 scan)是用近似于单能窄束的 X 线束以不同的方式、按一定的顺序、沿不同的方向对划分好体素编号的受检体层进行投照,并用高灵敏度的探测器接收透过一排排体素

后的出射 X 线束的强度(I)。扫描是为获取投影值而采用的物理技术,或者说扫描是为重建图像而进行数据采集所使用的物理技术。在重建 CT 图像过程中首先要进行的就是对受检体的扫描,扫描主要通过扫描装置完成。

12. 扫描方式　X 线管和检测器固定在扫描架上组成扫描机构,它们围绕扫描床上的受检体进行同步扫描运动,这种同步扫描运动形式称为扫描方式(scanning mode)。

13. 视野　视野(field of view,FOV)又称观察野,指在医学数字成像方式中依照检查目的设定的观察范围。视野的大小可以从仅几个像素的面积到采集的整幅影像。缩小视野可以突出显示拟观察的局部影像并提高视野内影像的空间分辨力。

视野分为扫描视野、重建视野和显示视野。

扫描视野(scan field of view,SFOV),又称扫描野、采集视野(acquisition field of view,AFOV),是指医学数字成像方式中,依据检查目的设定的采集范围,或 CT 扫描时成像所确定的范围,即在定位像上制订扫描计划时确定的层面视野大小,是决定扫描多少解剖部位的参数。扫描视野是最初探测器的探测视野,其直接关系到像素的大小,如保持扫描矩阵一定,缩小扫描视野,可提高图像空间分辨力。

重建视野(reconstructive field of view,RFOV)是指医学数字成像方式中,依据检查目的设定的影像重建范围。重建视野通常等于扫描视野。CT 扫描时为了提高某一局部的空间分辨力,可用固有的重建矩阵重建一个较小视野的影像,这种缩小重建视野而使用全部显示矩阵显示局部区域的重建影像,以提高重建的原始横断层面影像空间分辨力的重建方式称为靶重建(target reconstruction),是高分辨力 CT 的重建方式之一。

显示视野(display field of view,DFOV),又称显示野,是指医学数字成像方式中,依据检查目的设定的、在显示终端上显示影像的范围,或数据重建形成图像的范围,是决定将多少扫描视野重建到一幅图像的参数(图 1-3-7),显示视野通常等于扫描视野(即显示整幅影像),也可以小于扫描视野,但不能大于扫描视野。显示视野缩小时,如不伴随重建视野的相应调整(即不改变影像的重建视野),只是将局部影像的像素放大,这种从数字数据的主存储器中选择影像中的某一兴趣区,用线性内插的方法放大显示的技术称为局部放大(local zoom),又称影像内插放大(image interpolation enlargement),是一种放大显示,局部放大虽可一定程度上改善局部影像的观察,但不能提高显示影像的空间分辨力,这不同于放大扫描(靶扫描)。

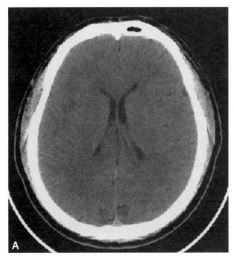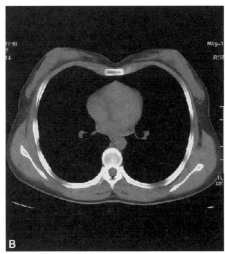

图 1-3-7　不同显示视野的 CT 扫描
A. 颅脑显示视野 25.0cm;B. 胸部显示视野 36.0cm

14. 螺距　螺距(pitch)是螺旋 CT 的一个重要参数,是指 X 线管(扫描旋转架)旋转 1 周检查床移动的距离与扫描层厚(用于单层螺旋 CT)或准直宽度(用于多层螺旋 CT)的比值。计算公式为:$P = S/D$,P 为螺距,无量纲;S 为 X 线管旋转 1 周(360°)期间的进床距离,单位为 mm;D 为扫描层厚(单排探测器宽度)或准直宽度(即探测器总宽度、射线束准直的宽度),单位为 mm。从单层螺旋 CT 到多层螺旋 CT,以及不同生产厂家对螺距定义的内涵有别,暂无统一定义。

由于多层螺旋扫描中,前、后准直器的宽度差异较大,螺旋扫描的重要参数螺距需要重新定义。目前,大多数公司均采用前准直器为依据的方法定义,根据国际电工委员会(International Electrotechnical Commission,IEC)2002 年的规定,螺距的定义为床速与整个准直宽度的比值。用公式表示为:

$$P=\frac{d}{M\cdot S}$$

(式 1-3-3)

式中,d 表示床速,即 X 线管旋转 1 周检查床移动的距离,单位为 mm/周;M 表示扫描 1 周获得的图像层数,S 表示层厚,单位为 mm;$M\cdot S$ 表示整个准直宽度。例如,对于 4 层螺旋 CT(即 $M=4/$周),若层厚为 5mm,床速为 20mm/周,则螺距等于 1。当 $M=1$ 时,则 $P=d/S$ 实际上就是单层螺旋 CT 的螺距公式。

在单层螺旋扫描中,螺距是每转的床进值与单排探测器宽度的比值,而多层螺旋扫描中螺距的定义,是每转的床进值与所使用的探测器总宽度的比。目前在临床使用中,多层螺旋 CT 螺距的计算方法和名称有两种:准直螺距(collimation pitch)和层厚螺距(slice pitch)。

准直螺距又称螺距因子或射线束螺距,是指扫描机架旋转 1 周检查床移动的距离除以所使用探测器阵列的总宽度。如 16 层螺旋 CT 每排探测器的宽度为 0.75mm,当旋转 1 周检查床移动的距离为 12mm 时,16 排探测器全部使用 16×0.75mm=12mm,则此时的准直螺距为 1。又如 4 层螺旋 CT 时,如旋转 1 周检查床移动的距离为 10mm,使用两排 5mm 的探测器,此时螺距同样为 1。上述螺距计算的特点是不考虑所使用探测器的排数和宽度,与单层螺旋 CT 螺距的计算概念相同,螺距变化对图像质量的影响也相同。

层厚螺距又称容积螺距或探测器螺距,是指扫描机架旋转 1 周检查床移动的距离除以扫描时所使用的探测器的宽度,并且乘以所使用探测器阵列的排数。若 4 层螺旋 CT 使用 2 排 5mm 的探测器,检查床移动距离为 10mm,则层厚螺距为 2(10mm/10mm=1,1×2=2)。又如 4 层 CT 扫描时机架旋转 1 周检查床移动 30mm,采用 4 排 5mm 的探测器阵列,则层厚螺距为 6(30mm/20mm=1.5,1.5×4=6)。后一个例子若按照准直螺距的计算方法应该是 1.5,即 30mm/20mm=1.5。

螺旋 CT 扫描螺距等于零时与非螺旋 CT 相同,X 线穿过受检者的曝光面在各投影角也相同;螺距等于 0.5 时,扫描层厚数据的获取,一般需要扫描架旋转 2 周进行扫描;在螺距等于 1.0 时,层厚的数据由机架旋转 1 周扫描获得;在螺距等于 2.0 时,层厚的数据由扫描架旋转半周扫描获得。

增加螺距使探测器接收的射线量减少,图像的质量下降。减小螺距使同一扫描范围的射线量增加,图像质量改善。

15. 层厚敏感曲线　层厚敏感曲线(slice sensitivity profile,SSP)是指机架扫描孔中心点扩散函数(point spread function,PSF)的纵向 Z 轴分布曲线。SSP 作为螺旋 CT 成像系统的主要技术指标,以及 CT 机验收检测和状态检测的重要项目之一,对螺旋 CT 图像质量有重要的影响。SSP 形状近似钟形,左右分布基本对称,没有延伸较长的尾部。以这些标准化值作为纵坐标值,以相应的图像层面所在的 Z 轴位置作为横坐标值,建立坐标系,将各点按顺序连接起来即得到 SSP(图 1-3-8)。随着重组层厚的增加,SSP 逐渐变平阔。当螺距改变时,SSP 变化轻微。单层螺旋 CT 一般使用线性插值重建方法,随着螺距的增加而逐渐变得平阔。多层螺旋 CT 采用了更加先进的螺旋插值重建方法,随着螺距的变化,SSP 变化较小,从而保证了不同螺距时都可以高质量完成三维图像重组。

实际层厚(即有效层厚):在 SSP 上,可以直接测量 SSP 最大幅值 50% 所对应曲线上两点间的横向距离长度。半高宽(full width at half maximum,FWHM)就是螺旋 CT 的实际层厚。实际层厚也用于描述 CT 的 Z 轴空间分辨力特性,实际层厚增加,Z 轴空间分辨力越低;反之,Z 轴空间分辨力就越高。

16. 显示分辨力　显示分辨力(display resolution)是显示器在显示图像时的分辨力,通常以像素表示。显示分辨力是指整个显示器上可视面积水平像素和垂直像素的数量,如 800×600 的分辨力,是指

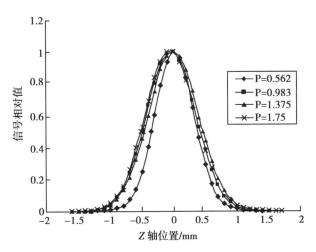

图 1-3-8　不同螺距下 CT 设备的 SSP

整个屏幕上水平方向能显示 800 个像素,垂直方向能显示 600 个像素。通常所用的显示器中(横屏、非竖屏),其显示分辨力的水平像素和垂直像素的总数总是以一定的比例排列,如 4:3、5:4 和 8:5 等。人眼能识别的最高显示分辨力为 800×600。

17. 傅里叶变换　傅里叶变换(Fourier transformation)又称为傅里叶转换,是一种图像重建运算处理方法,它可把重要的物理量相互联系起来。它的特征是描述正弦曲线幅度和相位的函数,并使该幅度和相位与特定的频率相对应,其中,幅度是指正弦波的高度,相位是指正弦波的起始点。傅里叶变换实际上是一种将空间信号转换为频率信号的数学方法。通过数学计算,傅里叶变换可将一个信号波转换为一组具有不同频率和幅度的正弦和余弦函数。在医学数字成像领域内,广泛应用傅里叶变换的方式进行各种物理量的转换,以进行影像或波谱的重建。

18. 算法　算法(algorithm)是针对特定输入和输出的一组规则。算法的主要特征是不能有任何模糊的含义,所以算法规则描述的步骤必须简单、易操作并且概念明确,而且能够由机器实施。另外,算法只能执行限定数量的步骤。

19. 线性衰减系数　线性衰减系数(linear attenuation coefficient)又称为线性吸收系数(linear absorption coefficient)、线性吸收比(linear absorption ratio),常简称为(线)衰减系数、吸收系数。线性衰减系数是指单色 X 线束穿过均匀介质时,射线强度随穿过介质距离的增加而呈线性衰减(减弱)的比例系数,用 μ 表示。μ 的单位为 m^{-1}。定义为:强度为 I_0 的单色、平行射线垂直射入到单位厚度(1cm)的物质,穿透后射线强度为 I,线性衰减系数为两者自然对数之差,即 $\mu = \ln I_0 - \ln I$。μ 表示 X 线穿过单位厚度的物质层时,其强度减少的百分数值。例如 $\mu = 0.2 cm^{-1}$,表示 X 线穿过 1cm 厚的物质层时,其强度衰减了 20%。

（二）CT 图像质量参数

1. 扫描时间　扫描时间(scanning time)又称为采集时间(acquisition time)是指完成某体层数据采集 X 线束扫描所需要的时间,即 X 线管和探测器阵列围绕人体旋转扫描每一层面时所需的 X 线曝光时间。螺旋 CT 机的扫描时间是指在 X 线发生的过程中,限定扫描架旋转 360° 的时间,即 X 线穿透辐射从开始到结束所需的时间。穿透辐射至少要保证重建一幅图像的透视测量,并保证 CT 设备能提供良好的图像质量。因而扫描时间是 CT 机性能的主要技术指标。

2. 扫描周期　扫描周期(scan cycle)是指 CT 机完成规定的扫描动作的时间周期,即从开始扫描、图像的重建一直到图像显示的过程。早年的层面采集 CT 从一个体层扫描开始到下一次扫描开始,完成一个层面数据采集(一次扫描)的时间为一个扫描周期。其扫描周期通常包括扫描时间、数据采集系统的数据处理和恢复时间、扫描床重新定位时间等(上述时间同时进行),其中扫描时间在扫描周期中占的比重最大,约为 60%。

在螺旋采集 CT,X 线管旋转 1 周(360°)完成数据采集的时间定义为一个扫描周期。其周期时间多数情况下是扫描时间和重建时间之和。但目前 CT 机的计算机功能强大，都有并行处理和多任务处理的能力，所以在一些特殊扫描方式情况下，扫描后的重建未结束，就可以开始下一次的扫描。因此，周期时间并非始终是扫描时间和重建时间之和。

3. 扫描范围　扫描范围(scanning range)为检查床每秒移动的距离与 X 线管连续曝光时间之积，是 CT 扫描受检体的最大区域。例如，用 10mm 的层厚，曝光时间 20s，螺距 1.0 时，扫描范围为 200mm；当螺距改为 2.0 时，同样的层厚和曝光时间，扫描范围则达 400mm。

4. 成像范围　成像范围(imaging range)是一次采集中成像的第一层面中点与成像的最后一层面中点之间的距离(mm)。由于螺旋 CT 的扫描范围是螺旋形的，故每 1 周的起点和终点不在一个层面上，如果将扫描数据直接重建图像，必将产生运动伪影和层面的移位，因而需通过内插法对原始数据的相邻两个层面相同位置的两点进行计算修正，然后进行图像重建。这种方法使扫描两端的数据不能单独用于图像重建，故成像范围比扫描范围要小。

5. 层厚　层厚(slice thickness)又称为层面厚度，是指医学影像上成像层面的厚度。CT 设备上又分为扫描层厚、实际层厚与重建层厚。

扫描层厚(scanning thickness)是指 CT 扫描中 CT 设备扫描成像容积使用的准直 X 线束的宽度(即受检体 CT 扫描的成像厚度)。基于 CT 设备硬件的结构、成像原理以及扫描 X 线束的形状，扫描层厚不总是等于实际采集的成像层面的厚度，即实际层厚。

实际层厚(practical slice thickness)又称为采集层厚(slice thickness of acquisition)、有效层厚(effective slice thickness)，是指 CT 扫描中，数据采集系统采集用于重建单层原始横断层面影像数据的探测器的物理学宽度，即实际采集的成像层面的厚度。传统的层面采集 CT 实际层厚理论上等于扫描层厚，单层螺旋 CT 实际层厚略窄于扫描层厚，多层螺旋 CT 一个扫描周期的全部采集层面的实际层厚之和略小于锥形 X 线束的宽度。实际层厚是决定 CT 影像的空间分辨力、密度分辨力、时间分辨力及重建影像信噪比的重要因素。

重建层厚(slice thickness of reconstruction)是指螺旋 CT 采集到扫描部位的容积性数据后，重建出允许范围之内的原始横断层面影像的层厚。重建层厚可以大于、等于或小于实际层厚。

6. 对比度　对比度(contrast gradient)是指在医学影像技术生成的模拟影像上，相邻两点间的光学密度(D_1、D_2)之差，其值等于影像载体上相邻两点的透光强度(I_1、I_2)之比的对数值。对比度为一综合性概念，包括胶片对比度和影像对比度。此外，X 线源成像中还有 X 线对比度、物体对比度、影像增强管对比度等。医学影像的宏观判断中还涉及生理对比度。

物体对比度(subject contrast gradient)是指相邻两个物体之间的 X 线吸收差异。CT 成像中物体对比度与物体的大小、原子序数、密度、重建算法和窗的设置有关。CT 值差别大于 100Hu 时，称为高对比度；CT 值差别小于 10Hu 时称为低对比度。

CT 图像对比度(image contrast gradient)是重建后的图像与 CT 值有关的亮度(灰度)差，来表示组织器官的密度差异。组织器官对 X 线的吸收差异在 CT 图像上表现为灰度差异，数值上用 CT 值差异表示。它与射线衰减后 CT 值的高低以及接收器亮度的调节有关。

7. 分辨力　分辨力(resolution)是指医学影像上模拟影像的空间频率依赖性、密度依赖性及时间依赖性分辨能力的系数，相应称为空间分辨力、密度分辨力和时间分辨力。CT 的空间分辨力、密度分辨力和时间分辨力是判断 CT 机性能和图像质量的三个重要指标。当泛指某种分辨能力而不涉及具体量纲值单位时，常使用"分辨力"，而各种"分辨率"有特定的量纲值单位。

密度分辨力(density resolution)也称低对比(度)分辨力或对比度分辨力，为物体与均质环境的 X 线衰减系数差别的相对值小于 1%($\Delta CT<10Hu$)时，CT 图像能分辨该物体的能力，即能分辨最低密度差别的能力。通常用能分辨的最小差异的百分数来表示，可观察对比度低的组织器官结构是 CT 的优势，典型的 CT 密度分辨力为 0.1%~1.0%，这比普通 X 线摄影要高得多。层厚越厚，X 线剂量越大，噪声减小，密度分辨力增加(图 1-3-9)。

空间分辨力(spatial resolution)又称为高对比(度)分辨力，指分辨最小细节的能力，也即图像对物体空间大小(即几何尺寸)的分辨能力。当物体与均质环境的 X 线衰减系数差别的相对值大于 10%($\Delta CT>100Hu$)时，CT 图像能分辨断层面上相邻两点的能力，常用能分辨两个点间的最小距离来表示，

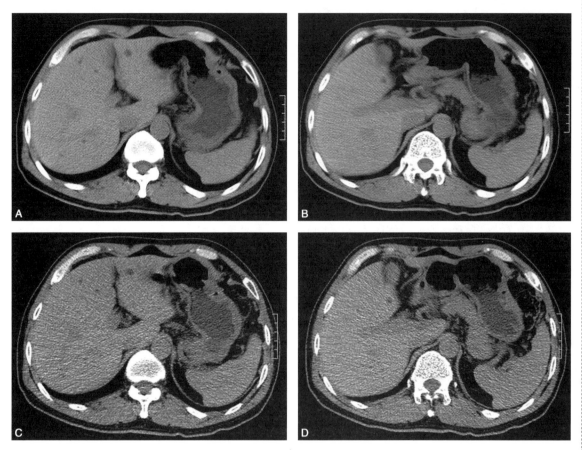

图 1-3-9 密度分辨力
A、B. 采用 380mA、5mm 扫描；C、D. 采用 160mA、2.5mm 扫描。

普通 CT 图像的空间分辨力为 1~2mm。空间分辨力的表示方法，在机器的技术指标中大都以线对数/cm 来表示，线对数越多，表明空间分辨力越高；也可以用 mm（即可辨别物体的最小直径）表示。这两种表示方法本质上是相同的（图 1-3-10）。

广义上空间分辨力包括平面内空间分辨力（in-plane spatial resolution）和纵向（纵轴、Z 轴）空间分辨力（longitudinal spatial resolution）。一般所说的空间分辨力是指表现在断层面上的平面内（空间）分辨力（也称为横向空间分辨力，即 X、Y 方向），而与表现在沿断层轴向上的纵向空间分辨力不同。纵向空间分辨力也称 Z 轴分辨力，是指扫描床移动方向或人体长轴方向的图像分辨力。它表示了 CT 机多平面和三维成像的能力。纵向分辨力的优与劣，主要涉及与人体长轴方向有关的图像质量，如矢状或冠状位的多平面图像重组。纵向空间分辨力通常以扫描层厚或有效层厚表示。目前，16 层螺旋 CT 的纵向分辨力是 0.6mm，而 64 层的纵向分辨力可达 0.4mm。

时间分辨力（temporal resolution）也称动态分辨力，是指 CT 成像系统对运动部位成像的瞬间显示能力。它是 CT 扫描可以反映机体活动的最短时间间隔，是反映 CT 扫描速度快慢的指标。时间分辨力主要与机架旋转速度有关。实际应用中以扫描 1 周的最快速度（机架旋转 1 周的最短时间，即获取图像重建所需要扫描数据的采样时间）来表示。时间分辨力越高对动态组织器官的成像显示能力越强，影像越清晰。

8. 重建算法 重建算法（algorithm of reconstruction）又称为滤波函数或（重建）滤过函数（filter function）、重建函数（function of reconstruction）、卷积核（kernel）、滤波器（filter）、重建类型（type of reconstruction）等，是 CT 设备的原始横断层面图像重建中，根据检查目的和拟重点显示的结构所采用的一种数学算法。可以根据需要选择不同的重建算法得到不同显示效果的 CT 图像。常用的重建算法有三种：标准算法、软组织算法、骨算法（即高分辨力算法）。螺旋扫描后的容积数据可变换算法，对原始数据进行多种算法的图像重建。重建算法的选择可影响图像的分辨力及噪声等。在实际使用中该参数可由技师选择。

13

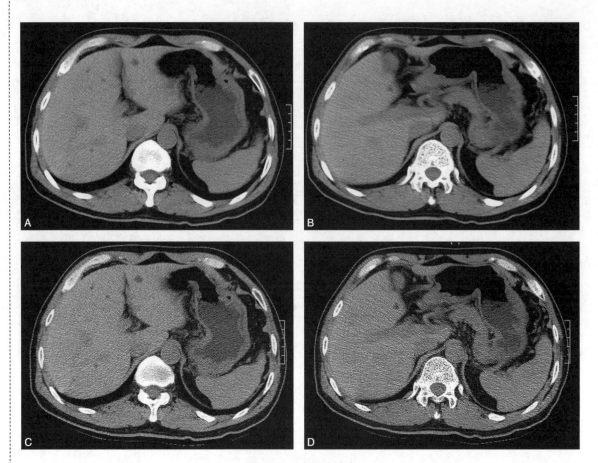

图 1-3-10 空间分辨力

A、B. 采用 5mm、标准函数算法扫描;C、D. 采用 2.5mm、骨函数算法扫描。

9. 噪声 广义上讲,医学影像上任何随机出现的、妨碍观察者解释的影像成分或特征均可定义为噪声(noise)。狭义上讲,噪声是指影像的亮度或灰度水平随机出现的波动。在 CT 成像中均匀物体的影像中各像素的 CT 值参差不齐,不能代表真实 CT 值,图像的均匀性差呈颗粒性,密度分辨力明显下降而影响图像质量,称为噪声。从本质上讲噪声主要是统计学的,一些非统计学噪声有视频摄像机噪声、系统噪声、存储噪声等。医学成像中,可以采取措施适度减少噪声,但理论上噪声不可能完全被消除(图 1-3-11)。

信噪比(signal to noise ratio,SNR)是指信号与噪声的比值。信噪比是评价电子设备灵敏度的一项技术指标。

噪声水平(noise level)是指 CT 值或对比度值的百分比数,是衡量 CT 图像质量的一个指标。假定 ±1 000CT 值的标准差是 3,那么噪声水平可由下式求得:

$$噪声水平(\%) = \frac{3}{1\ 000} \times 100 = 0.3\%$$ (式 1-3-4)

即 3 个单位的噪声相当于 0.3% 的噪声水平。CT 的噪声水平受毫安秒、千伏值、层厚、物体的大小(受检者的体厚)和重建算法等多种因素影响。

10. 伪影 伪影(artifact)是 CT 图像中与被扫描组织结构无关的异常影像,即正常 CT 图像以外的非正常的影像。伪影不能真实反映组织结构,同时可能影响诊断的影像。伪影是衡量 CT 机性能好坏的一个重要技术指标。伪影越少,图像的质量越高,CT 机的性能就越好。CT 的伪影通常是在影像重建时由一些非真实的或近似的 CT 值所引起的(图 1-3-12)。

11. 部分容积效应与周围间隙现象 在同一扫描体素内含有两种以上不同密度的组织相互重叠时,所测得的 CT 值不能真实反映该体素内任何一种组织真实的 CT 值,而是这些组织的平均 CT 值,这

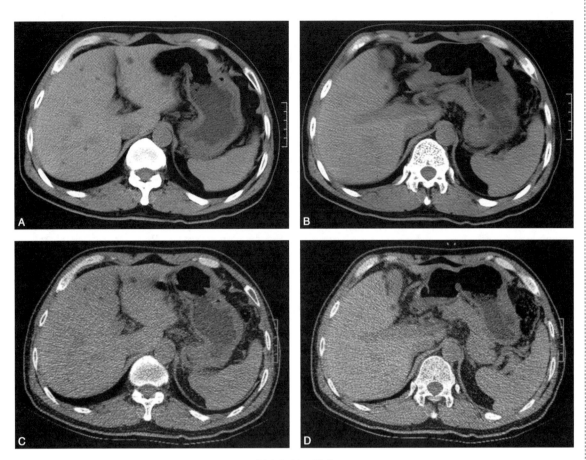

图 1-3-11　噪声
A、B. 采用 380mA、5mm、标准函数算法扫描;C、D. 采用 160mA、2.5mm、骨函数算法扫描。

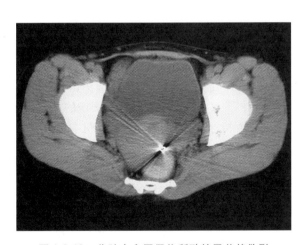

图 1-3-12　盆腔内金属异物所致的星芒状伪影

种现象称部分容积效应(partial volume effect),又称体积平均效应。显然部分容积效应与 CT 扫描层厚有直接关系(图 1-3-13)。扫描层厚越厚、体素越大,部分容积效应越明显。

在同一扫描体素内,与层面垂直的两种相邻且密度不同的组织,其界面处的 CT 值不能准确测得,因而在 CT 图像上其交界处的影像不能清楚分辨,这种现象称为周围间隙现象(peripheral space phenomenon)。这是扫描 X 线束在两种组织的交界处其测量值相互重叠造成的物理现象,实质上也是一种部分容积效应。严格地讲部分容积效应和周围间隙现象属于伪影的范畴。

12. 均匀度　均匀度或均匀性(homogeneity)是描述同一种组织在断面上的不同位置成像时,是否具有同一个平均 CT 值。国际对均匀度的定义是:在扫描视野中匀质体各局部在 CT 图像上显示出 CT 值的一致性。

(三)CT 检查技术常用术语

1. 原始数据　CT 扫描后由探测器接收到的透过人体后的衰减 X 线信号,经放大与模/数转换后传送给计算机,但尚未重建成断面图像的数据被称为原始数据(raw data),即投影数据(projection data)。通常原始数据经由重建系统处理形成图像。原始数据是所有数字影像信息的基础数据。螺旋 CT 的一个重要特点是可做回顾性重建;由于螺旋 CT 采用容积采集方式,螺旋 CT 可利用原始数据,通

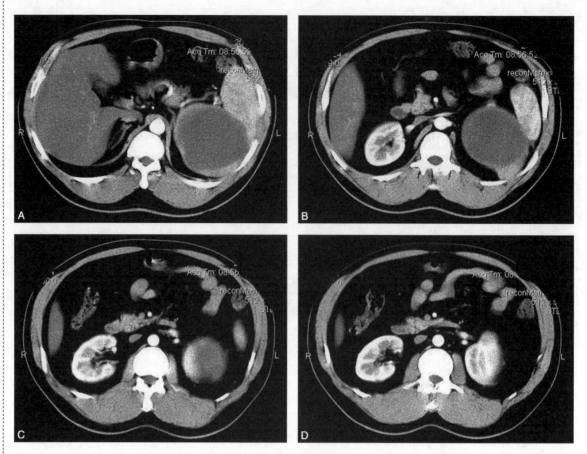

图 1-3-13　部分容积效应
均采用 380mA、5mm 扫描。

过改变重建间隔、显示视野、滤过函数等参数做各种重建处理来满足诊断的需要。

2. 显示数据　原始数据经过计算机进行图像重建处理后所得到的构成组织某层面图像的数据称为显示数据(display data)，即图像数据(image data)。

3. 重建　原始数据经计算机采用特定的算法处理而得到能用于诊断的横断面图像(显示数据)的过程，称为重建(reconstruction)。重建是一个经过计算机数字处理的复杂过程。图像的重建速度是计算机的一项重要指标，也是衡量 CT 机器性能的一个重要指标，一般采用专用计算机-阵列处理器来完成。

4. 阵列处理器　阵列处理器(array processor，AP)又称阵列处理机，指快速重建计算及数据处理用的专用计算机，它将原始数据重建成显示数据矩阵，其运算速度决定图像的重建时间。

5. 重组　重组(reformation)一般是利用断层面图像数据重新构建图像而不涉及原始数据处理的一种图像处理方法。如多平面图像重组、曲面重组、三维图像处理等。由于重组是使用已形成的横断面图像，重组图像的质量与已形成的断面图像有密切关系，一般要求断层层厚薄、连续、层数多。所以，扫描和重建的断面层厚越薄、图像的数量越多，重组后的图像质量越高、三维显示的效果越好。

6. 重排　重排(rearrangement)是多层螺旋 CT 扫描图像重建阶段，根据锥形束的形状调整线束角度，是适应标准图像重建平行线束的一个中间处理步骤。

7. 插值　插值(interpolation)又称内插，是螺旋 CT 图像重建的一种预处理方法。其基本含义是采用数学方法在已知某函数的两端数值，估计一个新的、任一数值的方法。由于 CT 扫描采集的数据是离散的、不连续的，需要从两个相邻的离散值求得其间的函数值。目前，单、多层螺旋 CT 都需要采用该方法做图像重建的预处理。通常层与层之间可以通过增补近似于原始数据的层面数据，以此减少 Z 轴上各层之间的间隔，使其尽可能达到横断层面图像 X、Y 轴上空间分辨力的水平，这种方法称为插值。

8. 动态范围 动态范围(dynamic range)是指探测器线性段最大响应值与最小可检测值之间的比值,在CT中其响应与转换的效率通常与接收器所采用的介质和材料有关。CT探测器中钨酸钙的吸收转换效率是99%,动态范围是1 000 000∶1。

9. 卷积 卷积(convolution)是图像重建运算处理的重要步骤。卷积处理通常需使用滤波函数(卷积核)来修正图像,卷积结束后,形成一个新的用于图像重建的投影数据。

10. 重建间隔 重建间隔(reconstruction interval)又称重建增量(reconstruction increment)、重建间距(reconstruction space)、成像间距(imaging interval)、层面间隔(interval of slices),是指被重建的相邻图像间长轴方向的距离,是螺旋扫描方式的专用术语。通过采用不同的重建间隔,可确定螺旋扫描被重建图像层面的重叠程度,重建间隔可以大于重建层厚(丢弃了相邻重建层面间的数据)、等于重建层厚(理论上相邻层面间无间隔)或小于重建层厚(容积性数据在重建中被重复使用,即重叠重建)。重建间隔大小与被重建图像的质量有关,在一定范围内,重建图像质量可随重建间隔的减小而提高。且由于重建间隔减小可减少部分容积效应,因而可以改善三维处理的图像质量。

11. 重建时间 重建时间(reconstruction time)是指CT设备采集一个扫描周期的数据后,阵列处理器将扫描原始数据重建成一幅原始横断层面图像(显示数据)所需的时间。单位为s。缩短重建时间也可减少受检者的检查时间,提高检查效率,但与减少运动伪影无关。重建时间与被重建图像的矩阵大小有关,矩阵大,所需重建时间长。另外,重建时间的长短也与陈列处理器的运算速度和计算机内存容量的大小有关,陈列处理器的速度快、内存的容量大,图像重建的时间短。随着CT设备发展为多层采集的方式及配属的计算机技术的进步,现已更多用"重建率",即帧/s表示。

12. 重建率 重建率(reconstruction rate)是指CT设备采集一个扫描周期的数据后,在单位时间重建原始横断层面图像的数目,单位为帧/s。

13. 重建滤过 重建滤过(filter of reconstruction)是指CT设备的原始横断层面图像重建中,使用相应的重建滤过函数(重建算法),对不同成分的组织实施选择性滤过,以突出显示拟重点观察的结构,忽略不拟重点观察结构的CT影像重建方法。

14. 零点漂移 CT成像的整个过程中,是一个系列的、多部件参与的过程。成像中的主要部件如探测器之间由于存在扫描参数和余辉时间的差异,以及X线输出量的变化,CT机执行下一次扫描时各通道的X线量输出也不相同,导致探测器接收到的空气CT值不是−1 000,这种现象被称为探测器的零点漂移。

15. 头先进和足先进 头先进(head first)和足先进(foot first)是CT检查体位摆放的专用术语。头先进是检查床运行时头朝向扫描机架方向,足先进是检查床运行时足朝向扫描机架方向。

16. 单扇区和多扇区重建 单扇区重建和多扇区重建目前主要用于冠状动脉CT血管造影(CTA)检查,其目的主要是为了改善冠状动脉CT检查的时间分辨力。根据雷登(J. Radon)的图像重建理论,一幅图像重建至少需要180°旋转的扫描数据。

单扇区重建(single segment reconstruction)是指心脏的CT扫描中,把采集的面积分为若干扇形区,根据心电门控,仅从同一心动周期、同一扇区采集的原始图像数据重建出指定期相心脏影像的方法。目前不同厂家冠状动脉CT图像的重建分别采用180°或240°的扫描数据即为单扇区重建。单扇区重建的影像质量较好、可靠性高,失真较少,是首选。但采集的数据量需足够才能重建出理想的层面影像,故需要每次采集的数据量足够大或增加采集次数,因而采集时间会较长。由于心率较快或设备扫描速度相对较慢,单扇区采集不能成像时,使用多扇区重建可以作为一种替补方法。

多扇区重建(multiple segment reconstruction)是指心脏的CT扫描中,把采集的面积分为若干扇形区,根据心电门控,使用从不同心动周期和不同列探测器采集的心脏同一期相但不同扇区的原始影像数据,重建出指定期相心脏影像的方法。一般采用不同心动周期、相同相位的4个60°扫描数据合并重建为一幅图像即为多扇区重建;而采用不同心动周期、相同相位的两个90°或120°的扫描数据合并重建为一幅图像为双扇区重建。多扇区重建的时间分辨力大大提高,结合变速扫描技术应用,也就是根据受检者心动周期,调节扫描速度的方式,即扫描速度与心率自动匹配,从而提供最佳的时间分辨力,缩短采集时间,相应减少重建图像的失真。但由于多扇区的数据可能会不匹配,会影响重建图像的质量。

17. 扫描覆盖率 扫描覆盖率(coverage of scanning)与多层螺旋扫描有关,其含义是指扫描机架旋转1周探测器阵列扫描覆盖的范围。在相同扫描时间内,螺旋扫描范围的大小,或螺旋扫描时间与覆盖范围的比值被称为扫描覆盖率。一般,所采用探测器的排数越多、准直器打开的宽度越大,扫描覆盖范围越大。扫描覆盖率的大小主要取决于以下两个因素:一是医师扫描所使用探测器陈列的宽度,二是扫描机架旋转1周的速度。

18. 各向同性 在CT成像范围的3个方向(X、Y和Z)的分辨力接近或一致,该现象被称为各向同性(isotropic)。各向同性主要用于心脏冠状动脉的CT扫描。在256层以下(包括双源CT)CT的冠状动脉检查中,扫描机架旋转1周无法覆盖整个心脏,一般至少需5~10次旋转,由于心脏的图像采用回顾性重建,在多扇区心脏图像重建中,需采用相同相位、不同扫描时间的CT扫描数据。而目前256层及以上心脏CT扫描,其探测器阵列的宽度旋转1周足以覆盖整个心脏,即扫描覆盖的所有层面都在同一心动周期相位中;因而这种一次旋转完成采集的心脏扫描方式,其获得的心脏图像具有各向同性,即无需相位选择的一次性采集。

19. 共轭采集重建 在扫描时快速地改变探测器的位置,分别采集180°和360°的扫描数据,并利用两组数据重建图像,称为共轭采集重建(conjugate acquisition reconstruction)。共轭采集可提高扫描图像的纵向分辨力。

20. 飞焦点技术 飞焦点技术(flying focal spot technique)也称飞动焦点技术、动态焦点技术(dynamic focal spot technique),是指多层螺旋CT扫描中,X线管的焦点作极快速小角度摆动,使X线束可在一个扫描周期内以因摆动而略不同的角度扫描平行的多列探测器中每一列的各半侧,从而采集多一倍数目的原始横断层面影像数据的技术。飞焦点的意思是在CT扫描时焦点能在两个点(位置)之间进行快速变换,每秒达到600次。实际使用中,由于某两个位置的焦点产生的X线束均被探测器采集,因此焦点飞动一次,采集信息量提高一倍,可提高扫描图像的纵向分辨力。

21. 灌注和灌注参数 灌注(perfusion)是指单位时间流经100g脑组织的血容量,单位是ml/(min·100g)。由于影像学检查中质量的测定非常复杂,所以,在影像学中将灌注定义为:单位时间内流经单位体积组织的血容量,单位是%/min。

灌注参数(parameter of perfusion)包括组织血流量、组织血容量、平均通过时间、对比剂达峰时间和表面通透性等。

组织血容量(blood volume,BV)是某一体积(V)组织内血液的含量,单位是ml/100g,表示组织微血管内所含有的血量占整个组织的体积比,反映了组织或器官的血液灌注量,与脉管系统的容量及毛细血管开放的数量有关。单位体积组织内的含血量称为相对组织血容量(relative blood volume,rBV),没有单位,常以百分数表示。它受血管大小和毛细血管开放数量的影响。

组织血流量(blood flow,BF)是指单位时间内流经一定体积(V)组织的血容量,单位是ml/min。灌注(f)与组织血流量的关系为f=BF/V。组织血流量与组织器官或病变的血容量、组织耗氧量、静脉引流和淋巴回流状况等因素有关。

平均通过时间(mean transit time,MTT)是指血液流过一定体积组织的毛细血管床所需要的平均时间,即对比剂由供血动脉进入组织并到达引流静脉所需时间的平均值,单位是秒。MTT可在得出时间-对比剂浓度曲线后,代入动脉流入函数经去卷积计算得出。该时间很短,一般仅数秒钟。组织血容量、组织血流量及平均通过时间三者的关系满足中心容积定律,即BF=BV/MTT。

对比剂峰值时间(peak time of contrast media 或 time to peak,TTP)是指CT灌注成像中,向血管内团注对比剂后测得兴趣区的时间-密度曲线上,从开始注射至曲线上对比剂达到峰值的时间。峰值时间和注射对比剂的速度成负相关。

表面通透性(permeability surface,PS)又称表面渗透性,是指单位重量的组织、单位时间内血液(或对比剂)单向通过毛细血管内皮进入组织间隙的量,是灌注毛细血管内皮间隙和总表面积的乘积,反映对比剂由血管内向组织间隙内单向传输速率,也反映了毛细血管内皮细胞完整性、组织间隙及血管壁通透性等特征。CT 扫描中可基于此参数实施表面渗透性成像。表面通透性的单位是 ml/(min·100g),与 BF 相同,但两者的物理意义不同。

22. 时间-密度曲线　时间-密度曲线(time-density curve,TDC)是指 CT 成像中,以时间值为横坐标、以密度值为纵坐标的坐标图上,反映兴趣结构内碘对比剂的时间依赖性密度变化的曲线。密度值为无量纲值(CT 值是经过标定的密度值,为量纲值),故时间-密度曲线不是定量曲线,反映的是兴趣结构内碘对比剂的动态廓清趋势和过程。

23. 对比剂峰值高度　对比剂峰值高度(peak high of contrast media)是指 CT 成像中向血管内团注对比剂后测得兴趣区的时间-密度曲线上达到的最高密度值。峰值高度和注射的对比剂浓度成正相关。

24. 过度射线　过度射线(overbeaming)主要是由于多层螺旋扫描使用锥形束(cone beam)射线,使得在每一层横断面重建的原始数据中冗余了一个扇形角射线,尽管在横断面的图像重建中这部分数据可被适当利用,但有时由于螺距的设置和原始数据利用率等问题,使多层螺旋扫描的辐射剂量较非螺旋扫描有所增加。过度射线主要存在于多层螺旋扫描中,随着探测器阵列纵向宽度的增加,冗余的扇形角和过度扫描的范围趋于增加。

25. 过度扫描　过度扫描(overranging)是由于螺旋扫描螺旋状的扫描轨迹所需,为适应断面图像重建原始数据量的要求,必须在一个扫描容积的头尾部分补上适当的扫描范围,以使断面的重建有足够的原始扫描数据量。过度扫描范围在单、多层螺旋扫描中都存在。

26. 量子检出效率(detective quantum efficiency,DQE)是指将 X 线输入信号转换成有用的输出信号的效率。其定义为:

$$DQE = 输出信噪比^2 / 输入信噪比^2 \qquad (式 1\text{-}3\text{-}5)$$

27. 调制传递函数(modulation transfer function,MTF)　表示光学系统的输出像与输入像的对比度之比。这个对比度的变化量与空间频率特性有密切的关系。因为输出图像的对比度总小于输入图像的对比度,所有 MTF 值介于 0~1 之间,MTF 越大,表示系统的成像质量越好。其定义为:

$$MTF = 输出图像的对比度 / 输入图像的对比度 \qquad (式 1\text{-}3\text{-}6)$$

28. 体模　体模(phantom)是拟人体模的简称,是可模拟人体形态、结构、密度及其他物理学特征的人体模型。体模是用于测量 CT 机响应的物体或模具,也可用于测量 CT 机图像质量、校准参数和技术测试。

29. 滑环技术　滑环技术(slip-ring technique)是指 CT 机中的转动部分与固定部分之间的连接采用碳刷-集电环(也称滑环)接触的方式。它实现了机架旋转部分与静止部分的馈电和信号传递方式,实现连续扫描。

30. 扇形角　扇形角(fan angle)是指产生透射量信号的探测器阵列所对的角度。它的顶点在 X 线管焦点上。

31. 亮度响应　换能器能将光能转换为电流,此种转换功能被称为光能-电流换能器的亮度响应,简称亮度响应(brightness respond)。

32. 探测器的响应时间　探测器响应时间(response time)是指探测器接收、记录和传出一个信号所需的时间,也就是两次 X 线照射之间探测器能够工作的间隔时间长度。一个探测器应瞬时地响应一个信号,然后立即迅速地传出该信号并为响应下一个信号做好准备。

33. 探测器　探测器(detector)是一种将 X 线能量转换为可供记录的电信号的装置。通过测量它接收到的 X 线量,然后产生与 X 线量成正比的电信号。从原则上讲每个探测器测得的单元等于穿过人体断面射入该探测器单元的部分 X 线量。

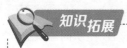

数字减影血管造影-计算机体层成像

　　数字减影血管造影-计算机体层成像(DSA-CT)是 DSA 装置进入平板探测器阶段后开发出的一种新功能。它是利用 DSA 的 C 臂旋转结合平板探测的数据采集技术,所获取的图像数据通过计算机重建,在获得血管三维影像的同时也能重建断层图像,即获得 DSA-CT 影像。平板探测器所接收的 X 线束是锥形束。在 X 线利用率及重建影像的空间分辨力、各向同性等方面有极大的优越性。临床应用上,在同一操作床上便能提供透视、摄影、DSA 及容积 CT 成像而不需转移受检者到其他设备上。在介入诊疗过程中,能进行诊断、制订手术计划、完成介入诊疗过程,并即时评估介入治疗效果,判断有无并症发生。

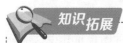

尼奎斯特定理

　　尼奎斯特定理(Niquest principle)是指 CT 设备采集影像数据时,采样频率应至少是成像物体最高空间频率(空间频率是信号在单位空间距离内发生周期性变化的次数)的一倍,才可保证采样的准确性。采样频率不足时,可出现成像物体影像的结构重叠或模糊。

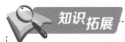

表面渗透性成像

　　表面渗透性成像(surface permeability imaging)是指 CT 扫描中,注射对比剂后经过适当延迟,通过对比剂的直接灌注和再循环灌注,显示病变组织的毛细血管内皮表面渗透性特征的成像方法。将采集的毛细血管内皮表面渗透性特征的时间依赖性信息赋以伪彩,可直观地反映病变的毛细血管成熟程度或损伤程度,提供鉴别诊断信息。

三、CT 检查技术与其他检查技术比较

(一)形态学检查技术与功能性检查技术比较

　　形态学检查技术显示的是疾病所引起的解剖结构变化,而功能性检查技术显示的则是人体的功能代谢变化。受检者患有疾病时,若其解剖结构没有发生明显改变,则形态学检查技术无法对疾病做出诊断。实际上疾病的发生都伴随着生化过程的功能变化,这些功能变化往往要早于解剖结构的改变;还有一些疾病如阿尔茨海默病、帕金森病本身没有明显的解剖结构改变,形态学检查技术无法显示这些功能方面的变化。某些疾病的超早期、早期诊断,如脑梗死,形态学检查技术(常规 CT 或常规 MRI 检查)往往不能显示病变区域,此时需要应用功能性检查技术,如 CT 灌注、磁共振弥散加权成像等。对于某些需手术治疗的脑部疾病,为使术后受检者保留功能或使功能损伤减至最小,在明确诊断后需用功能性检查技术显示病变与纤维束、功能区之间的关系,以利于制订手术计划。功能性检查技术能够显示人体功能性的改变,因而对疾病的更早期发现和诊断具有优势;此外,某些功能性检查技术如 PET(positron emission tomography,正电子发射型计算机断层显像)还能进行三维立体动态及全身显像,可发现其他形态学检查所不能发现的问题,弥补了形态学检查技术的不足。

　　功能成像一般可分为有源的和无源的两类。将某种放射性物质引入人体内,通过在体外检测其辐射能量来判断某个脏器的功能,属于有源的方法。直接检测人体在生命过程中产生的围绕人体的物理场及各种辐射,同样可用于脏器功能的检查,这种方法属于无源的方法。例如,测定红外热辐射可了解皮肤毛细血管中的血流状态,测定人体电场与磁场可用于判断心脏、大脑和肌肉的生物电活动等。尽管许多功能成像方法得到的图像分辨力比较低,但它提供的关于脏器功能方面的

信息却越来越得到人们的重视。

核医学是利用引入人体内的放射性核素发射射线,并通过体外探测仪检测射线量的分布,达到成像的目的。而放射性核素在体内吸收、分布、排泄等过程又取决于脏器或组织的血流、细胞功能、细胞数量、代谢活性和排泄引流情况等因素,故核医学是一种功能影像,而不是组织的解剖学密度变化的图像。它能直接显示脏器功能,特别是代谢方面的问题,功能成像在临床诊断与医学研究中已越来越显示出它的作用。虽然核医学影像也可显示其解剖形态学变化,但图像的解剖学分辨力差,其影像的清晰度主要由脏器(器官)或组织的功能状态决定。

而 X 线(包括 CT)、MRI 及超声影像主要显示脏器或组织的解剖学形态变化,有时也显示其功能变化,但仍然是建立在形态学基础之上的。

X 线成像一般所能显示的是人体结构的解剖学形态,对疾病的诊断主要是根据形态上的密度变化,它较难在病理研究中发挥作用。但部分 X 线成像(如 CT 灌注成像、CT 定量测定、透视、造影等)能够进行部分功能成像。

值得提出来的是,MRI 图像不仅能提供组织形态方面的信息,而且可以提供有关脏器功能及组织化学特性方面的信息,并具有较高的图像分辨力,是一种很理想的成像方法。MRI 功能性成像包括弥散加权成像(diffusion weighted imaging,DWI)、弥散张量成像(diffusion tensor imaging,DTI)、灌注加权成像(perfusion weighted imaging,PWI)、血氧合水平依赖成像(blood oxygenation level dependent,BOLD)及磁共振波谱分析(magnetic resonance spectroscopy,MRS)等。

超声也能实现部分功能成像。根据正常和异常组织、器官的形态学改变,结合应用 M 型超声、二维超声、多普勒超声等方法,可反映其功能变化。主要应用于心脏收缩和舒张功能的评估,其他还包括胆囊收缩功能和胃排空功能等。

(二)各类图像特征与安全性评价

1. 各类图像特征　各类影像图像都是以从黑到白不同灰度的图像(也可在灰度图像的基础上加入伪彩而形成彩色图像)来显示的,但由于采用的影像检查技术方法不同或成像原理不同,致使正常组织器官结构与病变的影像在不同检查技术的图像上表现不同,不同的影像图像反映不同的图像特征。例如骨皮质在 X 线与 CT 上均呈白影,而在 MRI 上则呈黑影。因此需要了解各类图像特征,并与CT 图像进行区别以便更好地理解 CT 检查技术。

X 线图像由黑白不同的灰阶影像构成,不同的灰阶代表不同的组织。骨为高密度物质,显示为白色;含气的肺、胃肠中的气体为低密度物质,显示为黑色;软组织和液体介于两者之间,为中等密度物质,显示为灰色,X 线透视图像则与 X 线图像相反。X 线图像是二维平面图像,是解剖结构的重叠影像。此外,由于锥形 X 线束的特点,可以产生图像放大、变形、失真和晕影,图像可能与实体有一定差别。

CT 图像为黑白图像或彩色图像。CT 图像以横断层面图像为主,或以冠状位、矢状位及多方位二维图像,三维图像显示人体结构形态,但它们易受部分容积效应、噪声、伪影等因素的干扰。CT 图像以密度的高低反映图像的黑与白,高密度呈白色,中等密度呈灰色,低密度呈黑色;通过窗宽、窗位调节图像的黑白变化观察人体不同层次的影像变化;也可以是功能成像。

磁共振成像(magnetic resonance imaging,MRI)是以质子弛豫时间的长短、信号的强弱来显示人体组织器官的黑白灰阶图。在 T_1WI 上,脂肪组织为短 T_1,MRI 为高信号,图像呈白色;脑与肌肉为中等 T_1,MRI 为中等信号,图像呈灰色;脑脊液为长 T_1,MRI 为低信号,图像呈黑色;骨皮质含氢量少,MRI 为低信号,图像呈黑色。MRI 可多参数成像如 T_1、T_2 及质子成像,多方位成像,多技术成像如脂肪抑制技术、水抑制技术、水成像技术、MRI 扩散成像、MRI 灌注成像及 MRS(磁共振波谱)等。

数字减影血管造影(digital subtraction angiography,DSA)图像是数字化减影图像,可以显示血管路径图,但缺乏参照标记图像;DSA 图像中没有骨与软组织影,提高了血管图像对比质量。时间分辨力高,能够实时成像,动态观察血流,透视下与 X 线图像的黑、白呈反相显示。

超声检查(ultrasonography,US)的图像以回声的强弱表示组织间声特性阻抗值差别的大小,强回声呈白色,常见于骨、气体等;中等回声或低回声呈灰色,常见为软组织回声;无回声呈黑色,常见为显示膀胱充盈等水样物质。彩色多普勒超声图像规定朝向探头运动的血流显示为红色,背离探头运动的血流显示为蓝色;血流运动速度越快,其颜色显示越明亮,运动速度越慢,其颜色显示越深暗。超声图像是实时动态显像图像,检查方便、经济、对人体无损害,可任意平面成像。

核医学图像为黑白灰阶图或彩色图像,反映组织器官的血流灌注、分泌代谢功能变化。一般核医学图像解剖结构清晰度较差。但SPECT/CT或PET/CT融合图像是CT与核医学结合的影像图像,既能显示清晰的解剖结构,又能提供人体功能代谢信息,是影像形态学与影像功能学较为完美的结合。

2. 安全性评价　在评价医学影像检查时,一个需要特别注意的问题是对人体的安全性。在CT检查中尽量避免或减少其对受检者造成的损伤。CT检查技术的选择应首选无损伤的检查技术,如不能解决诊断问题再选择损伤小的,最后选择损伤较大的方法。在考虑选择CT检查技术的损伤性同时应与其诊断价值进行比较,权衡利弊。

CT检查中的损伤包括X线电离辐射、检查中对比剂引发并发症及过敏反应等。CT检查中的X线可引起人体电离辐射损伤。CT检查对人体造成的损伤可大致分为两种:一种是随机性效应,包括致癌效应与遗传效应,遗传效应可能会影响到后代;另一种是确定性效应,如局部发红、脱发、增加某些疾病(如白血病)的发病率等。

X线检查(主要指CT、CR、DR、普通X线、透视、DSA检查等)技术中所用辐射剂量均在安全范围内,不会造成受检者的辐射性损伤。但考虑到X线对人体可能的伤害,进行CT检查时仍需尽可能设法减少对人体的辐射剂量。CT检查中有损伤的操作包括CT引导穿刺等诊断性介入操作,只要按操作规程进行均不会造成严重的并发症,即使有些并发症出现,如肺结节活检中的少量气胸,也可在短期内恢复。CT检查中的碘过敏反应在个别病例中较为严重并可造成死亡,应在检查前做好预防措施,如静脉注射类固醇药物,使用非离子型对比剂等。

CT检查的辐射剂量一直是制约其发展的主要因素之一。多层螺旋CT的大剂量扫描,特别是灌注成像多次扫描的辐射危害,已引起人们的广泛关注。采用有效降低受检者辐射剂量的优化技术,是多层螺旋CT技术得到良好应用所必须解决的问题。随着自动毫安调节技术、自动千伏值调节技术、迭代算法、四维实时剂量调节等技术的应用,目前CT检查已经大大降低了辐射剂量。

CT检查技术的损伤性与其诊断或治疗价值相比较是次要的,技师在操作中也应尽量避免发生损伤和并发症,并做好抢救器械、药物治疗的准备,应向受检者与家属解释检查中可能发生的情况,以得到他们的合作与理解。

核医学成像(放射性同位素显像)会给人体造成电离辐射损伤。但在评价两者对人体的损伤时,应注意其差别。在X线或CT检查中,尽管辐射的强度相对比较大,但受检者只是在一个很短的时间里接收照射。核医学用的放射性药物的浓度虽然很低,但放射性药物对人体的照射会持续一段时间,直至其排出体外或完全衰变。因此,放射性同位素显像在选择放射性药物时,应考虑的一个重要因素是要求其具有较短的半衰期,但核医学治疗时应选用半衰期长一些的放射性药物。

目前统计数据表明,医学超声诊断中所使用的超声波辐射水平不会对人体造成伤害。由于超声成像对人体无损、无创,因而在临床中得到了越来越广泛的应用。特别是对那些敏感的区域,如胎儿与眼部的检查,使用超声检查要比X线安全得多。不过,对发育初期的胚胎,即便是超声检查也应慎用。

MRI系统以射频脉冲作为成像的能量源,从大量临床和实验研究表明,MRI检查是安全的、无创的,但随着MRI磁场强度不断提高,MRI新技术不断涌现,MRI的生物效应及安全性仍不能忽视,若处理不当,不仅会导致仪器设备损毁,也可能危及受检者和工作人员的安全。

总之,学习各种医学影像检查技术时,应注意全面了解其成像机制、能量与人体组织相互作用的物理过程、图像的分辨力、成像速度、临床使用的范围及对人体的安全性等各种因素,从而作出影像检查方法正确的选择和全面、客观的评价。

文档:病例
讨论

笔记

本章小结

　　本章阐明了 CT 检查技术的概念、研究对象、主要内容、特性;介绍了 CT 检查技术岗位的重要性、CT 检查技术的岗位职责、CT 检查技术的岗位素质与能力;阐述了 CT 检查技术的发展简史及 CT 检查技术的新进展。同时对 CT 检查技术成像特点、CT 检查技术成像参数、CT 检查技术与其他检查技术的比较等基础知识进行了重点详细的阐述。

　　随着医学科技的不断发展,CT 设备及技术不断创新,现在的 CT 检查技术,不只是形态学的检查,已经发展到功能性、分子学检查水平,如颅脑及心肌灌注检查技术的应用。目前能谱成像超越了传统解剖形态成像范畴,使 CT 成像步入了分子成像领域。CT 检查的目的是按照一定的操作规程和技术要求,使人体的正常解剖结构和病变形成影像,医师运用这些影像资料对疾病进行诊断和治疗。熟练掌握 CT 检查技术,要注意临床、解剖、设备等方面知识的融合,还要注意与受检者沟通,具备人文关怀精神,因此掌握 CT 检查技术是医学影像技术专业的核心要求。

(张卫萍　张春雨)

思考题

1. 什么是 CT 检查技术?
2. CT 检查技术的优势与不足各有哪些?
3. CT 成像参数有哪些?
4. 比较形态学检查技术与功能性检查技术的不同。
5. 什么是窗口技术?

扫一扫,测一测

学习目标

1. 知识:掌握单能 X 线在匀质物体中衰减规律、单能 X 线在非匀质物体中衰减特点、CT 成像数据采集基本原理、图像重建原理、单层螺旋设备成像原理、CT 检查技术临床应用流程;熟悉 CT 扫描机的硬件结构及各主要部件的作用、CT 扫描机中常用应用软件种类、X 线束硬化效应、螺旋 CT 图像重建预处理方法、多层螺旋 CT 设备成像原理、双源 CT 成像原理、非螺旋 CT 与螺旋 CT 成像的区别;了解能谱 CT 成像原理、锥形束 CT 成像原理。

2. 技能:能够评判 CT 设备运行工作条件,说出 CT 扫描机的硬件特点、CT 成像过程及不同种类 CT 机的优势。

3. 素质:养成理论指导实践、操作一丝不苟的工作态度,践行爱岗敬业、乐于奉献的职业精神。

CT 成像与 X 线摄影成像不同,X 线摄影是 X 线对受检体进行几何投影形成影像,其影像为 X 线投射方向上各组织的重叠影像;CT 成像为人体组织的断面影像,是经过电子计算机重建而形成的数字影像,其影像密度分辨力高。CT 成像装置比普通 X 线摄影装置复杂得多,是一种大型医学影像成像设备,为了使人体的正常解剖结构和病变组织形成 CT 影像,需要具备 CT 设备运行的基本条件,运用 CT 成像原理,进行临床规范操作,包括:①接待受检者;②给受检者防护;③CT 扫描体位的设计;④CT 扫描的基准线设定;⑤CT 扫描操作;⑥送受检者;⑦CT 图像处理与后处理;⑧CT 图像排版与打印;⑨激光打印机维护与装卸胶片;⑩图像分析诊断。

第一节　CT 设备运行基本条件

一、CT 扫描机的硬件与应用软件

CT 扫描装置是 CT 设备的核心部件,扫描装置的硬件部分由扫描系统、计算机处理系统和外围设备等构成,其软件部分包括基本功能软件和特殊功能软件。

（一）扫描系统

扫描系统包括扫描机架和数据采集系统。扫描机架内部结构有滑环、CT 球管、高压系统、冷却系统、滤过器、准直器等。扫描机架可根据不同部位检查的需要,进行±25°的倾斜角度。数据采集系统由探测器、缓冲器、积分器和 A/D 转换器等组成。CT 扫描装置如图 2-1-1 所示。

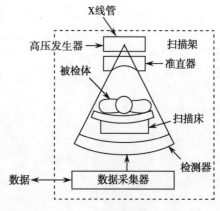

图 2-1-1　CT 扫描装置示意图

1. CT球管　CT机用CT球管分固定阳极和旋转阳极X线管两种。固定阳极X线管主要用于第一、二代CT机,扫描时间长、阳极产热多,采用油冷或水冷强制冷却,目前已淘汰。第三、四代CT机均采用旋转阳极X线管,扫描时间短,管电流较大,一般为100~600mA,采用油冷却方式。安装固定阳极X线管,其长轴与探测器平行,安装旋转阳极X线管,其长轴与探测器垂直。旋转阳极X线管焦点小,热容量大,可达到3~6MHU,X线管寿命一般可达2万次以上曝光。高档CT机用X线管,为了提高热容量,采用"可变焦点"技术,又称"飞焦点"技术或"动态焦点"技术,即X线管阴极发出的电子束,利用锯齿波电压形成的偏转磁场,导致电子束瞬时偏转,电子束在高压的作用下,分别撞击到阳极靶面的不同位置上,形成不同的焦点(图2-1-2)。在锯齿波电压控制下焦点从起始位置移动到终止位置,每次移动的距离都很短,角差很小,焦点移动的位置对输出信号探测器而言属于同一个扫描位置,但焦点从最终位置回到初始位置的运动,应在尽量短的时间内发生。

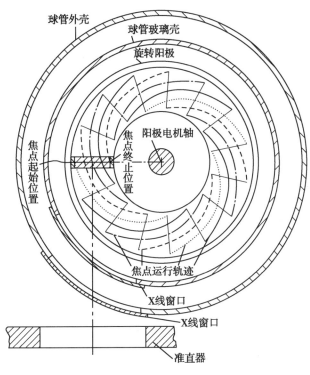

图 2-1-2　可变焦点示意图

某型号的"可变焦点"X线管,其变换速率约1.0ms,提高了阳极的使用效率,并提高了成像的空间分辨力,其曝光次数可达25万~50万次。

2. 高压系统　CT装置中高压系统包括高压发生器和稳压装置两部分,高压发生器有连续X线发生器和脉冲X线发生器两种类型。CT装置对高压电源的稳定性要求很高,高压的波动影响X线光子能量的稳定,X线光子的能量与物质的吸收系数 μ 值有密切关系,物质的吸收系数值与X线的衰减系数值相同。CT图像是计算机根据 μ 值重建出来的,因此,高压的波动直接影响CT图像质量,CT高压系统必须采用高精度的稳压反馈措施,高压稳定度必须在千分之一以下,纹波因素为万分之五以下。新型CT机多采用高频逆变高压技术,输出电压一致性好、稳定度高,图像分辨力高。CT值的精度要求在0.5%以下。

3. 冷却系统　扫描架内一般有两个冷却电路,即X线管冷却电路和电子线路冷却电路。无论是旋转阳极管还是固定阳极管,在扫描过程中均会产生大量热量,导致靶面龟裂,影响X线质量,所以必须采取冷却措施。X线管管套内绝缘油进行循环,其热量通过金属外壳与空气进行热交换。扫描机架静止部分用风冷或水冷进行热交换,通过热交换器控制机架内温度。球管管套表面和机架内都有热传感器,当温度过高时,会产生中断信号,此信号传给主计算机,机器停止工作,直到温度降至正常范围才可以重新工作。另外,主计算机可根据扫描参数的设定,预算出热量值,当预算值超过正常范围时,计算机会在屏幕上给出提示,操作者可通过修改扫描方案,如缩短扫描范围、降低毫安、降低千伏,螺旋CT则可用增大螺距的方法,使预算值在正常允许范围内。扫描机架内温度一般在18~27℃为宜,温度升高会影响到电子电路的热稳定性。

4. 探测器　探测器是一种能量转换装置,其作用为接收透过被检体的X线并将其转换为可供记录的电信号,有气体探测器和固体探测器两种。气体探测器有电离室型探测器、正比计数器型探测器、盖革计数器型探测器等,固体探测器有半导体探测器和闪烁晶体探测器两种。

气体探测器技术是利用气体电离的原理,入射的X线使电离室中的气体产生电离,然后测量电离电荷(电流)的大小,便可测得入射X线的强度。气体探测器的气体多采用氙气,稳定性好,几何利用率高,但光子转换效率低。固体探测器多采用闪烁晶体接收X线,并把它转换为光信号,通过光电倍增管或高灵敏度光电二极管变成电信号,送至信号采集处理器。

5. 准直器　CT扫描机中的准直器有两种,X线管端的准直器称为前准直器,前准直器的作用是控制X线束的宽度,减少患者的X线剂量,对于传统CT和单层螺旋CT,前准直器还控制扫描层厚。探测器端的准直器称为后准直器,后准直器的作用是控制对CT成像所不必要的散射线,还决定多层螺旋CT实际使用的探测器总宽度。

6. 滤过器　滤过器又称楔形补偿器(或称滤过板),其作用是吸收X线束中的低能X线,减少受检者的皮肤吸收X线的剂量;滤过后的X线束,变成能量分布相对均匀的硬射线束,优化了射线能谱。

微课:CT扫描装置

7. 模/数转换器　模/数转换器又称为A/D转换器,是CT数据采集系统(DAS)的主要组成部分,其作用是将来自探测器的输出信号(模拟信号)放大、积分后多路混合变为数字信号,送入计算机处理。模/数转换器由频率发生器和比较积分器组成。

（二）计算机处理系统

CT机中的计算机系统由主控计算机和阵列处理器两部分组成。主控计算机是中央处理系统,它与MCU(主控制单元)、SCU(扫描控制单元)、HCU(热控制单元)等各部分,利用I/O接口通过数据总线进行双向通信,控制整个CT系统的工作。主控计算机作用有:①与操作者对话并控制扫描等信息的传送;②控制和监视扫描过程,并将扫描数据送入存储器;③CT值的校正和输入数据的扩展;④图像重建的程序控制;⑤故障诊断及分析。与操作者对话的系统又称操作系统(人机对话系统),主要通过操作台完成。扫描参数的设定、编辑,扫描过程的监控、观察,受检者资料的输入及机器故障诊断等,均在操作台上完成。图像的存储和记录部件有硬盘、软盘、磁带机、光盘等。

阵列处理器是一种专用的数据处理设备,其任务是在主控计算机的控制下,进行图像重建等工作。图像重建时,阵列处理器接收由数据采集系统或磁盘送来的数据,进行图像重建后再送给主控计算机,再经过D/A转换在终端上显示。

（三）外围设备（附属设备）

1. 检查床　床面材料由易被X线穿透、能承重和易清洗的碳素纤维组成。检查床的作用是准确地将患者送到预定的位置。检查床床身能升降运动,方便受检者上、下检查床;床面能纵向移动,移动的范围能够完成从头部至髋部的CT检查(头先进)或完成从踝关节到股部的CT检查(足先进),定位精度要求高,绝对误差不允许超过±0.5mm,高档CT不允许超过±0.25mm。床面承重200kg以上,以保证特殊体型受检者的检查需要;为适应CT检查摆位的需要,与X线束射出同方向的位置上有定位光源,便于摆位时准确定位。

2. 高压注射器　高压注射器是CT增强扫描和CT血管造影的辅助设备,其作用是在很短的时间内快速将对比剂集中注入受检者的心血管内,高浓度地充盈受检部位,获得较好对比度的影像。高压注射器能通过接口电路与CT主机相连接,使对比剂注射、X线管曝光二者协调配合,提高检查的准确性和成功率。高压注射器也可独立控制,通过遥控来控制高压注射器的启动与停止,工作人员在曝光(造影)时离开放射现场,极大地改善了操作者的工作条件。高压注射器可在一定范围内选择对比剂注射总量、注射速率、注射压力,以及与生理盐水的不同组合注射,来实现不同的检查目的。

CT高压注射器的注射动作是由直流电机完成的。直流电机的转动通过传动轮及传动轴转化为直线运动,推动针栓完成注射。注射速率可由操作人员通过键盘进行设定。注射器启动后,CPU借助于D/A转换提供电机驱动电压,驱动注射器工作,电机旋转检测电路通过电机的旋转产生脉冲信号,脉

笔记

冲信号反馈到CPU,CPU根据这一反馈控制电机电压,获得设定的转速,完成高压注射任务。

3. 激光相机 激光相机又称为激光打印机,经过电子计算机重建的CT图像数据,由计算机通过激光相机的接口,送入激光相机的存储器。激光相机根据数据的不同产生不同强度的激光束对胶片进行扫描曝光,形成CT照片影像。

（四）常用应用软件

CT扫描机除了配备计算机的硬件以外,还需要配备各种应用软件才能正常运行。CT机中软件最重要的功能是将探测器采集到的信号进行图像重建。随着计算机技术的不断发展,CT机中的应用软件越来越多,自动化程度越来越高,操作也越来越简便。CT机中应用软件常用光盘保存,可随时安装到CT机的硬盘或调到主机内存使用。CT扫描机应用软件有基本功能软件和特殊功能软件两大类。

1. 基本功能软件 CT基本功能通常是几个彼此独立的基本功能软件,在同一个管理程序控制下,相互协调,共同执行的结果。基本功能软件是各种型号CT机都应具备的功能软件,它们的功能有:①扫描功能;②图像处理功能;③图像贮存与摄影功能;④图像诊断功能;⑤故障诊断功能等。基本功能软件都是由主计算机控制,并以一个管理程序为核心,调度彼此独立的功能软件,如预校正、平片扫描、轴位扫描、图像处理、故障诊断、外设传送等相互独立的软件。医技人员用键盘、显示器与计算机进行沟通,计算机在接收到操作人员的指令后,启动各种相关程序,并完成各种操作,最后将结果显示在显示器上。

2. 特殊功能软件 特殊功能软件种类繁多,并且在不断地开发和改进中。相关的特殊功能有:①定位扫描;②目标扫描;③动态扫描;④快速连续扫描;⑤自动mA扫描;⑥CT心脏成像;⑦智能血管分析;⑧骨密度测定;⑨高分辨力扫描;⑩平滑过滤、图像三维重建、图像多平面重组、虚拟内窥镜等。

二、CT设备运行条件

（一）CT设备工作条件

CT成像设备属大功率医学影像设备,对电源要求极高。CT机应单独从配电室变压器提供电源,不在该线路上并接其他电器设备。如电源稳定性达不到CT设备要求的(380V±10%,50±0.5Hz),应考虑采用稳压装置。对计算机和磁盘机应考虑使用不间断电源(UPS),以防止突然停电损坏硬件及软件。

CT扫描装置是一种高精密医疗设备,也是一种特殊医疗设备,从事CT扫描操作人员必须持有行业学会(协会)颁发的大型设备(CT装置)操作上岗证,操作人员必须熟悉该设备的结构及性能,熟悉其操作规程;设备检测人员必须持有相关检测许可证,在本单位技术人员共同参与下完成设备检测工作;设备维修人员必须是取得相关职业资格的人员(一般为CT生产公司维修人员或特约维修人员)。

（二）机房环境工作条件

CT设备是大型精密医疗设备,对工作环境有一定要求。一般机房温度控制在18~22℃,湿度为40%~60%。机房要防尘,防尘是电气设备的共同要求,CT机房做成密封式,通过空调保持与室外空气交换。南方地区湿度较高的季节,建议机房内使用去湿机除湿,保持机房内湿度在允许范围内。

CT设备扫描架自重较重,一般将机房位置选择在大楼的底楼,CT机房位置应远离剧烈震动场所,避开人流密集场所。机房防护应符合卫生监督部门及环保部门辐射防护的要求,定期进行防护性能检测,确保设备的安全使用。

第二节 CT成像原理

CT成像是计算机体层成像(computed tomography,CT)的简称,是一种根据人体对X线衰减系数,使用计算机处理并重建的、具有较高密度分辨力的二维横断面图像成像技术。CT成像的基本过程为:X线→人体→采集数据→重建图像→显示图像。具体地说,CT设备的X线管产生的X线,经窗口处滤过滤过、准直器准直后,入射到具有密度差异的被检体组织,部分X线光子被物质吸收,衰减后的X线(带有被检体组织信息)由探测器接收,并经模/数转换器转换成二进制代码后,传输到计算机进行处理、计算,并重建成横断面图像,最后经数/模转换为模拟影像,显示于显示器上(图2-2-1)。需要

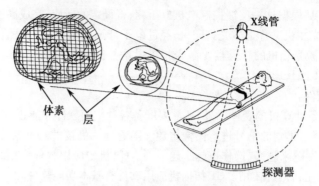

图 2-2-1　CT 成像原理图

说明的是现在的数字显示器可以不经数/模转换直接将数字影像在显示器显示。

一、X 线的衰减和衰减系数

根据放射物理学可知,X 线束具有一定的能量和一定的穿透能力,当 X 线束遇到物体时,物体对 X 线产生一定的吸收和散射,即物体对 X 线有一定的衰减作用。物体对 X 线吸收能力与物质的原子序数、密度、厚度,以及 X 线本身的能量等因素有关。在 CT 成像中,物体对 X 线的吸收起主要作用,因此忽略物质对 X 线的散射作用。

(一)X 线在匀质物体中的衰减特点

放射学物理实验证明,X 线在匀质物质中的衰减遵循指数规律衰减。如图 2-2-2 所示,X 线沿水平方向穿过一个厚度为 i 的均匀物质,假设入射的 X 线强度为 I_0,经物质吸收后射出的 X 线强度为 I,如果物质中有一小层面,其层厚为 Δx,小层面处入射的 X 线强度为 I_i,小层面的吸收量为 ΔI_i:

$$\Delta I_i = -\mu I_i \Delta x \tag{式 2-2-1}$$

式中,μ 为小层面内与物体密度等有关的线性衰减系数(简称衰减系数)。对于匀质物体,衰减系数 μ 是一个固定数值。上式中负号说明入射 X 线强度被物体吸收而减少,ΔI_i 取负值。

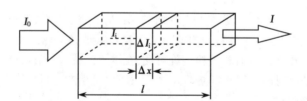

图 2-2-2　X 线在匀质物体中的衰减规律

由式 2-2-1 微分式建立积分方程为:

$$\int_{I_0}^{I} \frac{dIi}{Ii} = -\mu \int_0^l dx \tag{式 2-2-2}$$

求解上式可得到:

$$I = I_0 e^{-\mu l} \tag{式 2-2-3}$$

式 2-2-3 是朗伯-比尔(Lambert-Beer)吸收定律在 X 线通过物质时衰减的表达式。由(2-2-3)式可知,l 或 μ 的值越大,出射的 X 线强度 I 越小,即物体对 X 线的吸收越多。

(二)X 线在非匀质物体中的衰减系数

人体组织器官由多种不同成分(元素)构成,且各种成分的密度、厚度也不尽相同,即人体组织器官为非均匀的物质(图 2-2-3)。X 线穿透这些人体组织器官时,组织器官对 X 线的衰减系数都不同,为了便于分析,沿着 X 线束通过物体的方向,将物体分割成许多很小的"体积单元"(即体素),令每个体素的厚度相等,记为 l。假设 l 足够小,每个体素内物质的密度可以认为是均匀的,即体积单元为单质均匀密度体,用 μ 表示该体素的衰减系数。

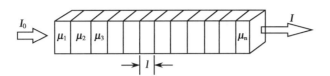

图 2-2-3 X 线束在非匀质物体中的衰减规律

当入射第一个体素的 X 线强度为 I_0 时,透过第一个体素的 X 线强度为 I_1,则:

$$I_1 = I_0 e^{-\mu_1 l} \tag{式 2-2-4}$$

式 2-2-4 中,μ_1 是第一个体素的衰减系数。对于第二个体素来说,I_1 就是入射的 X 线强度,设第二个体素的衰减系数为 μ_2,X 线经第二个体素透射出的强度为 I_2,则:

$$I_2 = I_1 e^{-\mu_2 l} \tag{式 2-2-5}$$

将式 2-2-4 代入式 2-2-5,有:

$$I_2 = (I_0 e^{-\mu_1 l}) e^{-\mu_2 l} = I_0 e^{-(\mu_1 + \mu_2) l} \tag{式 2-2-6}$$

$$\cdots\cdots$$

最后,第 n 个体素透射出的 X 线强度 I_n 为:

$$I = I_n = I_0 e^{-(\mu_1 + \mu_2 + \cdots + \mu_n) l} \tag{式 2-2-7}$$

将式 2-2-7 中的衰减系数经对数变换,有:

$$\mu_1 + \mu_2 + \cdots + \mu_n = -\frac{1}{l} \ln \frac{I}{I_0} \tag{式 2-2-8}$$

从式 2-2-8 可以看出,如果 X 线的入射强度 I_0、透射线强度 I 和体素的厚度 l 均为已知(入射 X 线初始强度 I_0,经人体吸收衰减后透射人体的强度 I 可以用探测器检测),那么沿着 X 线通过路径上的衰减系数之和($\mu_1 + \mu_2 + \cdots + \mu_n$)就可以计算出来。为了重建 CT 图像,必须先求出每个体素的衰减系数 μ_1、μ_2、μ_3 …… μ_N。从数学角度上讲,为求出每个层面中的每一个体素的衰减系数,需要建立式 2-2-8 那样的 n 个或 n 个以上独立方程。因此,CT 成像装置要从不同方向上对该平面进行扫描,来获取足够的数据,建立求解衰减系数的方程。

（三）X 线束的硬化效应

衰减系数(μ)受 X 线波长(λ)、物质原子序数(Z)和物质密度(ρ)的影响。对于一定能量的 X 线,物质 Z 越大,则 μ 越大;反之则越小。对于一定能量的 X 线,相同 Z 物质来说,物质 ρ 越大,则 μ 越大;反之则越小。因此,μ 可反映出物质的原子序数、密度等物质的构成特征。同样,X 线本身也影响 μ,X 线能量愈高(波长越短),则 μ 愈小,μ 随 X 线能量的增大而减小(图 2-2-4)。这意味着 X 线在穿透物体的过程中,一部分 X 线光子被物质吸收,特别是能量较低的软射线容易被物质吸收,X 线光子总能量(X 线束中光子能量总和)逐步降低,但 X 线光子的平均能量提高了,组织的有效线衰减系数 μ 在 X 线束穿越组织过程中,逐渐减小。在 X 线管窗口处设置滤过板,将 X 线束中较低能量的软射线过滤掉,减少受检者的皮肤吸收剂量。X 线束穿越组织后射线光子平均能量提高了,这种现象称为 X 线束的硬化效应。由于 X 线束的硬化效应的影响,X 线穿过均匀物质时,在单位体积内的衰减系数也会不同,造成图像的不均匀性(图 2-2-5)。因此,CT 图像重建过程中,必须对 X 线硬化效应进行校正,减少由于 X 线束硬化效应造成 CT 图像不均匀性的影响。

二、CT 数据采集基本原理

数据采集就是对被检体内部信息进行摄取,获得重建图像所需的原始数据的过程。数据采集由 X 线管和探测器等同步扫描来完成。

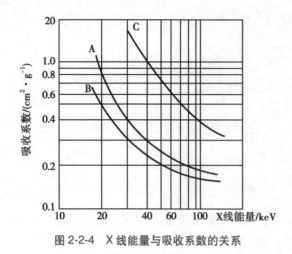

图 2-2-4　X 线能量与吸收系数的关系

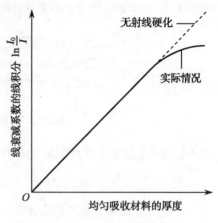

图 2-2-5　硬化效应导致吸收系数呈非线性

（一）CT 数据采集原则

数据采集是 CT 成像过程中的第一个环节,是一个极其关键的环节。数据采集应遵循以下原则:

1. 投影是 X 线束扫描位置的函数　数据采集必须按照被扫描层面(平面)内的空间位置有规律地进行,图像重建过程也是按数据采集时确定的空间位置来重建 CT 图像。因此,在扫描过程中,受检者要保持相对静止,采用呼吸深度一致、且处于屏气状态下曝光,确保采集到的数据与空间位置相对应。

2. 扫描应对被检区域全覆盖　X 线束的扫描是实现数据采集的途径,先将被检层面平面内"预先划定"各个体素,X 线束的扫描要通过各个体素至少一次以上,才能保证得到各个位置上的投影值,计算出各个体素的衰减系数。否则,未被扫描的体素将不能确定它的衰减系数,在重建图像中该处将是一个空白点,不能保证 CT 图像的完整性和一致性。因此,扫描时应对被检区域毫无空隙地扫描或局部重叠扫描。

3. 数据采集速度要快　人体正常的生理状态下,一些器官或组织会发生有规律的生理运动(如心脏搏动和胃肠蠕动等),这些运动往往是比较缓慢或有规律的周期变化。只要扫描速度快于这些器官或组织的运动速度,在某一段时间内,这些器官没有来得及变化,扫描过程就已完成,可近似认为这些器官或组织的空间位置不变或变化很小,使数据采集受被检层面内器官或组织蠕动的干扰影响较小。

4. 采集的数据要精确　CT 成像的图像处理和图像重建都以采集的数据为依据,所以提高数据采集过程中的精确度,是保证获取高质量 CT 图像的关键。探测器采集数据后,要进行零点漂移处理、线性化处理等,目的是去除数据采集过程中的一些干扰数据,获得被检体内部的真实数据信息。不过,图像处理和图像重建过程中,也会产生新的误差,例如数据的计算、数据的传递等,这些影响相对较小。

（二）CT 数据采集方法

1. 逐层数据采集法　逐层数据采集法即一层一层地采集(非螺旋扫描),X 线管和探测器围绕被检体旋转,探测器同时接收采集数据,一层扫描结束后,X 线管停止旋转并返回到初始位置,检查床移动一定距离至下一个扫描层面,进行下一层扫描,如此重复进行,一直到全部预定的部位扫描完成。逐层采集法每一次只扫描一个层面。

2. 容积数据采集法(螺旋扫描)　扫描时,受检者屏住呼吸,扫描机架单向连续旋转,X 线管和探测器围绕受检者旋转,X 线管连续曝光,同时检查床匀速移动。扫描过程中,探测器连续采集数据,采集的是一个扫描区段的容积数据。螺旋 CT 扫描采用容积数据采集法。

（三）CT 数据采集基本原理

1. CT 数据采集过程　CT 成像数据,是被检层面内组织的衰减系数,CT 扫描过程就是数据采集过程。CT 扫描时,强度均匀的一束 X 线入射被检体,由于人体各个部位组织器官的厚度和密度存在差异,使得人体组织器官对 X 线的衰减量有所不同。这种不同组织器官间 X 线的衰减差异反映了被扫描部位内部结构的信息,该信息是人眼看不见的"X 线图像"信息,该信息由探测器接收,并进行光电转换、模/数转换等,完成数据采集过程。数据采集系统中,CT 球管与探测器对称排列,每排探测器由 500~1 000 个(早期 CT 探测器几个至几十个)探测器单元组成。X 线以扇形束(早期 CT 笔形束,螺旋 CT 呈锥形束)入射被检体横断面时,被检体吸收一部分 X 线,透过被检体的 X 线被探测器单元接收,并测量其衰减后射线强度。

2. CT 数据采集基本原理 下面以非螺旋 CT(普通 CT)扫描方式,X 线管发出笔形束 X 线,采用单一探测器为例,说明数据采集的基本原理。假设入射到被检体 X 线强度在整个扫描过程中始终保持不变,视为一个常量,由公式 2-2-8 可知,衰减系数之和仅与检测出的透射 X 线强度有关。如图 2-2-6 所示,第一次扫描先采用等间隔的直线平移扫描,直线平移以单位长度为步长等间隔运动,被检层面被分割的体素的宽度等于这个单位长度。X 线束对被检层面每扫描一个间隔,透射出的 X 线强度即被检测到,按公式 2-2-8 即可得到该处衰减系数之和的数值,这个数值不仅与 X 线束穿透物体的性质有关,还与 X 线束的空间位置有关。当直线平移扫描完一个层面后,就获得一个方向上的一组衰减系数之和的数值与 X 线束扫描位置的曲线。这个曲线称作 X 线束经被检体吸收后在该方向上的投影,投影上各点数值称为投影值。

第一次直线平移扫描后,扫描系统需要旋转一个小角度来改变方向,作第二次直线平移扫描,又可得到另一个方向上的投影。不断重复此过程,就能得到被检体整个体层平面在所有方向上 X 线束的投影,获取 X 线束扫描被检层面的各个方向上的投影数据。假设每一方向上直线平移扫描 180 次,即一个方向上的投影可得到 180 个投影值。如果将被检层面分成 180×180 个单元,就须旋转 180 次,为了不进行重复扫描,则每次旋转角度为 1°,因此,从 X 线束扫描被检层面的过程中,可以得到 180×180 个投影值,相应地可建立 180×180 个方程,并通过计算求解出 180×180 个单元(体素)所对应的衰减系数。

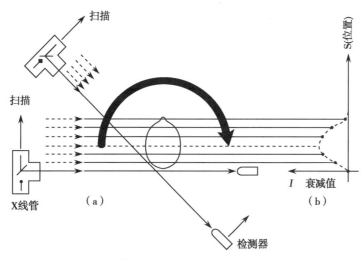

图 2-2-6 X 线束平行扫描的数据采集示意图

由此可见,不同组织器官对 X 线有不同的线衰减系数,线衰减系数是 CT 成像的基础。通过计算机对获取的投影值进行一定的算法处理,可求解出各个体素的衰减系数值,获取衰减系数值的二维分布(衰减系数矩阵)。再按 CT 值的定义把各个体素的衰减系数值转换为对应像素的 CT 值,就得到 CT 值的二维分布(CT 值矩阵)。然后图像像面上各像素的 CT 值转换为灰度,就得到图像像面上的灰度分布,此灰度分布就是 CT 影像。

3. 数据采集注意事项 为了获得准确的原始数据,CT 数据采集过程中,必须注意以下几点:①X 线管、探测器及被检体某层面组织必须是一个精确的准直系统,扫描床纵向移动精度应符合标准要求,绝对误差不超过±0.5mm;②X 线管与探测器围绕被检体匀速率快速旋转,目的是减少被检体组织运动(生理蠕动)形成伪影;③X 线管产生的 X 线必须经过有效滤过,减少软射线对受检者的影响;④管电压、管电流、扫描时间、层厚等扫描参数的选择要恰当,螺旋 CT 螺距选择要合理,X 线束的宽度必须由前准直器严格准直;⑤探测器接收的是透过人体后的射线,为了减少人体产生的散射线对探测器的干扰,要充分利用后准直器的防散射线的作用;⑥探测器接收的射线转换为电信号,并进行模/数转换形成原始数据。

4. 数据采集后的数据处理 探测器接收的"X线图像"信息被转换成与X线量成正比的电流,该电流为模拟信号,这些模拟信号经过模/数转换器转换成数字信号。为了获得较准确的重建图像数据,在进行图像重建前,必须对这些数据进行处理。数据处理过程包括校正和检验,校正是去除探测器接收到的位于预定标准偏差以外的数据;检验是将探测器接收到的空气参考信号和射线衰减信号进行比较。校正和检验是利用计算机软件重新组合原始数据。

(1) 空气值和零点漂移值处理:探测器探测的是 mV 级甚至 μV 级的信号,由于探测器工作环境为非真空状态,存在一定的空气值,干扰数据采集和光电转换。由于环境温度的变化,探测器常常发生零点漂移。为得到准确的重建图像数据,需要将空气值及零点漂移值加以校正。

(2) 线性化处理:X线管产生的X线是连续射线(各种能量都有的混合射线),经过滤过板滤过后,将一些软射线滤过掉,提高了射线的平均能量。但入射到被检体的射线光子能量仍不均等。理想状态下,希望穿过扫描部位的X线应尽量接近单色射线(由单一波长组成的射线,即单一能量的射线),以减小硬化效应的影响,但实际上X线束硬化效应仍然存在。对X线束硬化效应进行校正,称为线性化处理。

(3) 正常化处理:在对人体同等密度的部位进行CT扫描时,每条X线或一束X线在同一次扫描中,围绕被扫描部位在不同方向上进行扫描,所采集到的数据经内插处理后的总和应相等。对扫描数据的总和进行检验和校正,称为正常化处理。

三、CT图像重建原理

CT图像是一幅幅重建的图像,所谓图像重建是指利用各方向采集的数据阵列,求解出图像矩阵中各个像素单元的衰减系数 μ 值,然后构建出 μ 的二维分布图像的过程。

(一) CT图像重建的基本要求

CT图像重建的基本要求:①重建的图像不能失真。利用采集的数据,求解还原出图像矩阵,再现被检层面的图像信息,提供清晰的CT图像,真实反映被检层面的解剖结构信息;②重建时间要短。CT图像重建是经过计算机重建的图像,计算机内存要大,CPU运算速度要快,尽可能缩短计算时间,达到快速即时成像,对某些缓慢运动的器官进行动态成像,观察它们在缓慢运动中的变化情况;③重建算法选择恰当。图像重建从理论上讲是一个数学问题,不同的算法,重建后图像效果截然不同,在实际应用中应选择恰当的算法(标准算法、骨算法、软组织算法),以满足临床诊断的需要。

(二) 螺旋CT图像重建预处理

根据奥地利数学家 Radon 的二维图像反投影重建原理(拉东变换),采集1周(360°)扫描全部角度的扫描数据,可以重建一幅二维图像平面上的任意点。普通CT扫描方式(非螺旋扫描)满足此要求。普通CT扫描,X线以不同的方向通过被检体获取投影数据,并利用平面投影数据由计算机重建成像。因此,非螺旋扫描每一层的投影数据是一个完整的圆形闭合环,而螺旋扫描每一层的圆形闭合环则有偏差(图2-2-7)。

螺旋CT的螺旋扫描方式与普通CT的间断式逐层扫描方式不同,其图像重建方式也不一样。螺旋CT在扫描床运动时,数据采集系统(DAS)同步采集扫描数据,在图像重建时,必须考虑扫描床移动对图像重建带来的影响。通过螺旋扫描进行数据采集是对一个被检区域的信息进行容积采集,X线的运行轨迹并不形成一个平面(图2-2-7),故DAS采集的扫描数据是一个非平面内的数据。但要

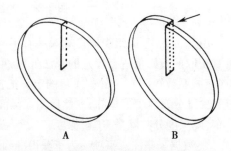

图2-2-7 普通CT(A)与螺旋CT(B)扫描轨迹示意图

求重建的CT图像是横断面的,因此,图像重建必须采用横断面内的数据。所以,螺旋CT的图像重建方式需采用不同于普通CT(非螺旋CT)的图像重建方法,需要在重建前进行预处理,以便能够从螺旋扫描数据中合成平面数据。

1. 单层螺旋CT图像重建预处理 螺旋扫描是在检查床移动中进行,扫描1周(圈)覆盖360°的

数据,用常规方式重建会出现运动伪影。为了消除运动伪影,可以采用数据预处理后再进行图像重建,单层螺旋 CT 常用的图像重建预处理方法为内插法。所谓内插法,是指在重建图像数据的两端采集数据进行内插,使数据满足平面成像需要的方法。取螺旋扫描数据段上的任何一点,将相邻两点扫描数据通过插值后,再作滤波投影并重建成一幅平面图像。单层螺旋 CT 的图像重建,最常用的数据插值方法是线性内插法(linear interpolation,LI)(图 2-2-8)。有 360°线性内插(360° linear interpolation,360° LI)和 180°线性内插(180°linear interpolation,180° LI)两种算法。360°线性内插法,是指采用 360°扫描数据以外的两点,通过内插形成一个平面数据。其优点是图像噪声较小,缺点是实际重建层厚比标称层厚要厚 30%~40%,导致层厚敏感曲线(SSP)增宽,图像质量有所下降。180°线性内插法,是指采用靠近重建平面的两点扫描数据,通过内插形成新的平面数据。180°线性内插法重建,改善层厚敏感曲线,提高图像的分辨力。180°线性内插法与 360°线性内插法两者的最大区别是:180°线性内插采用了第二

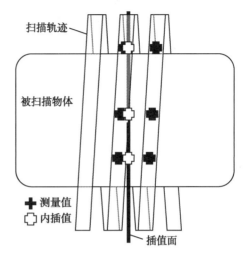

图 2-2-8 线性内插法示意图

个螺旋扫描数据,并使第二个螺旋扫描数据偏移 180°角,从而能够更靠近被重建的数据平面,改善了重建图像的质量。

对一个矩形形状物体,在螺旋 CT 扫描方式中,SSP 的形状会较大地偏离矩形形状。SSP 的形状对成像中的小物体影响较大,如物体小于层厚,并且仅部分位于扫描层面内,根据物体在层面所处的位置,该物体的对比度会有不同程度地降低,这种部分容积效应现象是不可避免的,但可采用薄层扫描避免甚至消除。一般而言,非螺旋 CT(10mm 层厚)的纵剖面是非常接近理想的矩形,如是薄层扫描,则需在探测器端增加一组准直器以获取较理想的矩形形状。扫描后的层面通常采用半值全宽(full width at half-maximum,FWHM)描述,半值全宽的值被称为标准层厚。但由于半值全宽的值与纵剖面的形状是否是接近理想的矩形无关,还是有偏离的信息。

2. 多层螺旋 CT 图像重建预处理 多层螺旋 CT,扫描采用的射线束为锥形束而非单层螺旋 CT 的扇形束,由于射线束的形状改变,在图像重建前,需要对扫描长轴(Z 轴)方向的梯形边缘射线进行必要的修正(预处理)。目前多层螺旋 CT 的图像重建预处理方法有两种:一种是图像重建预处理中不考虑锥形束边缘的预处理方法;另一种是图像预处理中,将锥形束边缘部分的射线一起算的预处理方法。多层螺旋 CT 的图像重建预处理方法是线性内插法的扩展应用。

(1)4 层螺旋 CT 图像重建预处理:大部分 4 层及以下螺旋 CT 扫描装置,采用不考虑锥形束边缘的预处理方法,通常有四种方法:扫描交叠采样修正法、Z 轴滤过长轴内插法、扇形束重建法及多层锥形束体层重建法。

1)扫描交叠采样修正法:又称为优化采样扫描,是通过扫描前的螺距选择、调节缩小 Z 轴间距,使直接成像数据和补充成像数据分开的预处理方法。

2)Z 轴滤过长轴内插法:基于长轴方向的 Z 轴滤过方法。在扫描获得的数据段内确定一个滤过段,对该滤过段内所有扫描数据作加权平均化处理,滤过段的范围称为滤过宽度。滤过宽度和滤过段形状会影响 Z 轴方向上的图像分辨力及图像的噪声。

3)扇形束重建法:将锥形束射线平行分割模拟成扇形束后,再使用扇形束算法进行图像重建的方法。单排探测器扫描所获得的数据,一般都采用扇形束重建法。

4)多层锥形束体层重建法(multilayer cone-beam computed tomography reconstruction):多层螺旋 CT 扫描由于外侧射线束倾斜角度增大,在射线束螺距小于 1 或者层厚螺距小于 4,会出现数据的重叠,所以 4 层螺旋扫描时,层厚螺距选择往往要避免使用 4 或 6 之类的偶数整数。为了避免错误操作,多数厂家已在螺距设置中采用限制措施,避免这种选择出现。该方法又被称为 MUSCOT(Multi-slice cone-beam tomography)。

（2）16层和16层以上螺旋CT的图像重建：由于探测器排数增加和Z轴方向的宽度增加，采用将锥形束边缘部分射线一起用于成像计算的预处理方法。其预处理方法有四种：①自适应多平面重建（AMPR）法；②加权超平面重建方法；③Feldkamp重建算法；④心脏图像重建法。

1）自适应多平面重建法（AMPR）：重建平面由其穿过的多个斜平面图像差值构成，将螺旋扫描数据中两倍的斜面图像数据分割成几个部分，采用各自适配螺旋的轨迹和240°螺旋扫描数据，并辅以适当的数据内插进行重建。最终图像重建的完成需要在倾斜的、不完整的图像数据之间，采用适当的内插计算。AMPR法优点：AMPR法，其内插函数的形状、宽度均可自由选择，实现了扫描螺距自由选择，并且Z轴方向图像分辨力和受检者的射线吸收剂量与螺距大小无关。

2）加权超平面重建法：将三维扫描数据分成二维系列，采用凸起的超平面作区域重建的方法。概念上有点类似AMPR重建方法，但起始步骤有些不同。其先将三维的扫描数据分成一个二维系列，然后再用凸起的超平面作区域重建。如先收集全部投影数据中的1～9，然后依次收集全部投影数据中的2～10、3～11，最后再将所有扫描数据加权平均处理。经过参数优化后，可获得较小的噪声、较少的伪影和层厚响应曲线形状接近矩形的图像，改善了图像的质量。

3）Feldkamp重建算法：是沿测量的扫描射线，把所有测量的射线反投影到一个三维容积中，并以此计算锥形束扫描射线的方法。它是一种近似非螺旋扫描三维卷积反投影的重建方法。三维卷积反投影法对计算机的要求较高，需配置专用的硬件设备来满足重建的速度。

4）心脏图像重建法：多层螺旋CT心脏图像重建方法主要有单扇区重建法和多扇区重建法。

如果CT能在心脏相对静止期（如舒张期）一次性采集到完整的180°数据并以之重建，称为单扇区重建。单扇区重建用回顾性心电门控获得螺旋扫描原始数据，利用"半重建技术"进行图像重建的方法。回顾性心电门控螺旋扫描，在记录心电监控信号的同时，采集一段时间内的全部心动周期内的扫描数据，采用回顾性图像重建的方法，将心动周期舒张期内的图像进行重建用于诊断。回顾性心电门控图像重建有两个步骤：①采用多层螺旋扫描内插，以修正扫描时检查床移动的影响；②根据所需图像的位置，采用部分扫描数据重建横断面图像。采用1周扫描的部分数据重建图像，可提高心脏扫描的时间分辨力。

知识链接

心 电 门 控

用心电触发序列扫描的心电门控螺旋扫描，目前，多应用于64层螺旋CT的心脏成像。心电触发序列扫描是根据心电监控预设的扫描时机，在被检查者心电图R波的间期触发序列扫描，触发方式既可以选择RR间期的百分比，也可以选择绝对值毫秒。这种方式又被称为前瞻性心电门控（图2-2-9）。心电门控另外一种方法是在记录心电监控信号的同时，采集一段时间、全部心动周期的扫描数据，采用回顾性图像重建的方法，将心动周期舒张期的图像重建用于诊断称回顾性心电门控。

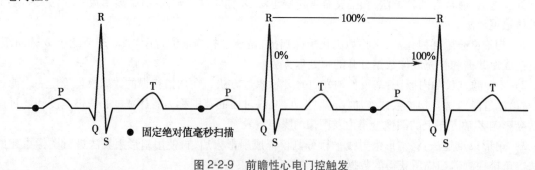

图2-2-9　前瞻性心电门控触发

（三）CT图像重建原理与方法

CT图像重建就是利用数据采集过程中采集到的被检体的"数据"，再现被检部位某个层面图像的过程，CT图像重建过程主要是求解μ_1、μ_2、μ_3……μ_n的过程。根据CT发展的历程，CT图像重建曾经使用过数种方法,主要有迭代法、反投影法、解析法,其中解析法有滤波反投影法、二维傅里叶变换法及褶积反投影法。

1. 迭代法 迭代法又称近似法、代数重建法,将近似重建所得到影像的投影(数据)同实际测得的层面(数据)进行比较,再将比较得到的差值再反向投影到图像(数据)中,每次反投影之后可得到一幅新的近似影像(数据)。通过对所有投影方向都进行上述处理,一次迭代便可完成;再将上一次迭代重建的结果作为下一次迭代的初始值,继续进行迭代。在进行一定次数迭代以后,认为结果已足够精确,重建过程结束。迭代重建技术有三种方法:联立方程迭代重建法(SIRT)、代数重建法(ART)、迭代最小二乘法(ILST)。曾用于第一代商用CT机,但其重建时间长、运算结构复杂被弃用。

迭代算法是一种精确的重建算法,但必须等到全部测量数据求出后才能开始迭代运算,重建一幅影像要在扫描终结之后才能进行,耗时长,且运算烦琐。但随着电子计算机技术的发展,烦琐的数学运算得到解决,出现了改进型迭代重建技术,是目前CT领域研究的热点。多层螺旋CT扫描,辐射剂量较高,采用改良的迭代重建算法,通过反复多次地迭代可降低辐射剂量,并可相应减小伪影,一般可降低辐射剂量30%~70%。可以实现在较低辐射剂量下获得较好的图像质量,改进的迭代重建法是改善图像质量的重要方法。

2. 反投影法(back projection) 反投影法又称为总和法、线性叠加法,是一种应用投影几何原理进行影像重建的方法,即:将测得的投影值按其原扫描路径的反方向进行投影,并将投影值平均分配到每一个体素中(各个方向上投影值反投影放回矩阵),并将它们累加起来并求平均值(累加和除以投影线数目),组成该物体的层面影像。反投影法,是利用所有射线的投影累加值计算各像素的衰减系数 μ 值,从而形成CT图像;或者说是某一点(像素)的衰减系数 μ 值正比于通过这一点(像素)射线投影的累加值。反投影法,因其重建速度快、运算简单,成为传统CT(普通CT)常用的重建技术。其缺点是图像上易出现星形伪影,造成图像边缘失锐。

反投影法的重建过程见图2-2-10。例如一个矩形被检体在 x、y 轴上的投影[图2-2-10(a)]。重建图像时,根据反投影法的原理,从 x、y 轴方向上分别按原路径平均分配投影值,其结果在像素点处是两个方向反投影的叠加,加重了影像部位的显像值[图2-2-10(b)];再经过处理或调整原显像灰度值,突出了投影相重叠部分,使影像近似地重现原来的组织对X线的衰减值分布。

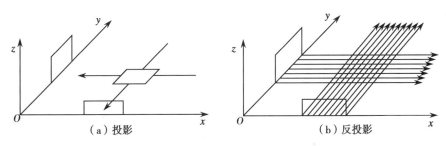

图2-2-10 物体投影与反投影示意图

为了进一步说明反投影法图像重建原理,以四个体素矩阵(设为 $\mu_1=1$,$\mu=2$,$\mu=3$,$\mu=4$)图像重建为例。对四体素矩阵做0°、45°、90°、135°投影(即扫描),再将投影值反投影至原矩阵的对应位置(扫描过的各个体素)上,并求出投影之和,减去基数值,除以最大公约数,即可将原矩阵中四体素的特征参数 μ 值解出,其过程如图2-2-11所示。

反投影法重建图像,影像边缘会出现失锐现象。若层面中间有一个固定CT值的像素单元,分别沿0°、45°、90°、135°方向投射X线,获得投影值后叠加回矩阵,重建出图像。但重建的图像出现边缘失锐现象,即重建的正方形图像变成了"星状物"(图2-2-12),中心衰减系数 μ 值最大,离中心越远,μ 值越小。

反投影法的缺点是原来为0的点不再为0,形成伪迹,造成图像边缘的不清晰。如果在一均匀密度组织内,存在衰减系数差异时,反投影图像与真实图像会出现伪差。由于此方法需花大量的计算时间并且分辨力不高,目前已不采用这种算法成像,但这种方法是CT其他成像算法的基础。

3. 滤波反投影法(filtered back projection,FBP) 通过卷积滤波因子来修正模糊伪影的重建方法,

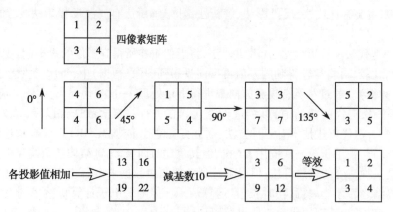

图 2-2-11 四像素矩阵反投影法图像重建过程

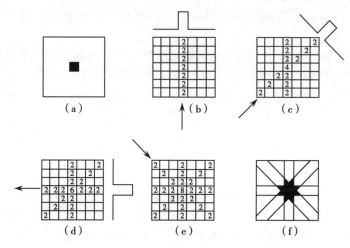

图 2-2-12 反投影法重建图像边缘失锐示意图

故又称卷积反投影法。滤波反投影法只做一维傅里叶变换法,运算量小,重建速度快,精度高,是目前 CT 图像重建的主要方法之一。

滤波反投影法在反投影之前,对所有的投影数据进行卷积滤过,结果图像更清晰,即无"星月状"晕伪影。其成像过程大致分为 3 步:

(1) 获取全部投影数据,并作预处理。首先取得各投影数据(人体层面组织的衰减系数值),并将其转换成重建所需的形式。如果射线中有射线硬化产生,同时将其校正处理,经过预处理的数据称为原始数据,该原始数据可存入硬盘,在需要时再取出为重建图像用。

(2) 将所得数据的对数值与滤波函数进行卷积,其间需通过大量的数学运算。采用的滤波函数须考虑图像的分辨力和噪声等,比如采用高分辨力算法可使解剖结构的边缘得到增强并改善分辨力,但噪声也相应增加。

(3) 进行反投影。经滤过后的原始数据被反投影成像,再通过显示器显示;根据临床显示的要求不同,选定不同的矩阵大小(512×512 或 1 024×1 024);重建后图像大小与是否放大(zoom)有关,图像亮度则与 X 线通过物体后的衰减程度有关。滤波反投影方法步骤(图 2-2-13)。通常,滤过反投影的初始值始终为零(即设定的计算机内存初始值),反投影开始后,沿着测量计算方向,每一个投影值均被添加到计算机内存的图像像素中,被成像物体的细节(即物质的衰减系数)不仅是用于图像重建所需像素值的组成部分,而且与整个图像形成有关。经多次反投影后,最终可形成一幅清晰的 CT 图像。

滤波反投影法重建数学过程见图 2-2-14。图 2-2-14(a)中 $h(x)$ 为一种滤波函数,用它对投影函数 $P_\theta(R,\theta)$ 进行卷积处理,消除由于投影方向 θ 改变,而使 $P_\theta(R,\theta)$ 变动的影响(R 值一定时,对均匀圆柱体各 θ 方向的投影值相等);然后再把改造过的投影函数进行反投影处理[图 2-2-14(b)],就可以达到消除星状伪影的目的。卷积函数算法有平滑算法、骨算法(高对比算法)、标准算法等,可根据不同的扫描部位选择不同的算法。卷积的具体处理过程要应用傅里叶变换。图 2-2-14 所示为对均匀圆柱体

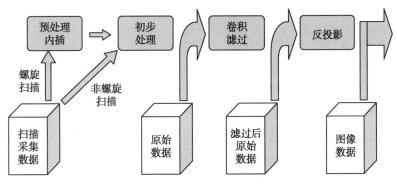

图 2-2-13　CT 图像重建的处理步骤

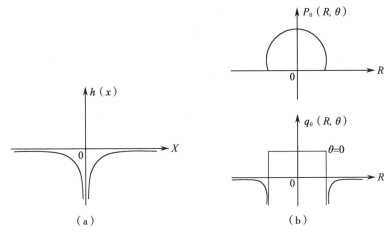

(a)　　　　　　　　(b)

图 2-2-14　均匀圆柱体投影的卷积滤波

投影的滤波改造过程,(a)图是滤波函数,(b)图是原投影 $P_\theta(R,\theta)$ 在 R 时的波形经滤波函数 $h(x)$ 卷积改造成 $q_\theta(R,\theta)$ 波形。

　　滤波反投影法可以消除图像的边缘失锐(图 2-2-15),图像重建前将投影 1、2、3 分别改造为 1′、2′、3′,再进行反投影,相当于反投影前将相邻三角重叠区(不同角度的重复投影)的投影数据减去,达到去除星状伪影的目的,最后显示接近原来黑色的圆形(图 2-2-15)。当然,边缘的锐利程度还与卷积函数 $h(x)$ 的选取,以及矩阵数列的投影数据有关。

　　滤波反投影重建法,不能完全分辨采集数据的基本成分,将采集数据理想化,忽略了采集过程中量子噪声和电子噪声对投影数据的污染,并将噪声带到重建图像中,有时甚至会放大噪声,影响图像

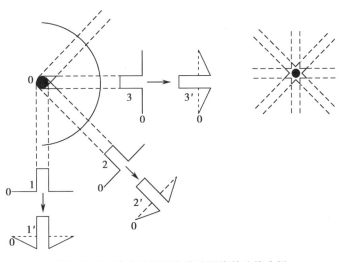

图 2-2-15　滤波反投影法消除图像的边缘失锐

质量,从而可能掩盖病变和有价值的诊断信息。

滤波反投影显示的图像边缘锐利清晰程度与反投影的次数有关,均匀方向滤波反投影次数越多,显示的图像边缘锐利清晰(图2-2-16),若层面中心有一高密度正方体,分别做2、4、8、16、64次均匀方向投影后,重建图像显示对比。显然没有经过卷积的图像边缘模糊,卷积后再反投影重建的图像中,高密度体边缘比较锐利清晰,但两者都不是正方形,只有用更大阵列卷积反投影后,才能重建出无限接近正方形的CT图像。64次均匀方向滤波反投影显示的图像边缘锐利清晰。

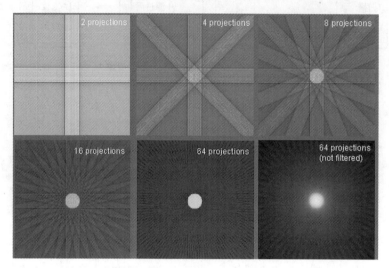

图2-2-16 反投影的数据采集

滤波反投影法要求每次投影数据是精确定量和完全的,X线光子统计波动对其影响很大,它对伪影和噪声都很敏感,因此,限制了辐射剂量的降低。如果采用低剂量扫描,采用滤波反投影法重建得到的影像,伪影和噪声增加。随着电子计算机技术的发展,解决了复杂的数学运算问题,迭代法出现了"改进的迭代重建(iterative reconstruction,IR)"技术,它利用矩阵函数,通过一系列数学模型,选择性地识别并去除图像噪声,使图像噪声明显减少。目前对IR技术的研究成为影像技术界的研究热点。

4. 傅里叶变换重建法 傅里叶变换重建法指利用空间和频率的概念表达一幅图像的计算方法。它是基于图像矩阵的求解与图像投影的傅里叶变换间建立确定的关系;或为修正反投影法中模糊因子,从频率域上校正图像模糊部分的图像重建方法。

傅里叶变换方法重建图像的优点:①一幅频率图像可采用改变频率的幅度来做图像处理,如边缘增强、平滑处理;②这种处理方法能被计算机的工作方法接受;③频率信号方便对图像质量进行测试,如调制传递函数(MTF)。但因需进行二维傅里叶变换,计算量较大,在实际应用中,难度大于滤波反投影法。

二维傅里叶变换法是先将各个投影进行一维傅里叶变换,然后将各角度上的变换结果汇集,在变化的极坐标上补充求得傅里叶变换的频域曲面,再改为直角坐标,进行二维傅里叶变换后即可得到重建的图像。该方法计算量大、耗时长,已不能满足现代CT机图像重建的要求。

5. 褶积反投影 首先介绍一下褶积与反投影之间的关系:傅里叶变换在一维变换中,将一个时间函数变换为频率函数;反之,如果知道频率函数,通过傅里叶反变换,可求出原波形(原像),即频率函数变成时间函数。二维傅里叶变换、傅里叶空间、频率域变换,傅里叶频率、时间域反变换、两个时间函数的褶积,其频率函数就是相应的两个频率函数相乘。反之,两个频率函数相乘,其时间函数就是相应的两个时间函数进行褶积,这就是数字滤波的基础。

褶积反投影是利用褶积的方法,先对采样函数值进行修正,然后利用反投影法重建影像,也就是说,在反投影相加之前,先用一个校正函数进行滤波,以修正影像。褶积反投影又称为滤波修正反投影法,褶积反投影,转换简单,转换速度快,图像质量好,也是目前应用最多的方法。

综上所述,滤波反投影法、二维傅里叶变换重建法、褶积反投影法,这三种方法均利用傅里叶变换投影定理进行图像重建,统称为解析法。解析法的特点是速度快、精度高。滤波反投影法、褶积反投影法是目前 CT 图像重建技术中应用广泛的方法。解析法与迭代法相比有两个优点:①在成像速度方面,因为图像重建的时间与被重建图像的大小和投影有关系,解析法要快于迭代法;②在精确性方面,根据数据利用情况,解析法优于迭代法。但迭代法能够用于不完整的原始数据进行图像重建,而解析法则不能。

近年来,改进的迭代算法已经在临床上逐步取代了传统的滤波反投影法,与传统的滤波反投影法比较,改进的迭代算法在图像校正过程中,除了采用建立系统光学模型,还采用了系统统计模型,该模型分析了每一个独立光子的统计波动的特征,并与正确的统计分布进行比较,通过重复容积迭代重建循环,有效地降低了统计波动引起的图像噪声,并在低剂量情况下通过多次迭代和校正更新,能够重建出低噪声的高质量图像。

四、单层螺旋 CT 设备成像原理

传统 CT(非螺旋 CT)扫描装置,X 线管通过高压电缆与高压发生器相连,高压电缆及相关信号线缠绕在扫描机架的转盘上。扫描时 X 线管只能做往复式圆周运动,即:一层扫描完成后,X 线管要停下来并反向回转至原位,进行下一层的扫描,以此往复,直至整个部位扫描完成。螺旋 CT 扫描时 X 线管连续旋转,连续产生 X 线,受检者随检查床纵向连续运动,探测器同步采集数据(图 2-2-17)。螺旋 CT 扫描方式产生于 1989 年,是在滑环技术的基础上发展起来的一种新型扫描技术。螺旋扫描也称容积扫描(volume scan),使 CT 实现了由二维解剖结构图像进入三维解剖结构图像的飞跃。单层螺旋 CT,探测器只有一排,透过被扫描物体的 X 线被探测器接收,经过数据转换与处理后,重建出一层图像,又称单排螺旋 CT。

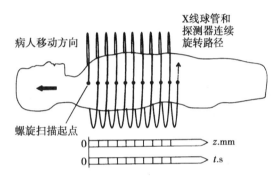

图 2-2-17　螺旋 CT 扫描示意图

（一）数据采集

螺旋 CT 的核心是滑环技术,以铜制的滑环和导电的碳刷代替传统 CT 装置中的高压电缆,通过碳刷和滑环的接触导电,使机架进行单向的连续旋转。数据采集通过扫描实现,螺旋 CT 采集数据的扫描方式为 X 线管向一个方向连续旋转,且连续曝光,同时,检查床同步匀速移动,连续采集人体的容积数据。扫描轨迹是螺旋线,又称为螺旋扫描。采集的数据是一个连续的螺旋形空间内的容积数据,获得的是三维信息,故称容积 CT(volume CT)扫描。

（二）数据处理

数据采集过程中,A/D 转换器将模拟信号转换成数字信号,成为原始(图像)数据,供图像重建用。在进行图像重建之前,为了得到准确的原始(图像)数据,要对这些原始(图像)数据进行处理。如探测器零点漂移处理、数据线性化处理、数据正常化处理等。

螺旋扫描的覆盖区域和非螺旋扫描的覆盖区域不同,非螺旋扫描针对两个平面间一个纯粹圆柱形的层面进行扫描,而螺旋扫描则由于扫描时连续进床产生位移,是对某一个区段进行连续扫描,对于任一层面,螺旋扫描轨迹仅有一点与该平面相交,其余各点均落在该平面之外,这就需要对原始螺旋投射数据进行插值处理,才能得到足够多的重建平面投射数据。

（三）图像重建

图像重建是 CT 成像过程中的重要环节。CT 机中的阵列处理器是专用来重建图像的计算机,阵列处理器将收集到的原始数据经过复杂的重建运算,得到一个显示数据的矩阵,此过程被称为重建过程。图像重建的数学处理过程是一个相当复杂的数学运算过程,采用的数学运算的方法也很多。不同的运算方法,其重建速度和重建后的图像效果也有很大差别,通常根据不同的扫描方式和诊断的需要选择算法。单层螺旋 CT 重建图像最常用的数据内插方式是线性内插,有 360° 和 180° 线性内插两种算法。

螺旋 CT 也可进行非螺旋方式扫描,其扫描方式是 X 线管不停地围绕受检者做圆周运动,连续发

出 X 线,此时禁止检查床移动,一层扫描完成后,停止发生 X 线,扫描床移动,再进行下一次扫描。这种非螺旋方式扫描时,数据采集系统获得的扫描数据与非螺旋 CT 扫描一致,为标准的断面数据,经处理后重建的图像为标准的断面图像。其图像重建特点是各扫描层面独立重建,每层面间无图像数据。

（四）图像存储与显示

重建后的数字图像可以记录在磁带、磁盘或光盘上,也可以直接传输到激光相机的存储器中,由激光相机打印出照片。重建后的数字图像也可以通过数模转换后,利用监视器显示出来。监视器上显示的图像可以进行各种后处理,如对比度调整、亮度调整等,以获得不同显示效果的影像。

从单层螺旋 CT 成像原理,我们归纳出了从数据采集到形成 1 幅 CT 图像要经历的 8 个步骤:

1. 患者被送入机架后,X 线管和探测器围绕患者旋转扫描采集数据,其发射的 X 线束经过球管端的准直器高度准直。

2. X 线通过人体后,源射线被衰减,衰减的射线由探测器接收。探测器阵列由两部分组成,前组探测器主要用于测量射线源的强度,后组探测器记录通过人体后的衰减射线。

3. 参考射线和衰减射线都转换为电信号,由放大电路进行放大,再由逻辑放大电路根据衰减系数和体厚指数进行计算、放大。

4. 电信号经 A/D 转换器转换成数字信号,由数据传送器将数据传送给计算机。

5. 计算机开始处理数据,数据处理过程包括校正和检验,是利用计算机软件重新组合原始数据。

6. 通过阵列处理器的各种校正后,计算机做卷积处理。

7. 根据扫描获得的解剖结构数据,计算机采用滤过反投影重建算法重建图像。

8. 重建处理完的图像再由 D/A 转换器转换成模拟图像,送到显示器显示,或以数字形式存入计算机硬盘,或送到激光打印机摄制成照片。

单层螺旋 CT 与非螺旋 CT 相比具有以下优点:①扫描速度快,检查时间短,对比剂利用率高;②一次屏气可完成一个部位的检查,克服了呼吸运动的伪影,避免了小病灶的遗漏;③利用原始数据可进行多次不同重建算法或不同层间距的图像重建,提高了二维图像和三维图像的质量;④螺旋 CT 无明确层厚概念,扇形线束增宽,使有效扫描层厚增大。

五、多层螺旋 CT 设备成像原理

单层螺旋 CT 的探测器只有 1 排,1992 年 Elscint 公司率先采用了双排探测器技术,即在 Z 轴方向(扫描床长轴方向)上有 2 排探测器,X 线管和探测器旋转 1 周可获得 2 幅图像,又称双层螺旋 CT。1998 年 11 月在美国芝加哥召开的北美放射学年会上,有 4 家公司推出了多层螺旋 CT(multislice CT,MSCT),X 线管旋转 1 周可以获得多个层面的图像。多层螺旋 CT 装置在 Z 轴方向上有多排探测器,又称多排螺旋 CT(图 2-2-18)。

（一）多层螺旋 CT 的基本结构

多层螺旋 CT 的基本结构同单层螺旋 CT 相比,除了在 Z 轴方向的探测器设置与数据采集系统不同外,多层螺旋 CT 使用的 X 线管、高压发生器也不同,图像重建算法、计算机系统等多个方面都有较大的改进。

1. X 线管　多层螺旋 CT 的 X 线管要求热容量高,约在 6MHU 以上,散热率为 750~1 400kHU,X 线管结构与普通 X 线管相比,有了较大的改进,并采用了先进的控制技术:

（1）X 线管旋转轴由一端固定改为两端固定,同时采用 X 线管阳极接地技术,阳极接地后与管壳等电位,有利于散热。

（2）有些 64 层螺旋 CT 采用电子束控金属管壳 X 线管,散热速度极快,阳极靶面不存在热量留存,故称为零兆 X 线管,热容量为 0MHU。

（3）有些多层螺旋 CT 采用"可变焦点"技术,去除大部分无效辐射,减少了受检者吸收剂量;减少锥形线束的半影区,提高了影像质量。

（4）有些多层螺旋 CT 采用"剂量调节"技术,扫描时自动跟踪并调节 CT 球管在扫描过程中产生的 X 线剂量,在不影响诊断质量的前提下,降低过高的 X 线剂量,把有效 X 线剂量降至最低。剂量调节装置依据测得被检组织不同方位的 X 线衰减程度,对 CT 球管进行"实时"调控,使球管在扫描中按

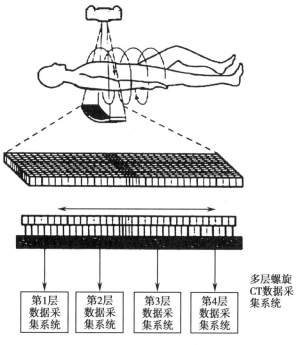

第1层数据采集系统｜第2层数据采集系统｜第3层数据采集系统｜第4层数据采集系统　多层螺旋CT数据采集系统

图 2-2-18　多层螺旋 CT 扫描示意图

需输出 X 线剂量,即对 X 线低衰减的组织(如胸部)使用低剂量扫描,高衰减的组织(如腹部)使用高剂量扫描。实际使用中"剂量调节"为可选项,选用时,胸部扫描可降低有效剂量为30%～40%,腹部扫描可降低20%,满足了低剂量扫描和婴幼儿 CT 检查的需要。

2. 高压发生器　由于扫描速度极快,旋转组件离心力很大,采用固态高频高压发生器,体积缩小到常规高压发生器的十分之一。而常规高压发生器中的变压器油在离心力作用下易渗漏,采用固态结构避免了这一问题。

3. 探测器　多层螺旋 CT 沿扫描床长轴(Z 轴)方向上采用了多排探测器,并采用多通道数据采集系统,不同厂家设计的探测器排数和宽度组合方式也不尽相同。探测器排列的组合方式分为等宽对称型、非等宽对称型、混合型三种,探测器的总数一般在 5 000～30 000 个。

非等宽对称型探测器的结构见图 2-2-19,它由 8 排(非等宽对称型)探测器组成,通过后准直器(探测器侧的准直器)及采集系统中电子开关的作用,实现一次扫描获得多层数据。例如,后准直器遮挡第 3 排中的"0.5mm",第 6 排中的"0.5mm",电子开关连接第 3、4、5、6 排探测器,获得"1mm×4"的扫描数据。

1	2	3	4	5	6	7	8
5.0	2.5	1.5	1	1	1.5	2.5	5.0

◄-----► Z 轴方向　　　单位：mm

图 2-2-19　8 排(非等宽对称型)探测器结构示意图

等宽对称型探测器的结构见图 2-2-20,它由 16 排等宽对称型探测器组成,通过后准直器及采集系统中电子开关的作用,探测器单独作用或"两两组合"作用,实现一次扫描获得多层数据。

1	2	3	4	5	6	7	8	9	10	11	12	13	14	15	16
1.25	1.25	1.25	1.25	1.25	1.25	1.25	1.25	1.25	1.25	1.25	1.25	1.25	1.25	1.25	1.25

◄-----► Z 轴方向　　　单位：mm

图 2-2-20　16 排(等宽对称型)探测器结构示意图

同时具有对称型与不对称型探测器排列方式的称为混合型探测器。

不同厂家、不同层数的多层螺旋 CT 在探测器排数、排列方式及 X 线管旋转 1 周覆盖人体范围大小的比较见表 2-2-1,不同厂家、不同层数的多层螺旋 CT 探测器组合方式的比较见表 2-2-2。

表 2-2-1　多层螺旋 CT 探测器排数、排列方式的比较

层数	A 厂家	B 厂家	C 厂家	D 厂家
4 层	16 排、等宽、20mm	8 排、非等宽、20mm	8 排、非等宽、20mm	34 排、非等宽、32mm
16 层	24 排、非等宽、20mm	24 排、非等宽、24mm	24 排、非等宽、24mm	40 排、非等宽、32mm
64 层	64 排、等宽、40mm	40 排、非等宽、28.8mm	64 排、等宽、40mm	64 排、等宽、32mm

表 2-2-2　多层螺旋 CT 探测器组合方式的比较

层数	A 厂家	B 厂家	C 厂家	D 厂家
4 层	$1.25mm×16$	$(1+1.5+2.5+5)mm×2$	$(1+1.5+2.5+5)mm×2$	$0.5mm×4+1mm×15×2$
16 层	$0.625mm×16+1.25mm×4×2$	$0.75mm×16+1.5mm×4×2$	$0.75mm×16+1.5mm×4×2$	$0.5mm×16+1mm×12×2$
64 层	$0.625mm×64$	$0.6mm×32+1.2mm×4×2$	$0.625mm×64$	$0.5mm×64$

(二) 多层螺旋 CT 成像原理

多层螺旋 CT 和单层螺旋 CT 的成像过程基本相同,它们的 X 线管和探测器都是围绕被检体做 360°旋转的,探测器接收到穿过被检体的 X 线后,将其转化成电信号,被数据采集系统采集后进行图像重建。重建后的图像由数模转换器转换成模拟信号,最后以不同的灰阶在显示器上显示。重建后的数字图像输送给激光打印机打成照片。由于多层螺旋 CT 在 Z 轴方向上探测器的数目几排至几十排,甚至几百排,X 线管围绕被检体做 360°旋转 1 周采集到数据量,比单层螺旋 CT 采集到数据量要多得多,这些数据通过"数据通道"实现"扫描 1 周得到多层图像数据"。

1. 数据采集　多层螺旋 CT 和单层螺旋 CT 相比,在 Z 轴方向上探测器从几排至几百排,X 线束由扇形束改为锥形束,线束宽度在 Z 轴方向从 1cm 增加到几厘米。线束宽度由前准直器进行调节,这一调节不是为了控制图像层厚,而是为了减少受检者所受到的 X 线辐射剂量。每次扫描时,实际使用到的探测器的绝对宽度决定多层螺旋 CT 容积覆盖范围。探测器单元的大小决定图像的层厚,也决定图像的空间分辨力,探测器单元越小,获得的图像空间分辨力越高。

数据采集由多排探测器间组合和多个数据采集系统(data acquisition system,DAS)完成,探测器的不同组合是通过电子开关来实现。电子开关位于探测器后面,它根据输入指令调节探测器组合,并将信号传递给 DAS。多层螺旋 CT 采用 4~64 个数据采集通道,它们之间根据层厚选择的需要,通过电子开关切换进行不同的组合,形成数据采集的输出。DAS 的数目决定采集获得的图像数目,目前 DAS 有 4 组、16 组、64 组、128 组、256 组、320 组和 640 组,选择合适的层厚可获得与 DAS 对应的图像层数。探测器排数通常大于图像层数。如 4 层螺旋 CT 探测器排数最少为 8 排,最多可达 34 排(见表 2-2-1)。

例如,要获得 4 层(层厚 2.5mm)图像,使用非等宽对称型探测器(图 2-2-19),有 6 组数据(分别对应第 2 至第 7 排探测器)输入到电子开关。该开关将 2、3 组数据(对应第 3、第 4 排探测器)进行组合,组合后数据记作 B,将 4、5 组数据(对应第 5、第 6 排探测器)进行组合,组合后数据记作 C,第 1 组数据记作 A,第 6 组数据记作 D,A、B、C、D 这 4 组数据被传送给模/数转换器,通过图像重建产生 4 层(层厚 2.5mm)图像。

要获得 4 层(层厚 2.5mm)图像,使用等宽对称型探测器(图 2-2-20),有 8 组数据(对应第 5 至第 12 排探测器)输入到电子开关,该开关将 8 组数据进行两两组合,相邻两个探测器的输出进行并联叠加,变成 4 组数据,这些数据被传送给模/数转换器,通过图像重建产生 4 层(层厚 2.5mm)图像。

2. 数据处理　X 线束为锥形束,锥形束对中心部分与边缘部分探测器阵列的入射角有差别,可产生锥形束伪影。由于射线束的形状改变,需要对扫描长轴方向的梯形边缘射线进行必要的预处理。

大部分的4层螺旋CT扫描装置,采用不考虑锥形束边缘的预处理方法,16层及16层以上螺旋CT的图像重建,考虑将锥形束边缘部分射线一起计算的预处理方法,多层螺旋CT的图像重建预处理是线性内插方法(单层螺旋CT图像的预处理方法)的扩展应用。

3. 图像重建　多层螺旋CT扫描装置采集的数据,经过预处理、卷积滤过处理,将采集系统采集数据时的干扰数据去除掉,形成"滤过后原始数据"(图2-2-13),该数据经过反投影,重建出图像数据,图像数据经过数模转换变成模拟影像,显示在显示器上;重建的数字图像直接传输到激光打印机的存储器中,由激光打印机打印出照片。

多层螺旋CT探测器排数增加,在重建断面图像时,很少有可直接利用的垂直射线,故探测器采用弧形排列,提高射线利用率。采用多排探测器和扫描时检查床的快速移动,如果扫描螺距选择不当,会使一部分直接成像数据与补充成像数据交叠,使可利用的成像数据减少,图像质量下降。多层螺旋扫描时,要注意螺距的选择,并在图像重建时做必要的修正。

（三）多层螺旋CT优势

1. 提高了X线利用率　多层螺旋CT采用锥形X线束,一次曝光可获得多层图像数据,重建多层图像,提高了X线利用率。例如,4层螺旋CT一次曝光可获得4层图像数据,X线利用率提高到单层扫描的4倍。多层螺旋扫描,曝光时间缩短,降低了X线管的热量积累,延长了X线管的使用寿命。由于减少了X线管的散热等待时间,可以持续检查受检者,提高了工作效率。

2. 加快了扫描速度　一次屏气可完成大范围容积扫描,加快了扫描速度,减少了扫描时间,提高了检查的速度。例如,4层螺旋CT其扫描速度可达单层螺旋CT的4倍,对相同的曝光时间、螺距和探测器宽度,4层螺旋CT覆盖的扫描范围可达单层螺旋CT的4倍。

3. 提高了时间分辨力　单层螺旋CT旋转1周时间通常是1s,而多层螺旋CT可达到0.5s,是单层螺旋CT的2倍以上,64层螺旋CT的旋转时间最快可达0.33s。当旋转速度分别是1s/周、0.5s/周和0.33s/周时,则其时间分辨力分别为0.5s、0.25s、0.165s,旋转时间的缩短,明显提高了时间分辨力。

4. 提高了图像的空间分辨力　特别是提高了Z轴空间分辨力,实现各向同性成像。各向同性成像指在所有方向上空间分辨力几乎相同的成像。4层螺旋CT的纵向分辨力约1.0mm,16层螺旋CT的纵向分辨力是0.6mm,64层螺旋CT的纵向分辨力可达0.4mm。

5. 减少了对比剂用量　多层螺旋CT扫描速度的提高,使增强扫描的效果明显,相应地减少对比剂的用量。

此外,CT冠状动脉造影得到广泛应用,三维成像效果好。

多层螺旋CT与单层螺旋扫描最大的区别在于各向同性体素。以往的CT成像,体素是一个长方体,部分容积效应对图像质量影响大。多层螺旋CT的体素是一个小立方体,使三个轴的空间分辨力达到一致,即各向同性体素。各向同性体素,除与扫描层厚有关外,还与扫描野有关。如同样的16层螺旋CT,使用512×512矩阵,扫描野是25cm时,扫描体素约为0.5mm×0.5mm×0.5mm;扫描野是32cm时,扫描体素约为0.625mm×0.625mm×0.625mm;扫描野是38cm时,扫描体素约为0.75mm×0.75mm×0.75mm;扫描野过大或过小都会影响体素的分布,使体素变形。

非螺旋扫描和单层螺旋扫描,难以实现各向同性成像,非螺旋扫描和单层螺旋扫描的扫描,层厚通常在1mm以上,CT图像断面内的空间分辨力明显大于Z轴方向的空间分辨力,空间分辨力是各向异性。多层螺旋CT单个探测器的宽度从0.5~5.0mm不等,最薄扫描层厚可达到0.5mm,提高了Z轴的空间分辨力,从而实现各向同性分辨力。各向同性分辨力的成像可以任意角度重建图像,也可以从一个容积扫描中选择不同的平面或方向进行成像,且保证了图像质量。

六、双源CT成像原理

双源CT即双源计算机体层成像系统(dual source computed tomography,DSCT),是在64层或128层螺旋CT的基础上,扫描架内安装两套零兆金属X线管、高压发生器、探测器,两个X线管、两组探测器成90°角排列,两个X线管分别为主、辅X线管,其对应的探测器分别为主、辅探测器,主探测器约成60弧度、Φ50cm,辅探测器约成32弧度、Φ26cm。两个X线管同时曝光时,旋转90°角,即可得到180°的数据,使用单扇区采集的时间分辨力达到了83ms(双64层)或75ms(双128层)。扫描架内有两个

X线管、两组探测器成90°角排列，它改变了常规使用的一个X线源和一套探测器的CT成像系统，通过两个X线源和两套探测器来采集数据，全面拓展了CT的临床应用（图2-2-21）。双源CT属于多层螺旋CT，是2005年在北美放射学会上推出的一项影像技术。

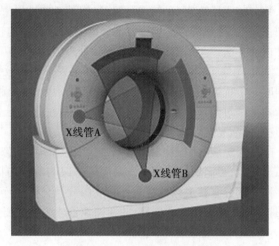

图 2-2-21　双源 CT 示意图

（一）双源CT的基本结构

双源CT的扫描机架孔径为78cm（通常CT孔径为70cm），配备了两个X线管和与之对应的两组探测器，这两套数据采集系统放置在旋转机架内，互成90°排列，CT球管采用电子束X线管，单个球管功率在80kW以上，常用部位的扫描速度为0.33s，最快扫描速度可达0.28s。双源CT实现了电磁直接驱动，并采用了先进的静音技术和特殊的散射线校正技术，一次连续曝光螺旋扫描最大扫描范围（采集范围）为200cm，即使在移床速度高达87mm/s的条件下，仍可获得小于0.4mm的各向同性分辨力，使用高分辨力扫描时，空间分辨力可达到0.24mm。

双源CT的X线管和探测器系统与64层CT相同，一套扫描系统的扫描野为50cm，另一套扫描系统主要用于中心视野，扫描野为26cm。两套X线系统由球管和一体化高压发生器组成，可以分别调节相应的kV和mAs。双源CT的两个X线管既可同时工作，也可分别使用。当进行心脏成像、心电门控血管造影，全身大范围全速扫描，以及双能量减影成像时，需要运行两套数据采集系统。而一般的扫描只运行一套数据采集系统。

（二）双源CT的成像原理

1. 数据采集　在双源CT扫描系统内，两组成90°排列的互相独立的数据采集系统只需同时旋转90°就可得到平行于射线投影平面的整个180°的图像数据，这180°的图像数据由两个四分之一的扫描扇区数据组成。由于机架只需旋转四分之一的扫描扇区，扫描时间仅为机架旋转1圈时间的四分之一，即获得半圈扫描数据的时间分辨力约为机架旋转1圈时间的四分之一。若机架旋转1圈的时间是0.28s，那么数据采集的时间分辨力为75ms（理论上计算时间分辨力为0.07s，即70ms，实际为75ms），在一个心动周期内就可以完成单扇区数据的采集。

2. 图像重建　双源CT扫描的重建模式是单扇区重建，这是双源CT和单源CT最主要的区别。双源CT也可采用双扇区重建的方法来进一步提高时间分辨力，在采用双扇区重建时，每组探测器采集四分之一扫描扇区的数据，来自相邻连续的两个心跳周期，在每个心跳周期内采集的扇区数据都小于四分之一扫描扇区数据，这和传统单源多层螺旋CT的双扇区重建方法相似。双源CT在使用双扇区重建方法时，时间分辨力是心率函数，随着心率的变化而变化。机架旋转1圈的时间是0.28s，在某种特定的心率下，时间分辨力可以达到35ms。由于心率的小变化会引起时间分辨力的大变化，在双扇区重建的条件下时间分辨力的平均值是40ms。在考虑进行高级心功能评估时，比如在评价异常的心肌运动或者是计算射血分数的峰值时，可以考虑使用双扇区重建方式。在进行冠状动脉检查或者进行心脏功能大体评估时，单扇区重建扫描模式就已能够在临床任何心率条件下提供足够的时间分辨力。在心脏图像重建的方法中，除降低机械扫描时间外，还可采用多扇区重建方法来提高时间分辨力。

（三）双源CT的优势

1. 时间分辨力高　采用双源结构设计，单扇区采集的时间分辨力达到了83ms（双64层）或75ms（双128层），对于心动过速、期前收缩、心律不齐及仅能短时间屏气的受检者，能在几秒内完成CT冠状动脉造影的检查，并得到较高质量的图像，冠状动脉造影成像效果好。双源CT用于心脏成像时，比64层CT减少一半的扫描时间。目前Siemens CT的心脏成像基本采用180°的扫描数据重建算法（单扇区重建），即如果机架旋转1周的时间为0.33s，则心脏成像的时间分辨力可达到165ms（0.165s）。在双源CT中，两个X线管同时工作，其实际扫描时间可减少一半，为83ms。

2. 可进行双能量成像　如果两个 X 线管采用不同的管电压同时进行扫描,就可获得两种能量的数据,即可得到同一种组织在两种不同能量射线下的衰减特性,从而进行组织结构的辨别、定性、分离,如心血管混合性斑块定性、肾结石成分定性分析、去除骨骼遮盖、去除血管斑块等。由于每个 X 线管的管电压都可独立设置为 80kV、100kV、120kV 或 140kV,当两个 X 线管的管电压不一致时,如一个 X 线管设置为 80kV,另一个 X 线管设置为 140kV,双源 CT 就可以实现双能量减影。两个 X 线管的管电压分别为 80kV 和 140kV,80kV 时 X 线管管电流为 140kV 时 X 线管管电流的 3 倍,以保证其输出的射线有足够的能量。两个 X 线管能同时、同层进行扫描,获得的低能状态下的影像数据、高能状态下的影像数据不存在位置和时间上的偏差,从而获得双能量的扫描数据。另外,机体的软骨、肌腱及韧带结构由于其 X 线衰减系数差异较小,在常规 CT 检查中无法加以区别显示,这些结构的成分中,胶原分子侧链中有密实的羟(基)赖氨酸和羟脯氨酸,它们对不同能量的 X 线有较明显的衰减差异,因此,双能量成像可以将其与周围结构区别显示,扩展了 CT 检查的应用范围。

七、能谱 CT 成像原理

能谱 CT 是继多层螺旋 CT 技术基础上的又一项重大改进,其特点是使用一种稀有的类似"三明治"的宝石晶体作为探测器材料,将 CT 检查由单一成像参数的形态学检查,带入到一个多能量成像参数的能谱 CT 的功能学成像阶段,大大提高了射线的利用率,有效地减少了 CT 检查的辐射剂量。能谱 CT 相比较同厂家的前一代多层螺旋 CT,在整个成像链中的硬件方面都有了改进,包括:探测器、X 线管、高压发生器、数据采集系统、重建引擎、后处理平台等。目前,几大主要 CT 生产厂家都在 CT 能谱成像方面做了大量研究,但采用的核心技术不尽相同,使用的核心技术有:①采用宝石材料探测器配合瞬时切换高压发生器技术;②使用动态变焦 CT 球管;③采用三维球面纳米探测器技术;④采用容积法电压差两次采集高低能技术。

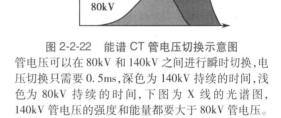

图 2-2-22　能谱 CT 管电压切换示意图

管电压可以在 80kV 和 140kV 之间进行瞬时切换,电压切换只需要 0.5ms,深色为 140kV 持续的时间,浅色为 80kV 持续的时间,下图为 X 线的光谱图,140kV 管电压的强度和能量都要大于 80kV 管电压。

(一)能谱 CT 的基本结构

1. X 线管　使用动态变焦 X 线管,灯丝使用耐用的材料,寿命长。通过三对偏转磁场可以动态切换 X 线管的焦点,在能谱扫描时,保持稳定的 X 线管焦点大小。

2. 高压发生器　为了与能谱扫描相适应,高压输出可进行瞬时变能,实现 0.5ms 内快速双能瞬时切换,且与探测器的快速反应性能相匹配,实现同源采集(图 2-2-22)。

3. 探测器　稀有晶体的宝石探测器是瞬时双能量采集的基础,较传统的稀土陶瓷探测器,其可见光转换速度加快 100 倍(图 2-2-23)。这是由宝石晶体探测器的物理特性决定的,其物理特性有:①超快的反应速度,比传统的第三代稀土陶瓷探测器初始速度快 100 倍;②超短的余辉效应,其清空速度较传统的探测器快 4 倍;③很高的光电转换效率高,宝石探测器纯度高,通透性强,发光效率及光电转换效率高;④稳定性好、硬度高,宝石探测器稳定性较传统的探测器提高 20 倍。

数据采集系统采样能力高,采样率较传统的稀土陶瓷探测器提高了 2.5 倍,采样速度快,电子噪声小,信号传输性能好,功耗低。

4. 重建引擎　使用了先进的自适应统计迭代重建技术(ASIR),这种技术较传统的滤波反投影法(FBP)重建的图像噪声更小,误差更小,伪影更少,图像更真实,同时扫描的辐射剂量也小,这种重建技术逐渐在临床应用中得到认可。更好的图像质量、更低的辐射剂量是医学影像研究的方向。ASIR 技术最大的特点在于利用一种改进的迭代计算技术达到最佳的图像空间分辨力和密度分辨力,且大大降低图像噪声。但该重建技术耗时多,计算复杂,但是得益于计算机技术的高速发展,解决了复杂计算的难题。

5. 后处理平台　不仅可以进行三维后处理或者基于像素值的各种数据的计算,还可利用能谱处

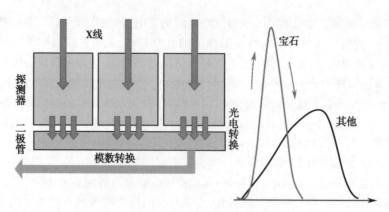

图 2-2-23 宝石探测器光电转换示意图

理平台,进行物质分离,生成新基物质的密度图像。

（二）能量与能谱 CT 成像原理

1. X 线与物质相互作用 X 线波长很短,具有很强的穿透力,但在穿透过程中具有不同程度的衰减。在医用 X 线能量范围内,X 线与物质的相互作用方式主要有光电效应、康普顿散射、电子对效应等。在 X 线诊断范围内以光电效应和康普顿散射为主,决定了 X 线衰减的程度。CT 扫描层面后,图像重建实质上就是求解层面矩阵内的各个体素的线性衰减系数。

2. 硬化效应 由于 CT 球管发出的 X 线为能量连续的射线,当 X 线束（如 120kV）穿透人体时低能量 X 线光子被吸收,穿过被检体后的平均能量增加,这种现象称为硬化效应。由于硬化效应的存在,即使 X 线在均匀物质中穿行,先接触到射线的物质对 X 线的吸收要多于后接触射线的物质,而 CT 成像原理表明了对 X 线吸收强的物质 CT 值高,对 X 线吸收弱的物质 CT 值低,所以同一种物质却表现为不同的 CT 值,即 CT 值的"漂移"。理想状态是希望 X 线能量单一,则其成像路径上同一种物质才具有固定的衰减系数。实际情况是混合能量的连续 X 线,不可避免地要产生一定程度的图像伪影,为尽量降低伪影程度,CT 系统首先使用了滤过系统去除低能量 X 线,再利用水模进行校准,使水的衰减系数保持恒定,效果较好。但是临床应用中遇到毗邻组织与水差别较大的物质时（如骨骼、金属植入物等）,还是会产生一定程度的伪影。

3. 双能量成像 为了解决上述成像问题,提出双能量 CT 成像概念。由于 CT 成像中 X 线能量的分布是连续的,理论上利用不同能量的单能量 X 线可以得到相应能量水平的 CT 图像,即能谱成像。因此要实现能谱成像首先要产生单能量的 X 线。

同步辐射可以产生一个连续范围的光谱,用单色器选择任意所需波段,调制出适用波长的光进行生物品分析,这被认为是一种单能量成像,目前主要处于实验阶段,尚未用于临床实践。另一种解决方案是双能量技术,早在 CT 机发明的初期就已有报道,但由于 CT 软硬件的限制无法真正在临床上广泛应用。目前 CT 临床应用中的双能量成像方法主要有两种:一种是以某公司为代表的双源 CT,它采用两套互相垂直的 X 线管及探测器,可以产生两种不同能量的 X 线而实现双能量成像。另一种以某公司为代表的高分辨 CT,它采用单个 X 线管,在瞬间实现高、低能量切换,达到双能量成像的目的。

4. 能量成像的理论基础 能量成像的理论基础是假设任何一种物质对 X 线的吸收系数可以由设定好的两种物质（基物质对）的吸收系数混合来表达。当然任何基物质对的选择都是经过实验验证是可行的。由于 X 线吸收系数可由任意两个基物质的 X 线吸收系数来决定,因此可将一种物质的衰减转化为产生同样衰减的两种物质的密度,这样可以实现物质组成分析与物质的分离。进行物质组成分析时,物质 M_1 和 M_2 的衰减系数是已知的,分别为 $\mu_1(E)$ 和 $\mu_2(E)$,d_1 和 d_2 代表分离出的物质密度,通过式 2-2-9 计算,物质组成分析就能用计算得到的单色光源的数据来表示

$$P=-\ln\left(\frac{I}{I_0}\right)=d_1\mu_1(E)+d_2\mu_2(E) \qquad \text{（式 2-2-9）}$$

双能量成像物质组成分析并不是确定物质组成,而是通过给定的两种基础物质来产生相同的衰减效应;成分分离时,并不是固定以某种物质作为基物质进行物质分离,而是可选择任意两种基物质进行物质分离。当能量变化时,两种物质的衰减也会发生变化。

5. 能谱 CT 的成像原理　能谱 CT 可以进行高(140keV)、低(80keV)两种能量的瞬时切换,获得高低两种能量状态下的数据,以此确定体素在 40~140keV 能量范围内的衰减系数。进而获取在此能量范围内连续不断的 101 个 keV 单能量图像,实现能谱 CT 的单能量图像、能谱吸收曲线、有效原子序数、物质定量与分离的临床应用。能谱 CT 有多参数、定量定性分析成像模式。

能谱 CT 成像,采用的核心技术不尽相同,目前主要有:①单源能谱 CT 快速管电压切换技术;②双探测器即"三明治"探测器技术;③实现两种高低电压能量的 DNA 能谱成像。

（三）能谱 CT 优势

1. 能谱成像　在实质脏器中能谱影像可以发现一些多层螺旋 CT 发现不了的病变。利用不同物质能谱 CT 的能谱曲线,可以对物质进行定量及定性分析,对于判断病变的病理变化有很大的帮助。

2. 超低的辐射剂量　超低的辐射剂量指从 40~140keV 连续不断的 101 个单能量,可获得不同物质的能谱曲线,在一定程度上实现了物质定性分离和定量测定,受检者受到的辐射剂量少。

3. 超高的敏感性　可以清楚地显示冠状动脉支架内情况,对于判断支架的通畅情况提供客观、清楚的影像,可消除支架金属伪影的影响,也能消除人工髋关节、膝关节等金属伪影的影响,破除了以往传统 CT 及螺旋 CT 在这方面的限制。

4. 图像清晰度高　能谱 CT 已经开展的项目包括肿瘤早期探查、去除金属伪影、病变良恶性鉴别、物质成分定性分析、血管狭窄及斑块精确分析等,图像细节可见度高。

5. 应用前景广　能谱 CT 在肝脏代谢分析(酮代谢异常)、肝内微小病灶早期发现与甄别、骨代谢异常(定量分析)、区分陈旧性及新鲜性出血等方面的研究有重大进展。

八、锥形束 CT 成像原理

锥形束 CT(cone-beam computed tomography,CBCT)是指利用 X 线管发射的经适当准直为锥形的 X 线束,做口腔、颌面部局部扫描的小型专用 CT 设备,又称为锥形束容积 CT(cone-beam volumetric computed tomography)、数字容积体层摄影(digital volumetric tomography)、颌面 CT(maxillofacial computed tomography)。锥形束 CT 的图像系统称为锥形束容积图像(cone-beam volumetric imaging,CBVI)。锥形束 CT 可以极低的辐射剂量采集和重建出口腔、颌面部的层面影像,还可作进一步的影像重组处理。它首先由意大利工程师 P. Mozzo 研制成功,并于 1998 年报道了由意大利 Quantitative Radiology 公司生产的第一台商用机型 NewTom 9000。几乎与此同时,日本口腔颌面放射学家 Y. Arai 教授也进行了相关研究,并于 1998 年报道了其命名为"Ortho-CT"的锥形束 CT 机。北京大学口腔医学院于 1999 年购置并安装了意大利生产的锥形束 CT NewTom 9000,这是我国引进的第一台锥形束 CT 机,也是国际上最早应用锥形束 CT 机的单位之一。

由于口腔颌面锥形束 CT 机能从三维的角度,即矢状位、冠状位和轴位来显示病变组织和正常组织结构,避免了二维平片固有的缺陷,如正常组织器官的影像重叠、投照角度变化所致的影像扭曲与变形等,所以自 20 世纪末开始应用于临床以来,锥形束 CT 发展迅速,可应用于齿槽外科、正畸科、颌面外科、种植牙、关节科、牙体内科、牙周科等多学科及颌面外科等相关领域,锥形束 CT 已经成为口腔临床及颌面外科重要的检查方法之一。

（一）锥形束 CT 的基本结构

锥形束 CT 机主要由硬件和软件两部分组成。硬件部分主要包括:①X 线源和影像探测器组成的影像拍摄系统;②作为操作软件系统和图像显示、储存载体的计算机系统;③固位支架;④用于受检者拍摄用的移动床或可移动座椅。软件部分主要用来操控影像拍摄系统,完成图像的采集、传输、处理以及图像在三维角度,即矢状、冠状和轴位的重建和三维立体图像的获取。

（二）锥形束 CT 成像原理

锥形束 CT 的图像采集是由其图像拍摄、摄取系统围绕所扫描兴趣区旋转 360°完成的。在这一过程中,X 线呈锥形发出,通过人体组织照射到对侧的面积影像探测器(area detection),探测器将接收到的图像信号(模拟信息)经模拟/数字转换器(analogue/digital converter,A/D)后传送到电子计算机,由计算机进行计算并形成数字影像,数字影像存储在计算机内存中,数字数据经数字/模拟转换器(digital/analogue converter,D/A)转换后,以数字图像显示在显示器屏幕上(若是利用数字影像显示器显示影像,不需要经过 D/A 环节)。旋转 1 周后获取扫描区容积数据原始图像,在此基础上可进行轴位、矢状位和冠状位的重建。

锥形束 CT 机所采用的扫描方式也各不相同,有的采用脉冲式扫描,即 X 线管实际曝光时间远小于围绕受检者旋转 1 周所需的扫描时间;而有的则采用连续照射,即 X 线管实际曝光时间与围绕受检者旋转 1 周所需的扫描时间基本相同。各锥形束 CT 机旋转 360° 后所摄取的原始图像也依据生产厂家的不同而各不相同,有的超过 600 帧,即不到 1° 角就拍摄 1 幅图像;而有的则不到 180 帧,即超过 2° 角才拍摄 1 幅图像。各锥形束 CT 机所采用的影像探测器也不相同,有的采用平板型探测器,有的采用非平板型探测器。

锥形束 CT 的成像原理与一般 CT 采用的锥形 X 线束不同,区别在于采用锥形 X 线束围绕检查目标旋转照射,利用面阵探测器采集数据,通过计算机重建,将各角度获取的二维投影图像转化成三维容积数据而显示出任意方向、层面的三维立体影像图(表 2-2-3)。

表 2-2-3　锥形束 CT 与多层螺旋 CT 成像原理的对比

	锥形束 CT	多层螺旋 CT
射线束形状	圆锥形	锥形
探测器	平板探测器或非平板探测器	呈圆弧形、多层排列的探测器
扫描方式	360° 扫描,获得容积数据	螺旋 CT,获得容积数据
照射野	不同机型有较大差别,可满足全部颅面骨的扫描	根据全身扫描要求调节
体素特征	各向同性	64 层以上螺旋 CT 可基本达到各向同性
体素大小	较小,一般为 0.1~0.3mm,最小可达 0.076mm	较大,64 层螺旋 CT 可达 0.3~0.4mm

(三)锥形束 CT 优势

锥形束 CT 具有射线利用率高和采集效率高的优点,所得三维影像清晰且相关部位结构的形态定位准确,克服了一般二维成像固有的影像重叠与失真等弊端。同时相对于多层螺旋 CT 而言其所致受检者的辐射剂量小(X 线管电流仅数毫安)。并且利用其可扫描特定区域和进行测量等优势,有利于加强口腔颌面外科手术的安全防范,更好地提升各类牙科手术的质量。

与传统 X-CT 相比,锥形束 CT 有如下许多优势:

1. 锥形束 CT 扫描范围灵活,可以扫描特定的诊断区域,也可以扫描全部颅面部。

2. 图像精度高,与被投照物之间比例为 1:1,即可以 1:1 地显示牙列及相关解剖结构,从而可以进行实际测量。

3. 锥形束 CT 采用低能射线的锥形 X 线束扫描,辐射剂量小;正常情况下,完成一次扫描只需要 75kV、8mA、24s,与一般曲面体层机的辐射剂量相当,辐射剂量远低于传统 CT,安全可靠。

4. 锥形束 X 线与传感器(探测器)同步围绕受检者旋转 1 周或不足 1 周即可成像,成像速度快,扫描时间短,十几到几十秒内可完成扫描。

5. 图像伪影减少,对头位的要求低。

6. 锥形束 CT 与螺旋 CT 均为容积扫描,相对于多层螺旋 CT,Z 轴覆盖范围明显增大,达到 7~15cm;锥形束 CT 最小层厚 0.1mm,体素各向同性保证图像更加清晰细腻。

7. 由于多层螺旋 CT 的图像质量受到螺距、曝光参数、重建参数等诸多因素的影响,而锥形束 CT 仅需选定正确的曝射条件,不存在其他影响因素,图像质量稳定。

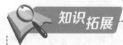

层厚敏感曲线

层厚敏感曲线(SSP)又称层厚响应曲线,表示成像系统的一个垂直于扫描平面的响应关系,相当于扫描平面的点扩散函数(PSF)。SSP 描述了扫描数据段 Z 轴上某指定位置一个微小物体在图像上能够显示的信号量。理论上,在层面内的一个小物体应该产生 100% 的信号,而层面外的物体应该不产生任何信号。

对一个理想的矩形层面而言,应该是位于标称层面内的结构产生信号,但实际上,在非理想的纵剖面中,位于标称层面外的结构也产生信号,即在纵剖面的边缘部分,如一个高密度物体的部分也会在图像上显示,并且可能重叠于低密度的结构上,从而影响正常低密度组织结构的显示。因此,纵剖面的形状在相邻层面组织结构的显示中起了很重要的作用。

本章小结

　　扫描系统由扫描机架和数据采集系统构成。扫描机架内有 X 线发生装置(X 线管+高压发生器)、准直器、滤过器等,扫描架上有滑环,用于传输电压和控制信号;数据采集系统由探测器、A/D 转换器等组成,单层螺旋 CT 中,探测器只有一排,多层螺旋 CT 中探测器有 4 排及以上,A/D 转换器是数据采集系统(DAS)的主要组成部分。计算机系统是 CT 扫描装置的大脑,由主控计算机和阵列处理器组成。CT 设备运行条件比较严格,必须满足一定的温度和一定的湿度,操作人员必须是持有上岗证的技术人员且必须掌握 CT 检查技术的临床应用流程。

　　CT 成像是单参数成像,其成像参数为 X 线的线衰减系数,理解 X 线在匀质物体中的衰减规律和 X 线在非匀质物体中的衰减特点是掌握 CT 成像原理的关键。CT 成像的基本原理包括:数据采集、数据处理、图像重建、图像显示与存储。学习 CT 成像原理必须结合《医学影像设备学》中关于 CT 扫描装置的结构进行学习。非螺旋 CT 成像原理是基础,螺旋 CT(单层螺旋 CT、多层螺旋 CT、双源 CT、能谱 CT)是在非螺旋 CT 的基础上发展起来的,找出其区别,即能理解其成像原理。不过螺旋 CT 中的螺距概念非常重要。螺旋 CT 中,CT 图像重建预处理方法是难点,CT 图像重建方法既是重点,也是难点。X 线束硬化效应是难点。学习成像原理的目的是为了更好地使用 CT 扫描装置。

（姚建新　张春雨　孔宇）

思考题

1. 与 X 线平片比较 CT 成像有何优缺点?
2. 简述 CT 基本硬件的特点与成像过程。
3. 简述 CT 成像的物理基础。
4. 简述数据采集的基本原理与原则。
5. 简述 CT 图像的重建方法及原理。
6. 单层螺旋 CT 与多层螺旋 CT 的图像特点分别是什么?
7. 简述单层螺旋 CT 的成像原理。
8. 简述多层螺旋 CT 的成像原理。
9. 简述多层螺旋 CT 的主要优势。

0203

扫一扫,测一测

学习目标

1. 知识:掌握 CT 检查前准备工作内容、CT 检查步骤与流程、CT 平扫与增强扫描类型、动脉 CTA 检查;熟悉静脉 CTA 检查、非血管造影检查;了解能谱 CT 检查。

2. 技能:针对不同受检者,确定 CT 检查前相关准备事项,明确检查流程,确定检查方式,选择恰当的扫描类型及参数。

3. 素质:关爱患者,建立个性化检查理念,加强受检者防护。

病例导学

某受检者,男性,45 岁,高血压 10 余年,血压不稳定,欲进行腹部 CT 检查,以排除肾上腺病变。

问题:

1. 受检者检查前应该做哪些准备?

2. 扫描时应该选择哪种扫描方式?

第一节　CT 检查准备工作

CT 检查准备是指 CT 扫描前的准备工作,包括监测设备状态是否正常、环境是否达标、受检者准备是否到位、技师及护理准备是否充分等,是 CT 检查的前提和基础。CT 扫描必须按照规定步骤和规范流程实施,是顺利完成 CT 检查的保证。CT 扫描方式较多,根据各扫描方式的特点与临床应用,针对不同受检者灵活选用适合的扫描方式,获得符合诊断需求的图像是 CT 检查的目的。

一、常规 CT 检查准备工作

常规 CT 扫描是日常进行的常规检查,其检查前准备包括扫描前保障机器正常运行的准备、受检者准备、接待工作、技师准备和护理准备等。

(一)CT 设备准备

1. 开关机　开机前检查设备的完整性,观察机房内温度、湿度、稳压电源的工作状态。CT 属于精密仪器,其对机房的温度、湿度有严格要求,温度及湿度过高过低都会损坏某些元器件。CT 机工作时会产生大量的热量,因此 CT 机房内应配备空调设备,以保持恒温。一般 CT 机房和计算机房的温度以 18~22℃为宜,相对湿度一般以 45%~60%为宜。按照操作流程正常开机,一般需要 3~5min。下班前,按操作流程关机。

2. **球管预热与空气校正**　预热是为了使球管灯丝逐步加热到工作温度,防止突然加压扫描烧断灯丝。一般球管温度低于工作温度时,显示屏自动出现预热界面,点击确认,按下曝光按钮进入预热过程,预热时间各机型不同,通常为1~10min,此时不能做其他操作。注意预热为间断曝光,之后,进行空气校正保证设备参数正常,消除伪影等。机房门须紧闭,避免辐射。

3. **检查硬盘可用空间**　删除早期图像,腾出硬盘空间,提高处理速度。

（二）接待登记

CT检查接待登记是为受检者进行CT检查的重要准备工作。登记时需要特别强调3个方面的注意事项:一是认真阅读受检者的申请单,明确既往病史、近期相关检查结果、临床诊断及本次检查目的,必要时与临床申请医师进行沟通;二是核实适应证与禁忌证,并做好解释和说明工作;三是安排扫描时间、根据病情的轻、重、缓、急和本部门的工作流程合理安排受检者的检查时间。检查前需要预先做准备工作,给受检者发放检查须知单,指导患者做好检查前准备。

（三）受检者准备

1. **除去金属物品**　受检者应按照预约时间提前到CT室,尽量穿戴没有金属饰物的衣服。检查前去除扫描范围内受检者穿戴及携带的金属物品,如钥匙、手机、发卡、耳环、项链、金属拉链、义齿、带金属扣的皮带、硬币、带金属的纽扣等,以防伪影产生。

2. **清除肠道内容物**　接受腹部和盆腔CT检查的受检者应预先进行胃肠道准备(见腹部和盆腔检查)。

3. **签署知情同意书**　对准备进行增强扫描的受检者,应询问有无碘过敏史,了解肾功能情况,明确有无碘对比剂应用的禁忌证。无禁忌者,应请受检者签署增强扫描知情同意书。增强检查前应使受检者充分水化,并提前建立静脉通道。

4. **固定检查部位**　CT扫描需要一定时间,所以曝光期间应固定检查部位,避免漏扫及减少运动伪影。胸部、腹部检查前应做好呼吸训练,使受检者能根据语音提示配合平静呼吸或吸气、屏气;腹部检查前可口服或肌内注射20mg 654-2以减少胃肠道蠕动;喉部扫描时嘱受检者不要做吞咽动作;眼部扫描时嘱受检者两眼球向前凝视或闭眼不动;儿童或不合作的受检者可口服10%水合氯醛,用量按0.5ml/kg体重计算,总量不超过10ml。危重患者需临床相关科室的医生陪同检查,对病情的变化进行实时监护和处理。

另外,CT复查患者应携带之前的CT照片或提供上次检查编号以方便进行前后影像对比,了解治疗前后病变的变化。

（四）技师准备

1. **核对申请单**　认真核对受检者检查申请单的基本资料,主要包括受检者姓名、性别、年龄和CT检查号等一般情况,确认无误。

阅读现病史、主要症状体征、既往史、实验室相关检查、临床诊断、检查部位和目的。若发现填写不清楚或检查目的与病史不符时,应及时与临床医生联系,确认后再行检查。

2. **解释说明**　向受检者介绍检查过程,根据临床要求的检查部位和检查目的制订扫描计划,向受检者解释检查过程,获得配合,并告知受检者出现异常情况时如何通过对讲系统或手势与操作人员联系。

3. **固定准备**　对于特殊患者做好相应固定准备,如婴幼儿及躁动不合作的受检者,提前做好稳定措施,行动不便的患者准备好人员搭抬。

4. **防护准备**　CT检查必须采取防护措施,摆位时要对非检查部位进行屏蔽防护,特别是对X线敏感的重要器官,如甲状腺和性腺应使用专用防护用品遮盖,尤其应注意保护儿童和女性受检者的性腺区,减少不必要的辐射。必须要保护留在扫描室陪同患者的家属。

（五）护理准备

对准备进行增强扫描的受检者,应询问受检者有无碘过敏史,了解受检者的肾功能,明确有无增强扫描的禁忌证。无增强扫描禁忌者,应请受检者签署增强扫描知情同意书。增强扫描前使受检者充分水化,一般受检者可采用口服水化法,方法为注射对比剂前4~6h开始,持续到使用对比剂后24h,口服水或生理盐水,用量为100ml/h。高危患者可以采用静脉水化法,方法为注射对比剂前6~12h,按

1.0~1.5ml/（kg·h）静脉补充 0.9%生理盐水，或按 3ml/（kg·h）静脉补充 5%葡萄糖加 154mmol/L 碳酸氢钠溶液，不少于 100ml/h，持续 24h。检查前建立好注射对比剂的静脉通道，并注意检查后保留一段时间。

密切观察受检者，准备抢救药物，随时准备协助医生做好碘剂过敏副作用的救治工作。

二、急诊 CT 检查准备工作

急诊检查因为受检者情况较为危急，检查中要特别注重速度快、成功率高，但同时程序也要规范，故检查前的准备工作显得尤为重要。

（一）机器与技师准备

急诊检查用的机器应该随时处于备用状态，随时监控各项指标是否达标，定期进行监测及校准。

技师要经验丰富，熟知各种扫描要求及规范，操作干练。特别是要具有一定的诊断知识，扫描出图像后第一时间判断图像是否满意，是否能够达到检查目的，是否需要加扫或补扫。能够识别危急值，如肺栓塞、主动脉夹层、脑出血等。能够应对突发事件，抢救设施应完善，包括抢救车、氧气、负压吸引及除颤器。技师应熟悉急救规范和医院的急救流程，要加强定期演练，防止因平时发生急救事件频率较低而产生的疏忽大意。

（二）急诊 CT 检查原则

急诊患者到达 CT 室后，在遵循基本检查规范的情况下，应加快检查流程，必须遵循：

1. 核对信息　快速核对受检者资料信息，主要核对受检者姓名、扫描部位、临床所需，明确 CT 检查目的。

2. 注重检查安全　一方面是受检者安全，危重症患者随时观察生命体征，应防止意识模糊的患者在扫描过程中坠床、磕碰等，防止气管插管、引流管、输液器在动床过程中脱落。另一方面是技师自身安全，急诊患者一般病情较急，患者及家属可能出现不能配合检查的情况，尤其是一些复杂的、需要时间较长的检查，应该提前做好告知工作，避免不必要的冲突和纠纷。

3. 加强辐射防护　急诊扫描比较急，要做到忙而不乱，务必做好防护措施，包括防护患者的非检查部位和陪同的家属。

4. 快速确定扫描方案　急诊检查更侧重于扫描的时效及成功率，因此在制订扫描方案时，扫描条件可适当提高，扫描范围可适当加大一些，尽量用容积扫描，方便回顾性重建和薄层重建。

第二节　CT 检查步骤与流程

CT 检查的目的是技师按照一定的操作规程和技术要求，提供对疾病诊断和治疗有价值的显示人体正常解剖结构和病变的 CT 图像。为此，CT 检查技术需要采用规范的临床检查流程。

一、接待受检者与录入资料

接待受检者，仔细阅读申请单，核实受检者信息，了解检查目的，确认无误后录入。可以利用影像存储与传输系统通过预约界面刷新进入，也可检索 HIS 的受检者信息数据，补充填入相关信息，完成录入工作。

二、摆设体位与防护

摆设体位是将受检者合理安置在扫描床上的过程。根据检查的要求确定是仰卧还是俯卧，头先进还是足先进；根据检查的需要采用适当的辅助装置，固定检查部位。按不同检查部位将受检者摆好位置后，要进行体表定位，利用操作台或/和扫描架上的诸操作键，把检查床调整到扫描高度或合适位置，开启定位指示灯，移动检查床将受检者检查部位送入扫描孔（扫描野）内的预定位置，使扫描机架上的指示灯定位线定位于扫描范围的上方，最后熄灭定位指示灯。对于胸、腹部检查受检者，要做好呼吸训练，以避免呼吸运动伪影的产生。

摆位时注意核查受检者是否有金属物品，及时去除。并告知受检者如何配合检查，如何保持固定,避免受检者紧张影响检查。并为受检者非照射的敏感部位做好必要的防护措施。

三、选择扫描序列与扫描参数

一般机器提前预设好了检查序列(默认序列),根据申请单上的检查目的及扫描部位选取合适的默认序列后点击进入,并核对序列参数是否与受检者体位、检查目的相符合,若不符则进行修改。按照默认序列扫描检查速度较快,但提倡针对不同受检者调整序列参数,提高个性化扫描的价值。

扫描参数包括:扫描范围、管电压、管电流、转速、螺距、层厚、层间距、重建算法、扫描野、重建野、窗宽、窗位等。

1. 确定扫描范围　在定位像上确定扫描范围,一般来说临床医生是以解剖部位来开具检查申请单的,如上腹部检查、胸部检查或肾脏检查等。若病变范围较大超过临床医生开具的检查部位范围,或病变累及邻近器官时,则应增大扫描范围,包全病变。

2. 确定管电压及管电流　管电压(kV)和管电流(mA)是决定图像质量的重要参数。

管电压决定 X 线的穿透力,可选择数值范围一般为 80~140kV,一般机器默认设置为 120kV。受检者体形大则要增加管电压,体形小或儿童可降低管电压,降低管电压比降低管电流更能降低辐射剂量。但是有一点需要注意,当管电压改变时组织 CT 值发生变化,特别是注入对比剂后的血液或脏器尤为明显。一般含碘物质随着管电压降低,CT 值会升高,低剂量 CT 血管成像就是利用这个原理。采用低管电压,可以在不增加对比剂注射量的情况下提高血管 CT 值,虽然图像噪声由于管电压降低而有所增加,但是图像的对比噪声比增加,可以达到诊断要求,而辐射剂量大幅降低。

管电流在球管热容量许可的情况下可以任意调节,它主要影响图像噪声。管电流的使用原则是:如果扫描范围小,可以采用固定管电流。如果扫描范围很大,一般采用管电流调制技术,此技术是依据定位相,参考设定的噪声指数或参考管电流,系统自动设定管电流,此技术可在保证图像质量的同时降低辐射剂量。但需要注意,影响图像噪声的是有效毫安值,它与球管旋转时间成正比,与螺距成反比,技术应用时需综合考虑。

3. 确定转速　球管转速决定机器的时间分辨力,所以对运动器官的检查,如胸腹部或躁动患者,应该尽可能地提高球管转速。但要注意,提高转速后一定要增加管电流值,确保有效毫安量不降低,以保证图像质量。

4. 确定螺距　螺距(pitch)是螺旋 CT 的一个重要参数,对于单层螺旋 CT,螺距等于 X 线管旋转 1 周检查床移动的距离与扫描层厚的比值。对于多层螺旋 CT,螺距等于 X 线管旋转 1 周检查床移动的距离与其探测器宽度的比值。螺距增大可以提高扫描速度,例如,在采用 40mm 宽的探测器、转速 0.5s/周、曝光时间为 5s 的情况下,当螺距选择 1.0 时,扫描范围为 400mm,当螺距改为 2.0 时,其他条件不变,则扫描范围为 800mm。因此螺距越大,扫描时间相同,其扫描范围就越大,但数据采集量会减少。一般认为螺距为 1.0~1.5 时,图像质量影响不大,当螺距超过 2.0 时,图像质量会明显下降。

5. 确定层厚　层厚(slice thickness)是扫描时 X 线准直所对应的肢体断面厚度,是影响图像分辨力的一个重要因素。层厚小,图像纵向空间分辨力好,但探测器接收到的 X 线光子数减少,噪声增大。层厚大,密度分辨力提高,但空间分辨力下降。所以要调整好二者参数值之间的关系,找到最佳切合点,获得满意效果。

扫描层厚需根据被检肢体大小和病变大小来确定,如检查内耳、内耳道、眼眶、椎间盘等须采取薄层扫描;观察软组织且范围较大时,选择较大的层厚。病变范围过大时,则采用加大层厚、加大层间距的方法。如果需要图像三维重组,一般需要重建薄层图像,以提高重组图像质量。64 层螺旋 CT、双源CT 等扫描厚度很薄,可达亚毫米级。

6. 确定层间距　层间距(slice gap)概念一般用于常规轴扫,CT 上的层间距是指相邻两个层面的中点之间的距离,常简称层距。若层间距与层厚相等,则为连续扫描,各层之间无间隙;若层距大于层厚,则为间断扫描,部分层面组织未被扫描;若层距小于层厚,则为重叠扫描,层面相邻部分为重复扫描。螺旋扫描中有重建层距的概念,也就是间隔重建,对于弥漫性病变需要薄层显示时,为了打印照片方便,一般采用这种方式。如肺间质病变做 HRCT 检查,过去常采用间断轴扫,但扫描时间比较长,现在 CT 机性能提高,常采用螺旋扫描后薄层高分辨力间隔重建。

7. 确定重建算法　重建算法又称为重建类型,是图像重建的数学演算方式。CT 图像是数字化图像,图像重建的数学演算方式有多种,常用的有标准演算法、软组织演算法和骨演算法等。标准演算法用于均衡图像的密度分辨力和空间分辨力,适用于一般 CT 图像的重建,例如用于颅脑、脊柱等的图像重建;软组织演算法用于需要突出密度分辨力的软组织图像重建,图像柔和平滑,密度分辨力高,例如用于肝、脾、肾、子宫附件等的图像重建;骨演算法用于提高空间分辨力,强化组织边缘、轮廓,适用于密度差异大且需要清晰显示细节的检查部位,例如用于骨质结构(尤其显示骨小梁)、内耳道和弥散性肺间质性病变等的图像重建。现在各公司对图像重建算法更加细化。

8. 确定扫描野和重建野　扫描视野是扫描范围的参数,无论何部位成像,扫描野应大于欲观察部位解剖结构的周缘。显示野是确定将多少扫描范围重建成一幅图像的参数,故显示野可以小于或等于扫描野。扫描野必须以扫描孔的中心为中心,而显示野的中心可以在扫描野内任意选择,在显示野中设定图像中心,该中心决定显示野对正的解剖部位。扫描野与重建野的关系见图 3-2-1。实际工作中,扫描野包括 Large、Small、Head 和 Ped Head 等。理论上小扫描野比大扫描野图像质量要好,所以应尽可能地使用小扫描野。由于扫描孔中心位置图像质量最好,所以在摆位时尽可能把要观察的解剖部位放在扫描孔中心,使重建野中心和扫描野中心重合。同样的扫描,若矩阵不变,缩小显示野,则空间分辨力提高,可突出病变的细节。

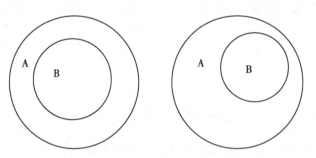

图 3-2-1　扫描野与重建野关系示意图
A 为扫描野,B 为重建野,左图重建野在扫描野中心,右图重建野在扫描野边缘。

四、启动扫描

1. 扫描前定位及扫描计划的确定　定位就是确定扫描的范围,通常先进行定位像扫描,即 X 线管与探测器位置不变,曝光过程中,检查床载受检者匀速移动,扫描图像类似高千伏摄影平片,一般扫描正位或侧位图像(图 3-2-2)。胸部、腹部扫描需要受检者屏气,胸部扫描为深吸气后屏气,腹部扫描为深呼气后屏气。

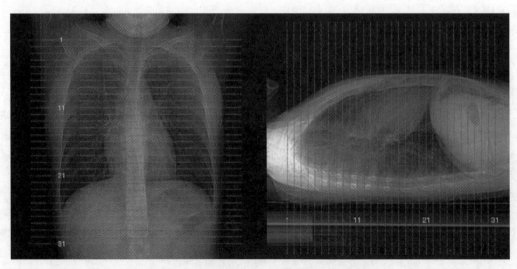

图 3-2-2　胸部 CT 扫描定位像(正位和侧位)

2. 在该定位像上制订扫描范围(起始线至终止线)　设置好扫描参数:层厚、层间距等。定位较明确的部位(如颅脑),也可利用定位指示灯直接从受检者的体表上定出扫描的起始位置,该方法优点是节省时间,且可以省去一幅定位像,减少受检者接收的辐射量。但缺点是定位不如通过定位像定位准确。

复核防护措施是否到位后,即可开始正式扫描。扫描时检查床移动,特别是高端设备扫描速度快,检查床移动速度也快,所以检查过程中一定要注意观察受检者,防止磕碰或坠床。

3. 进行具体扫描　是 CT 检查的主要步骤。CT 机一般均有横断面扫描(轴扫)、螺旋扫描(单层或多层螺旋扫描)和其他一些特殊扫描功能,如容积扫描、双能量扫描。根据不同的机器,扫描过程可分为手动扫描和自动扫描。具体扫描过程为,选择扫描程序,根据受检者具体情况设计扫描条件,按下曝光按钮。在整个扫描过程中,要密切观察受检者的情况、设备运行的情况(如异常声响等)以及每次扫描的图像,必要时调整扫描的范围或作补充扫描,如肺内发现小病灶,最好加扫小病灶部位的高分辨力 CT。大范围扫描时,扫描床及受检者在扫描过程中移动的距离较大,所以在受检者移动时应时刻观察受检者情况;避免落床或肢体被扫描架阻挡。尤其对于有体内插管或带有监护设施的受检者,防止移动过程中插管或监护设备脱落。增强扫描时注意受检者注药过程中有无不适,如受检者有不适,应暂停注药、立即进行相应处理。检查后,待确认图像满意后再结束扫描。

五、送受检者

受检者检查完毕,告知受检者或其亲属领取照片和诊断报告的时间、地点;并将检查申请单归还到登记室,并由登记室登记,之后将检查申请单、填写好的片袋和受检者照片一起交医师写诊断报告。已建立 RIS 和 PACS 的医院由 RIS 完成。已写出诊断报告的 CT 照片由登记室负责归档或交由受检者自己保管。已建立 RIS 和 PACS 的医院,图像存储工作由 PACS 完成。安装 CT 照片和报告自助打印机的医院,受检者或家属可自助打印 CT 照片和报告,RIS 系统对打印状态进行自动记录。

使用碘对比剂增强扫描的受检者,检查后应留院观察 15~30min,确认无过敏反应发生后方可离开。若情况允许,嘱受检者 24h 内多饮水,以降低对比剂的肾毒性。

六、CT 图像的处理与后处理

图像处理与后处理是对扫描所获得的图像数据进行深加工的过程。主要目的有二:一是 CT 扫描一般所得图像为轴位像,通过后处理可以获得其他方位的图像,便于诊断医师综合观察分析;二是扫描时根据检查部位或器官组织设置常规的重建野、层厚及图像算法等参数,获得原始图像后需要依据病灶的具体形态、特点,从有利于诊断的角度来进行图像后处理,使病灶图像显示更为清晰直观。

通过显示处理、兴趣区域测量、图像重组与图像融合等图像处理与后处理技术,获得组织和病灶的解剖信息和诊断信息,为病灶的定位和定性诊断提供帮助。图像处理与后处理是利用计算机内的各种处理与后处理软件(应用程序)实现的,运行这些软件,得出处理结果就可以完成图像处理与后处理任务。因此,在实际工作中,技师需熟悉各种处理与后处理命令及参数的意义,能够熟练进行参数设置和处理与后处理命令的执行,掌握各种图像处理与后处理技术的应用。

多层螺旋 CT 扫描时,以尽可能窄的层厚、小于或等于 1/2 层厚的层间距重建图像,作为三维后处理的源图像。联合运用多种后处理技术,如多平面重组、曲面重组、最大或最小密度投影、容积再现及仿真内镜等,并根据病变特点选择最恰当的后处理方法。非血管 CT 检查的后处理,建议以多平面重组为主,辅以其他三维显示技术。容积再现和最大密度投影常用于显示高密度的骨性结构,最小密度投影用于显示低密度的呼吸道和胆道等。在病灶部位或重点观察结构处行冠状和矢状面的多平面重组处理,必要时进行曲面重组;重组层厚、间距及窗技术等参数可参照普通 CT 断面扫描的要求。CT血管成像的后处理,可利用容积再现立体显示血管腔形态,沿血管中心自动生成的曲面重组可观察血管壁的情况,最大密度投影可以显示更多细小血管。合理采用层块的容积再现和最大密度投影重组方式,层块厚薄应适宜,过厚导致重叠的组织掩盖血管,而层块过薄无法完整显示弯曲血管的整体。恰当选取去骨成像方法,既要有完全去骨的图像清晰显示血管,又要有保留骨性结构的图像以利于定位病变。仿真内镜常用于观察呼吸道、充气的肠道或强化后的血管腔内情况。

七、CT图像排版与打印

为节约胶片,可以对不必要的图像进行适当删减,但不得删除显示病灶的图像和应重点观察区域的图像。一般选取常规窗宽、窗位图像,必要时选取同一病变或结构的多种窗技术的图像。每张胶片包括的图像幅数不宜过多,常规断面扫描一般不超过60幅图像,三维图像不超过30幅。CT图像排版时,图像布局合理,大小合适,位置居中,按解剖方向排序,排版兼顾诊断习惯和审美要求。

照片打印是利用激光相机把图像打印到胶片上,供诊断医师和临床医生诊断使用。根据不同的机器情况打印可自动打印或手工打印。自动打印是指在CT机上可预先设置,扫描完毕CT机会自动根据设置依次将所有扫描的图像经激光打印机打印。其速度快但无法对图像进行后处理和选择,容易造成资料浪费,不可取。手工打印是扫描完成后,由人工手动经激光打印机打印。其优点是可以先调整合适的窗宽、窗位,确定图像排版格式,选择合适的图像进行拍摄。容积再现等彩图尽量使用彩色打印,以求获得立体效果佳、色彩丰富逼真的图像。

现在随着医院信息化的发展,多数医院都建有HIS系统和PACS系统,诊断医师可以在线观察图像,由于可以灵活地调节对比度、黑白度等参数,所以可观察到更多的图像信息,这是目前的发展和普及趋势。但是在信息化还没有实现HIS系统和PACS系统运用的医院,临床医生观察图像还是要依靠照片图像,这种情况下照片打印十分重要。因为照片呈现的幅数仅是所有图像的一部分,如何选择,提供哪些信息,由打印者决定。照片打印必须遵循常规规范,一是照片图像要包全检查部位。二是根据部位特点和临床需要设置不同的窗宽和窗位,如胸部CT检查需要提供肺窗和纵隔窗,外伤受检者检查要包含骨窗。特别说明的是,由于病灶大小、形态不同,所在位置不同,扫描完成获得图像后,需要根据病灶的特点进行个性化的照片打印。照片打印一般原则为:包全检查部位,微小病灶薄层重建,凸显特征性图像。

八、激光打印机维护与装卸胶片

1. 激光打印机维护　激光打印机无论是光学系统、机械结构,还是电路组成均十分精密而复杂,价格也相对较高。在使用时应严格按照说明书的要求仔细操作,并注意做好日常维护工作。

(1) 日常维护:①工作环境温度25℃以下,湿度以30%~50%为宜,防止胶片粘连;②不同类型的激光胶片的结构、性能以及成像参数有一定差异,因此不同类型的激光胶片不能混用或互相替代;③激光器是激光打印机最敏感的器件,应避免频繁开关激光打印机以保护激光器;④胶片输出区的加热鼓表面温度高达120℃以上,片基药膜容易黏附到上面,造成胶片污染或卡片,应定期清洗加热鼓,一般打印一万张胶片左右就需清洗一次;⑤传输滚轴长时间运行也会造成污染或位置移动,一般应半年清洗和校正一次;⑥激光胶片的保存时间与环境温度关系很大,环境温度在5~25℃内可保存30年以上。

(2) 维护中应注意:①机器设备故障只能由有经验或厂商服务的人员进行维修;②切勿替换或拆卸集成的安全装置;③切勿遮盖通风口;④不要随便给活动部件或滚轴加润滑油;⑤进行任何维护工作之前,务必关闭激光打印机电源并从插座中拔下电源插头。

(3) 表面清洁的操作流程:①关闭设备;②从插座上拔下电源插头;③用干净、柔软的湿布擦拭表面;如果需要,可使用适量的肥皂水或洗洁剂清洗,但切勿使用氨基清洁剂;清洁时要小心谨慎,切勿使任何液体进入电源线端或流入激光打印机内部;④接通并开启电源,待机器自检、加热和显示正常后使用。

(4) 激光器组件清洁的操作流程:①关闭电源;②按激光打印机说明书打开激光打印机;③用浸有少量乙醇不起毛的布,沿同一方向轻轻地擦拭,并不要将布抬起,切勿对激光器施加任何压力,以免造成损坏;④安装好设备,开启电源。

(5) 卡片处理:卡片是激光打印机的易发故障,发生卡片时,显示屏上一般有相应的故障提示。造成卡片的原因有很多,主要有:①吸盘不良或吸力不均造成卡片;②传输滚轴间压力不均或位置移动,使进片后偏斜造成卡片,滚轴长时间使用发生胶片药膜或异物污染,使轴间摩擦力增大也会造成卡片;③加热鼓温度过高或胶片保存空间气温过高,导致片基药膜黏附到传输滚轴上造成卡片;④传感器失效或突然断电,导致传片中断造成卡片。处理卡片时应关闭供片盒,切断电源,打开顶盖或门板,沿胶片传输路径找到卡片位,清除已卡胶片。注意在清除加热鼓周围卡片的时候,不要触碰温度很高的加热鼓表面以免烫伤。

2. 装卸胶片　从打印机显示屏上可以观察到打印胶片的使用情况,即已经使用的胶片张数和可供打印的胶片张数。如需装载及卸载胶片,则需要触摸片盒解锁键,待相应的指示灯亮起后,可取出或放入供片盒。注意打印片一定要与其附带的盒子一起放入机器,因为该盒子附有芯片,它带有胶片使用的相关信息。

在整个 CT 检查技术临床流程中,技师通过指挥(通过指令输入)计算机、服务受检者、维护使用设备,将以上 8 个步骤有机地衔接起来进行工作,从而完成一次 CT 检查。而在具体执行每一个流程的细节中,技师又受计算机的支配、受检者与设备的影响,通过文字显示器上"人机对话"的形式,与受检者沟通,在计算机与设备的提示和引导及受检者的配合下具体实施每一个流程的工作。总之,人机有机结合、技师与受检者合作是完成受检者 CT 检查的基本要求和保证;严格执行规范的 CT 检查技术临床流程是确保 CT 检查安全与质量的关键。

第三节　CT 扫描方式

广义的 CT 扫描方式种类多,按照扫描方法、重建方式、图像特点、辐射剂量等有不同分类。按扫描方法分类有定位扫描、轴位扫描、螺旋扫描、薄层扫描、重叠扫描、靶扫描;按图像特点分类有容积扫描、电影扫描、高分辨力扫描、定量扫描;根据辐射剂量高低分为常规扫描和低剂量扫描;现在高端 CT 机还有能谱扫描;按是否使用对比剂分为平扫和增强扫描。平扫和增强扫描均可同时与以上各种扫描方式配合使用。

一、CT 平扫

(一)定位扫描

定位扫描(positioning scanning)是为了获得定位像而进行的扫描,以便正式扫描时精准定位。定位扫描时球管和探测器不动,检查床移动,可获得正位像和侧位像。为降低辐射剂量,一般采取较低的管电流、正常或稍高的管电压。采取管电压稍高的理由是定位像可作为管电流或管电压调制的参考基准,即 CT 机根据定位像及设定的图像噪声要求自动计算正式扫描的管电压和管电流,这就要求定位像扫描时确定的管电压下的射线硬度必须能够穿透被检体。

有些检查部位可以不用扫描定位像,一般为范围比较固定、病变范围变异较小的位置,如头部扫描。

(二)轴位扫描

轴位扫描(axial scanning)是一种比较传统的扫描方式,每层扫描曝光时检查床不动,扫描完成,结束曝光,移动扫描床到下一扫描层面,再行曝光,依次逐层扫描,完成该部位检查(图 3-3-1)。每次曝光扫描范围取决于探测器的宽度,层厚可以根据探测器的层数排列决定。这种扫描方式由于是间断扫描,所以总的扫描时间较长,但是由于这种扫描采集数据时被检体没有移动,所以图像重建算法较为简单,图像数据真实,一般图像质量较高。现在螺旋 CT 机采用的是螺旋扫描技术,只有在一些对扫描时间要求不高的部位或者需要高分辨力扫描时才采用这种扫描方式,如颅脑检查、腰椎检查及肺的 HRCT 等。随着高端 CT 机的普及,有些 CT 探测器宽度很宽,覆盖范围很大,最宽的已经达到 16cm,可以覆盖一个解剖位置,采用轴扫就有很大优势了,这样整个检查过程中不需要移动检查床,扫描时间很短,只有机架旋转 1 周的时间,而图像质量又比螺旋扫描高。所以应用宽探测器的高端 CT,可采用轴位

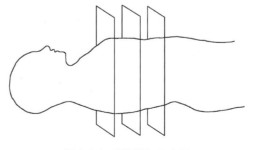

图 3-3-1　CT 轴扫示意图
数据采集不连续。

视频:头颅 CT 平扫(螺旋)扫描参数选择

57

扫描检查运动器官,如心脏效果很好。

（三）螺旋扫描

螺旋扫描(spiral scanning)技术是螺旋CT机的特有技术,因其扫描轨迹呈螺旋线状而命名。1989年开始在临床应用,其核心是采用滑环技术,X线管和探测器不间断360°旋转,连续产生X线,并进行连续数据采集,同时检查床沿Z轴方向匀速移动,扫描轨迹呈螺旋线状(图3-3-2)。它的优点是连续扫描,整体扫描速度比较快,大多数检查能够在受检者一次屏气期间内完成。这样可减少呼吸伪影,避免小病灶受呼吸幅度影响而漏诊。更重要的是一次注射对比剂后就可分别完成器官强化不同期相的多期扫描,如肝脏的动脉期、门静脉期和平衡期,有利于病灶的检出和定性。螺旋扫描获取的是容积数据,因而可重建出高质量的多方位图像和3D立体图像。缺点是相对于轴扫,每层图像数据在移动中获

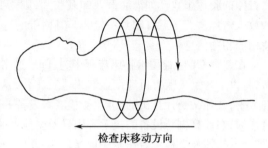

检查床移动方向

图 3-3-2　螺旋 CT 扫描示意图
X 线束扫描轨迹呈螺旋状。

得,需要采用差值算法重建,其分辨力不如轴扫。但是现在随着机器性能及重建算法的改进,这种差距越来越小,而其优势越来越明显,所以现在临床工作中多采用螺旋扫描方式。

（四）薄层扫描

薄层扫描(thin slice scanning)是指层厚小于5mm的扫描方法。在普通CT机和螺旋CT机上都可实施,平扫和增强扫描均可。主要优点是减少部分容积效应,提高图像的空间分辨力。主要用途有:①较小组织器官如鞍区、颞骨乳突、眼眶、椎间盘、肾上腺等,常规用薄层平扫;②检出较小病灶,如肝脏、肾脏等的小病灶,肺内小结节,胆系和泌尿系的梗阻部位等,一般是在普通扫描的基础上加做薄层扫描;③一些较大的病变,为了观察病变的内部细节,局部可加做薄层扫描;④拟进行图像后处理,采用薄层螺旋扫描,扫描层面越薄,重组图像的质量越高。

薄层扫描因层面接受X线光子减少,噪声增大,信噪比降低,密度分辨力减低,为保证符合诊断需要的图像质量,通常需增大扫描条件。

（五）重叠扫描

重叠扫描(overlap scanning)是指层距小于层厚,相邻的扫描层面部分重叠的扫描方法。例如扫描层厚10mm,层距7mm,相邻两个层面就有3mm厚度的重叠。此方法对CT机没有特殊要求,管电压、管电流、扫描时间、算法、矩阵等参数与普通扫描相同。优点是减少部分容积效应,易于检出小于层厚的小病变。另外,重叠重建可以提高Z轴分辨力,在扫描层厚固定的情况下提高三维重组图像质量。缺点是扫描层面增多,受检者吸收剂量加大。一般用于感兴趣区的局部扫描,以提高小病灶的检出率,不能作为常规的CT检查方法。

（六）靶扫描

靶扫描(target scanning)是对扫描范围中的某一局部感兴趣区进行图像重建的方法,确切说是靶重建。其所获得的局部感兴趣区图像与普通显示野图像的重建矩阵相同,但增加了局部感兴趣区图像单位面积内像素数目,提高了空间分辨力。它与普通扫描后图像的单纯放大不同,后者仅是局部图像像素面积的放大,图像的空间分辨力没有提高。靶扫描层厚、层距常用1~5mm,管电压、管电流与普通扫描相同,主要用于小器官和小病灶的显示,常用于内耳、鞍区、脊柱、肾上腺、前列腺和胰头区的检查。

（七）容积扫描

螺旋CT运用后提出了容积扫描(volumetiric scanning)的概念,因螺旋CT扫描采用滑环技术,X线管连续旋转产生X线,同时检查床匀速移动,所得数据无遗漏,为容积数据,便于小病灶的检出,即为容积扫描。严格意义上讲普通CT轴扫方式也可以实现容积扫描,只要层厚和间距相同,所得数据没有遗漏就是容积数据,也可以进行三维重组(图3-3-3)。只是因为轴扫时各层扫描和数据采集是断续的,每层扫描进床时可能造成患者位移的误差,这样采集的数据是不连续的,特别是胸腹部器官和小病灶因扫描时患者的呼吸运动,极易出现漏扫或重复扫描。因此一般不用轴扫方式进行容积数据

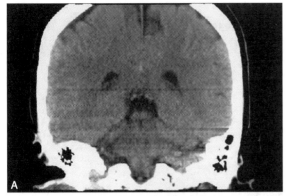
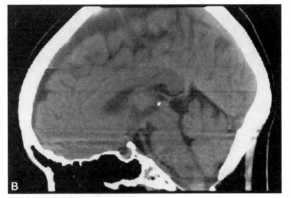
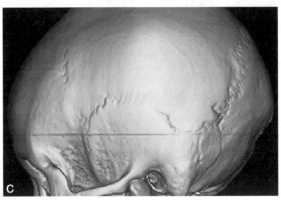

图 3-3-3　轴扫数据三维重组图像
A.冠状位;B.矢状位;C.颅骨三维重组。

采集。

（八）电影扫描

电影扫描（movie scanning）是指对同一部位进行多时间点采集,所获得图像能够重建出这个时间段的动态变化图像,类似于电影播放,又称为 4D 扫描。要求采集时间点不宜过少,否则达不到播放连续的效果。早期的电影扫描指的是对同一部位连续曝光,同时采集图像数据,重建出连续时间点的图像,扫描范围为探测器的宽度,主要用于 CT 灌注检查。由于是连续曝光,辐射剂量较大,现在已经不采用这种方式,而采用间断曝光,间隔时间比较短,一般小于 3s。这种情况下曝光方式可采用轴扫或螺旋扫描,扫描范围也不限于探测器的宽度,可以采用动床的方式来扩大扫描范围,用窄的探测器实现较宽的灌注范围。

（九）高分辨力 CT 扫描

高分辨力 CT（high resolution CT,HRCT）是通过薄层扫描,大矩阵、骨算法重建图像,获得具有良好空间分辨力图像的扫描方法。HRCT 因扫描层厚小,要求图像质量高,需使用较高的曝光条件。HRCT扫描常用参数为管电压 120~140kV,管电流 120~220mA,层厚 1~2mm,层距可视扫描范围大小决定,可无间距或有间距扫描,矩阵通常为 512×512,选用骨算法重建。此方法突出优点是具有良好的空间分辨力,主要用于小病灶、小器官和细微结构的检查。如肺部 HRCT,能清晰显示以次级肺小叶为基本单位的肺内细微结构,有助于诊断和鉴别诊断支气管扩张、肺内孤立或播散小病灶、间质性病变等,也可用于检查内耳、颞骨乳突、肾上腺等小器官检查。

（十）定量 CT 扫描

定量 CT（quantitative CT,QCT）是指利用 CT 检查来测定某一感兴趣区内特殊组织的某一种化学成分含量的扫描方法。依据 X 线能级分为单能定量 CT 和多能定量 CT 两类。现在多用于测定骨矿物质含量,监测骨质疏松或其他代谢性骨病受检者的骨矿密度。扫描时在受检者 L_1~L_4 椎体下面放置标准密度校正体模（图 3-3-4）,体模内含数个已知不同密度的溶液或固体参照物。扫描后测量各感兴趣区的 CT 值,通过专用软件,参照密度校正并计算出骨密度值。单位是以每立方厘米内所含羟磷灰石

59

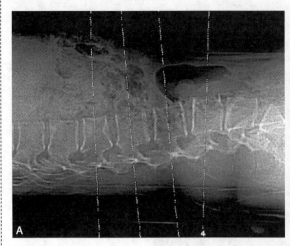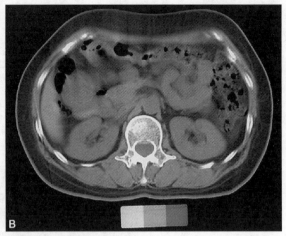

图 3-3-4　骨密度定量 CT 扫描图
A. 扫描定位图；B. 扫描所得图像。

的当量浓度来表示的。常用于测量的感兴趣区有椎体海绵骨前部的椭圆形感兴趣区、去除椎体皮质骨的感兴趣区、皮质骨和海绵骨的综合感兴趣区。

冠状动脉钙化积分（coronary artery calcification score，CACS）是利用 CT 检查对冠状动脉的钙化灶进行定量测定，也属于定量 CT 检查范畴。

（十一）低剂量扫描

随着 CT 技术的发展与临床应用，其受检人数逐年增加。据美国医学会统计资料显示，美国 1980 年 CT 检查人数为 360 万例，1990 年为 1 100 万例，1998 年增至 3 300 万例；在英国 CT 检查人次仅占全部放射检查总人次的 4%，但辐射剂量却占到受检者总辐射剂量的 40%；在我国 CT 设备的绝对数量已居世界第三位。可知，CT 检查的医疗辐射已成为世界关注的公共卫生问题，合理降低扫描剂量已成为 CT 检查中应当遵循的原则。

低剂量 CT 扫描（low-dose CT，LDCT）又称低辐射剂量 CT 扫描，是指在保证影像诊断的前提下，通过管电流的调节、降噪软件的选用、CT 系统的硬件设计等机制，降低 X 线辐射剂量的一种 CT 技术。低剂量 CT 可针对不同受检者的实际情况，优化制订不同的 CT 扫描方案，实现个性化 CT 扫描。辐射剂量和图像质量相互联系彼此制约，两者必须达到和谐统一。必须充分认识 CT 辐射潜在的危害性，应当避免为了追求低噪声高清晰图像而使用过高的辐射剂量。允许图像中存在一定的噪声，又达到诊断要求，对影像技师既是一种观念的转变，也是一个新的挑战。确定诊断可以接收的最高噪声水平和最低 X 线剂量水平，必须对所有的扫描参数进行优化以实现这种平衡，这就是低剂量 CT 扫描技术的实质。

低剂量 CT 扫描技术的临床应用，必须改变传统的扫描模式，针对不同患者的实际情况，制订不同的 CT 扫描方案，实现个性化 CT 扫描。常用具体措施有：

1. 自动管电压及管电流调制技术　自动管电压及管电流调制原理是根据定位像以及提前设好的参考图像标准或噪声指数，机器自动计算出正式扫描时的管电压和管电流。管电压调制和管电流调制都是参考定位像的曝光条件分别计算出正式扫描时的管电压和管电流，但管电压调制的管电压一般在扫描过程中保持不变，而管电流调制的管电流在扫描过程中随着体厚的不同随时灵活改变。管电流调制的管电流值调节比较细微，是一种比较常用的降低辐射剂量技术，它分为角度（X-Y 轴）管电流调制方法（图 3-3-5）、长轴（Z 轴）管电流调制方法（图 3-3-6）和角度-长轴联合管电流调制方法。角度-长轴联合 X 线管电流调制是目前最有效的 CT 剂量管理技术，它可以同时在三个方位进行调制，是一种前瞻性的 3D 剂量调控技术。操作者根据临床需要预先设置所需要图像的噪声指数，在随后扫描过程中设备程序将根据扫描所得定位像预判断患者体形在 X、Y、Z 轴上的变化，自动调节相应的毫安量。管电流调制可应用于全身各部位，尤其是非对称部位和扫描范围较大部位的扫描，在胸部 CT 检查、头颈或胸腹部 CTA 检查等部位的应用体现了较好的临床价值。

2. 非对称屏蔽采集技术　常规扫描在成像启动阶段和结束阶段的采集并不用于成像，即在扫描开始和结束阶段会有无效射线存在，这种无效辐射随着探测器宽度增加而增多。非对称屏蔽采集技

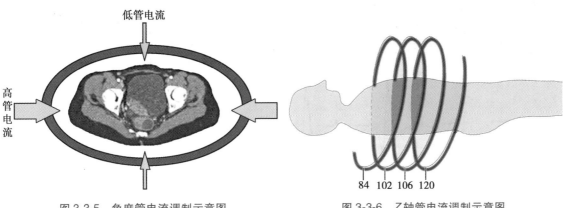

图 3-3-5　角度管电流调制示意图　　　　图 3-3-6　Z轴管电流调制示意图

术是通过使用非对称启动关闭准直器,屏蔽扫描过程中成像前后的无效辐射,使辐射剂量降低 25% 左右(图 3-3-7)。此技术可用于全身各部位扫描。

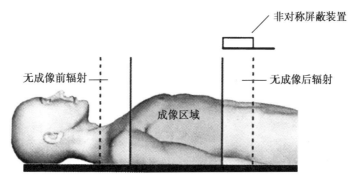

图 3-3-7　非对称屏蔽采集技术

3. 迭代算法重建图像　与 CT 图像重建方法中常用的滤波反投影算法相比,迭代重建算法在弥补 CT 固有的物理局限方面具有较大的优势,如可以精确模拟系统几何学,改善多能光谱、线束硬化、散射、噪声和不完整采样数据等。因此迭代重建算法能进一步提高图像空间分辨力和减少伪影。迭代重建算法能基于光子统计学计算多种更精确的噪声模型,在降低图像噪声方面有更佳的表现;能处理不完整数据集,从而减少图像重建所需的投影数据。以上两种优势在降低辐射剂量方面发挥着重大的作用。由于迭代重建算法的计算复杂,需依赖于高水平的计算机技术,目前随着计算机硬件性能和计算效率的提高,迭代重建算法已广泛应用于临床。如自适应统计迭代重建技术(adaptive statistical iterative reconstruction, ASIR)、图像空间迭代重建技术(iterative reconstruction in image space, IRIS)、iDose 技术和适应性迭代剂量减低技术(adaptive iterative dose reduction, AIDR)等,均可在保证图像质量不受损的前提下大幅降低辐射剂量。

4. 心电门控(ECG gating)自动管电流调制　这是心脏扫描中很有价值的降低辐射剂量的技术,新推出的多层螺旋 CT 大多同时提供 ECG 后门控螺旋扫描和 ECG 前门控扫描两种不同的冠状动脉 CTA 扫描方式供选择。ECG 后门控螺旋扫描在心脏收缩期采用低毫安输出,而在舒张期采用高毫安输出(图 3-3-8)。既保

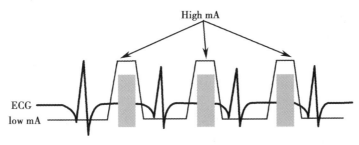

图 3-3-8　后门控心脏冠状动脉扫描示意图

61

证舒张期的冠状动脉成像,又不影响心功能检查,与连续使用高毫安输出的心脏检查相比可减少50%以上的辐射剂量。ECG前门控扫描只在预先设定的期相内(一般设为舒张期)进行曝光和数据采集,其他时相不进行曝光(图3-3-9)。可以大幅降低辐射剂量,但又不影响冠状动脉图像的成像质量。

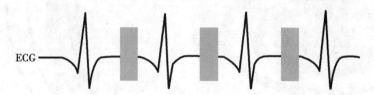

图 3-3-9 前门控心脏冠状动脉扫描示意图

视频:CT 低剂量扫描参数选择

除此之外,还可以通过开发先进的探测器,设置前置滤线器、后置滤线器及适形滤过器等方法来降低辐射剂量。

二、增强扫描

静脉注射对比剂后进行的扫描称为增强扫描(contrast enhancement,CE)。增强扫描增加了组织之间、正常组织与病变间的密度差别,可以更清楚地显示病变与周围组织间的关系及病变的大小、形态、范围。有助于发现平扫不能显示或显示不清楚的病变;可动态观察某些脏器或病变中对比剂的分布与排泄情况,有助于判断病变性质;可观察血管结构及血管性病变等。

增强扫描使用的对比剂常为碘制剂。

（一）对比剂

1. 对比剂类型 用于血管造影和CT增强扫描的水溶性碘对比剂与X线血管造影用对比剂基本相同,多为三碘苯环的衍生物。根据分子结构在溶液中以离子或分子形式存在分为两类,以离子形式存在的称为离子型对比剂,以分子形式存在的称为非离子型对比剂,两种类型均有单体和二聚体之分。离子单体对比剂渗透压为1 500~1 600mOsm/L,非离子型单体对比剂渗透压为500~700mOsm/L,二聚体对比剂渗透压均比相应单体减半。对比剂的浓度多为300~370mgI/ml。临床常用对比剂的名称及特性见表3-3-1。

表 3-3-1 临床常用对比剂的名称及特性

通用名	英文名称	碘含量/(mgI·ml⁻¹)	渗透压/(mOsm·L⁻¹)	结构
泛影葡胺	meglumine diatrizoate	306	1 530	离子型单体
碘海醇	iohexol	300、350	680、830	非离子型单体
碘普罗胺	iopromide	300、370	590、770	非离子型单体
碘佛醇	ioversol	320、350	710、790	非离子型单体
碘帕醇	iopamidol	300、370	616、796	非离子型单体
碘克沙醇	iodixanol	270、320	290	非离子型双体

2. 对比剂用量及注射方法 对于脏器检查,如颅脑、肝脏、肾脏、胃肠道等,对比剂用量一般按体重计算,常用1.0~1.5ml/kg。根据不同的检查部位、扫描方法、受检者年龄及体质等,其用量、流速略有不同。血管检查需要关注扫描期间目标血管较高的CT值,故更加注重对比剂的注射速度与注射持续时间。注射速度决定血管内对比剂浓度,也就决定了CT值的高低。注射持续时间决定对比剂峰值持续时间,后期可以推注盐水维持压力,可以减少对比剂用量。机器扫描速度越快,对比剂注射持续时间越短,随着设备扫描速度的增快,对比剂用量可以大幅减少。

对比剂通常通过手背静脉或肘静脉注射。注射方法有两种:一种是静脉团注法,此种方法应用广泛。以2.0~4.0ml/s的流速注入对比剂,然后进行扫描,其血管增强效果明显,消失迅速。另一种是快速静脉滴注法,快速静脉滴注对比剂80ml左右,滴注约一半时开始扫描。此方法血管内对比剂浓度维持时间较长,但强化效果不如团注法,不利于时相的选择和微小病变的显示,多用于扫描速度慢的

笔记

CT机,现在已很少使用。

CT增强扫描通常使用高压注射器注入对比剂,准确、匀速、快速注入,达到团注的效果。高压注射器有注射头、控制台、机架和多向移动臂组成,对比剂和生理盐水抽入注射头上的针筒内,注射参数可在控制台上进行选择。注射参数通常包括注射顺序、对比剂注射速度(ml/s)、注射总量(ml)等。血管成像时,通常在注射对比剂后再注射生理盐水30~50ml,以便把残留在注射管道中的对比剂注入体内,并维持血管内的注射压力,以提高对比剂利用率来减少对比剂用量。

3. 对比剂毒性副作用和过敏反应　对比剂进入体内可能会出现化学毒性、渗透压毒性、免疫反应、离子失衡及肝肾功能损害等毒性反应。由于对比剂99%通过肾脏排泄,对肾功能的要求较高,所以检查前应该了解受检者的肾功能,检查后应检测受检者肾功能,如果需要重复使用对比剂,要间隔足够长的时间,具体可以参考对比剂使用指南,并随时监测肾功能。

所有碘对比剂都可能发生不良反应,部分受检者还可能发生过敏反应,因为静脉内注射碘对比剂不良反应的表现通常与药物或其他过敏原的过敏反应相同,但在多数发生反应的受检者中无法识别抗原-抗体反应,因此这一类反应归为类过敏反应。严重者出现休克、呼吸循环停止等。因此一般须在检查室内配备抢救药品及器材,检查中一旦发生过敏反应,需要立即采取措施,对症处理。

（二）常规增强扫描

常规增强扫描是指静脉注射对比剂后进行普通扫描,在普通CT机和螺旋CT机上均可进行。一般采用团注法或静脉滴注法注入对比剂,注射速度为2.0~3.0ml/s,注射总量50~100ml。全部对比剂注射完毕后在预定时间按预先设定的范围、层厚进行扫描。该法的特点是操作简单,增强效果较好,但不能观察强化过程的动态变化。

视频:CT常规增强扫描参数选择

（三）动态增强扫描

动态增强扫描(dynamic contrast scanning)是指静脉注射对比剂后对感兴趣区进行快速连续扫描。对比剂采用团注法静脉注入,扫描方式有:

1. 进床式动态扫描　通常使用螺旋CT机,注射对比剂后的一定时间段内,可对检查部位连续进行数次增强扫描。采用螺旋扫描方式可以进行大范围扫描。随着CT机探测器的不断增宽和转速的不断提高,扫描范围大大增加,甚至在动脉期内可以完成全身扫描而不增加对比剂用量。进床式动态扫描为现在最常用的CT增强检查方式。

根据注射对比剂后连续扫描器官血供的不同时期分别获得双期和多期增强扫描图像。它是利用螺旋CT扫描速度快的优点,在一次静脉注射对比剂后分别于血供的不同时期,对被检查器官进行两次或多次扫描,即对比剂注入后经血液循环到达扫描靶器官,分别进入动脉、微循环实质期及经静脉循环流出靶器官的时间段时,选择合适的时间点进行扫描,即可获得靶器官的动脉期、实质期及静脉期的多期增强图像,可根据临床诊断需要选择其中双期或多期进行扫描。双期和多期扫描图像能更有效地发现小病灶、了解被检查器官及病灶的强化特点,提高病灶的检出率和定性诊断。

多期增强扫描具体检查方法是,先平扫后设定增强扫描的范围,然后根据器官及病变血供特点设定两次或多次扫描的开始时间。首次扫描也可采用实时增强监测技术触发,扫描层厚和层距与平扫相同。设置完成后经上肢或下肢静脉用压力注射器以3~5ml/s的速度静脉团注非离子型水溶性有机碘对比剂,用量为1.0~1.5ml/kg,注射开始后即按设置好的起始扫描时间在短时间内对被检查器官分别进行两次或多次屏气扫描。此法除常用于肝脏三期增强扫描外(图3-3-10),还用于其他部位的检查。

2. 同层动态扫描　同层动态扫描也就是CT灌注成像(CT perfusion imaging,CTPI),它是一种特殊形式的动态扫描,是指在静脉注射对比剂的同时对选定的某一层面进行连续多次扫描,以获得该层面内每一体素的时间密度曲线,然后根据曲线利用不同的数学模型计算出组织血流灌注的各项参数,并可通过色阶赋值形成灌注图像,以此来评价组织器官的灌注状态。同层动态扫描的扫描范围是由探测器宽度确定的,没有大范围扫描时移动床的时间,因此可以将两次扫描时间间隔设定得很小,甚至连续扫描,实现电影扫描显示的效果。

灌注扫描可以密切观察层面内病灶或脏器CT值的变化情况。如果扫描时间足够长,包括对比剂的进入和廓清过程,则可以得到层面内病灶或脏器注入对比剂后完整的时间密度曲线,根据该曲线利

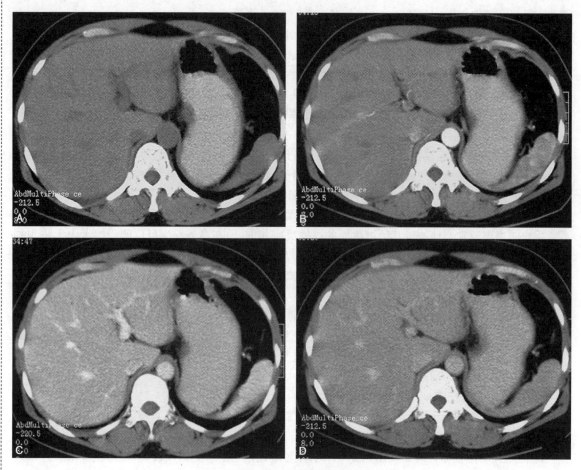

图 3-3-10 肝脏三期增强扫描图像
A. 平扫;B. 动脉期;C.门脉期;D. 延迟期。

用不同的灌注模型,推算出脏器或病灶的血流量、血容量、达峰时间、平均通过时间等参数,以研究该层面病变血供的动态变化特点,以此作出诊断和鉴别诊断,这是 CT 灌注扫描的优势。随着新型机器的研发应用,探测器覆盖范围越来越大,320 层螺旋 CT 可进行 160mm 范围内的全器官动态扫描,获取全器官的时间密度曲线,观察全器官血供的动态变化特点。对于探测器较窄的机器,开发出"摇篮床技术"扫描,以增大扫描范围。CTPI 能反映组织的血管化程度及血流灌注情况,提供常规 CT 增强扫描不能获得的血流动力学信息,反映生理功能变化,属于功能成像范畴。

3. 延迟增强扫描　延迟增强扫描(delayed contrast scanning)是在常规增强扫描后延迟一段时间再行感兴趣区扫描的方法,根据检查目的一般延迟范围为 7~15min 或 4~6h 不等。此方法作为增强扫描的一种补充,可观察组织与病变在不同时间的密度差异。

延迟增强扫描对 CT 机没有特殊要求,常用于肝脏小病灶的检出、肝癌与肝血管瘤的鉴别,基本原理是正常肝细胞具有摄取和排泄有机碘的功能,静脉注入水溶性有机碘对比剂后约有 1%~2%被肝细胞吸收后经胆管系统排泄。静脉注入对比剂数小时后正常肝实质及其周围的微细胆管的 CT 值约提高 10~20Hu,而病变的肝组织不具备这种吸碘和泌碘的功能,其密度低于正常肝组织,从而造成病变与正常肝组织之间的密度差增大,使平扫和常规增强扫描中呈等密度的病灶在延迟增强扫描中表现为相对低密度,提高了肝脏小病灶的检出率。此外,延迟增强扫描还可利用对比剂的代谢观察肾盂、膀胱的病变。

4. 低对比剂用量扫描　由于碘对比剂有肾毒性及过敏反应,其程度与碘含量有关,所以在满足诊断要求的情况下应尽可能地降低对比剂的使用,包括降低对比剂用量、降低注射速度和对比剂浓度,使其在血管或脏器内的峰值浓度降低,从而有效降低不良反应的发生率及对肾功能的损害。

低对比剂用量扫描的不足之处是由于缩短了碘对比剂在血管或脏器内的峰值持续时间,降低了峰值浓度,造成其 CT 值下降,对比度降低,允许的有效扫描时间窗减小,故过去这种检查仅在体重较小的受检者或对图像要求不高的检查时使用。现在随着机器扫描速度的提高以及一些新技术的应用,低对比剂用量检查的应用范围越来越广。提高扫描速度可以在对比剂峰值持续的短时间内完成大范围扫描,并通过降低管电压提高脏器 CT 值来弥补因对比剂峰值浓度的降低造成 CT 值下降的问题,一般同时需要提高管电流来弥补由于管电压的降低而引起的噪声增加。

三、CT 血管检查

（一）CT 血管检查概述

CT 血管检查(CT angiography,CTA)的原理是经周围静脉快速注入水溶性有机碘对比剂,在靶血管对比剂充盈的高峰期用螺旋 CT 对其进行快速容积数据采集,获得的容积数据由计算机进行后处理,利用最大密度投影(MIP)、表面阴影显示(SSD)和容积再现(VR)等 3D 成像技术对血管图像数据进行重组获得 3D 血管影像,为血管性疾病的诊断提供依据。CTA 实质是一种增强扫描,主要特点是仅在靶血管对比剂充盈的高峰期扫描,并采用了 3D 成像技术。CTA 是一种微创性血管造影术,可清楚显示较大血管的主干和分支的形态,清晰地显示血管与肿瘤的关系,从不同角度观察动脉瘤的形态、大小、位置、蒂部和血栓等情况,血管的 3D 重组图像立体结构清楚,如图 3-3-11 所示,VR 重组可清晰显示动脉瘤起自左侧大脑中动脉。

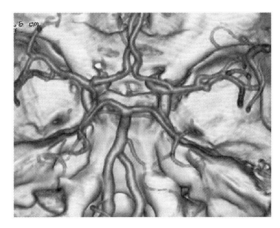

图 3-3-11　头颅 CTA 3D 重组图像

CTA 具有操作方便、经济、有效、微创等优点,但单层螺旋 CT 因受扫描速度和探测器覆盖范围的限制,一次注射对比剂只能进行局部的大血管 CTA 检查,例如头颅动脉、胸主动脉及腹主动脉等。多层螺旋 CT 尤其是 64 层及以上螺旋 CT 设备,Z 轴空间分辨力明显提高,图像后处理功能更强大,扫描速度明显加快,使 CTA 图像质量更好,血管的立体观察效果更逼真,临床应用范围得到进一步扩大,优势更明显,可进行大范围的 CTA 检查。如一次注射对比剂就可完成胸腹部、盆腔及下肢,甚至全身的 CTA 检查。另外,细小动脉的显影更佳,可用于手部和足部的动脉检查。

（二）动脉 CTA 检查

广义的 CTA 检查包括动脉 CTA 检查和静脉 CTA 检查,临床应用较多的是动脉 CTA 检查,而动脉 CTA 检查对机器扫描技术的要求较严格,下面介绍其技术参数。

1. 扫描条件　动脉 CTA 扫描不同于常规扫描,对扫描速度及图像质量都有特殊要求。

首先扫描速度要求快。主要指两个方面:一是扫描架转速要求快,这可以提高图像的时间分辨力,对运动部位的血管检查很有必要,例如心脏冠状动脉检查,要求在心脏的舒张中期内完成图像采集,因为这时冠状动脉血管处于相对静止阶段,成像效果好,这就要求机器的时间分辨力足够高。CT 设备主要是靠提高机架转速来提高 CT 机的时间分辨力,现在业内最高转速可以达到 0.25s/转,时间分辨力达到 120ms 左右,这时进行心脏冠状动脉检查对患者的心率要求放宽,一般不用控制心率。由于 CT 机器本身物理结构性能的原因要进一步提高转速受到限制。双源 CT 出现后采用两个球管同时工作,因此在相同的转速下时间分辨力比单球管提高了一倍,大大提高了冠状动脉的成像质量。二是要求进床速度要快,在相同的转速、相同的螺距下,同样的扫描时间内扫描范围更大,达到一次注射对比剂完成更大范围的检查,甚至全身CTA检查也可以在一次注射对比剂后一次屏气扫描完成。这主要是靠提高探测器宽度来实现的,现在业内最宽的探测器已达到16cm。

其次对图像质量要求高,因为CTA检查需要显示一些细小血管,如颅内血管、心脏冠状动脉等,因此对图像分辨力要求较高。另外,CTA检查一般要做三维重建,尤其是对于一些细小的血管,这就要求薄层图像的噪声不能太大。所以CTA检查的扫描条件比一般扫描要高。

2. 对比剂用量及注射速度　对比剂用量与扫描范围和扫描速度有关,因为一定量对比剂按一定速度注入人体后,在靶血管内的浓度随时间呈类似抛物线变化,其CT值与碘浓度密切相关,所以血管内的时间密度曲线也是抛物线变化。要求血管内CT值一般不小于300Hu。血管越细,诊断要求的血管内CT值越高,如心脏冠状动脉检查时,一般要求冠状动脉内CT值不能低于350Hu,否则可能会影响诊断的准确性。注入对比剂后靶血管的时间密度曲线上超过一定CT值的持续时间称为峰值持续时间,把曲线最高点称为峰值浓度。峰值持续时间与注射对比剂的持续时间相关,如果注射速度不变,注射对比剂时间越长,靶血管的峰值持续时间越长。而峰值浓度与注射速度及注射对比剂的碘浓度相关,注射速度越快,注射的对比剂碘浓度越高,峰值浓度越高。

根据以上关系结合不同受检者的情况及检查要求来调整对比剂的注射方案。由于每位受检者的身体状况不同,注射方案不可能完全相同,一般常用体重来确定对比剂用量。以前由于机器扫描速度慢,同样的扫描范围扫描时间长,所以为了维持靶血管内峰值持续时间,需要注射更多的对比剂。一般64层以下的螺旋CT对比剂用量为1.5~2.0ml/kg,64层及以上的螺旋CT对比剂用量为0.8~1.0ml/kg即可。由于含碘物质的CT值与管电压相关,同样的物质管电压越低,CT值越高。根据这个原理有人提出对于一些低体重的受检者,可以通过降低管电压来降低对比剂用量,如用100kV的管电压,适当增加管电流以弥补由于降低管电压造成的图像噪声的升高,用这种方法进行动脉CTA检查,甚至可以将对比剂的用量降低到0.6~0.8ml/kg。

对比剂的注射速度主要影响峰值浓度,一般为4.0~5.0ml/s。根据检查需要可以适当增减,对于比较细小、迂曲的血管,应当提高注射速度,以提高峰值浓度,如心脏冠状动脉和颅内动脉检查,对比剂注射速度应该适当提高。而对于粗大的血管检查,可以适当降低注射速度,以保证注射安全,还可以降低受检者的不适感。

3. 延迟时间　延迟时间是指从注射对比剂到开始扫描的时间。它是影响动脉CTA成像的重要因素,当注射的对比剂量一定时,即靶血管内峰值持续时间固定时,延迟时间过长或过短都会导致扫描时靶血管内血药浓度不够,血管CT值低,影响诊断效果。影响延迟时间的受检者自身因素包括受检者年龄、性别、身高、体重、血压、心率等。而每个人的基础情况不同,延迟时间也不同。如何精确选择合适的延迟时间,是CTA检查成功的关键因素。临床工作中主要采用以下3种方法:

(1) 小剂量对比剂预注射法:经肘前静脉用高压注射器以与检查时相同的流率注射对比剂20ml,同速追加生理盐水20ml,注药后延迟10s在靶血管层面间隔1s进行多次重复扫描,待此层面主动脉的CT值由低变高、又由高逐渐变低后停止扫描。在靶血管内取1个感兴趣区(R_{01}),面积约为$10mm^2$,由后处理软件生成时间密度曲线,根据该时间密度曲线,测算延迟扫描时间,即靶血管达峰时间加4~5s即为正式扫描时的延迟时间。小剂量对比剂预注射法探测循环时间的优点是可以观察到靶血管注入对比剂后完整的时间密度曲线,预测的延迟时间较准确。另外,给受检者静脉内注入小剂量对比剂,可以使其提前适应避免在正式扫描过程中由于紧张导致检查失败。缺点是增加了对比剂用量,也增加了受检者接受的辐射剂量。

(2) 智能监控技术:在靶血管起始部选定一个层面设定好阈值,注射对比剂10s后开始对这个层面进行低剂量同层动态扫描,间隔1~3s,当管腔内浓度达到设定的阈值时,开始正式扫描。智能监控技术触发扫描的优点是节省对比剂。缺点有二:一是增加了受检者接受的辐射剂量,二是对操作熟练程度要求较高,如果操作不当容易导致检查失败。

(3) 经验法:根据经验大致估算延迟时间,注药后直接等待延迟时间后开始扫描。该方法优点是降低了对受检者的辐射剂量,相对于预注射法也减少了对比剂用量。缺点是因每个人的延迟时间变异较大,不能估算出准确的延迟时间。因此使用经验法时一般会适当加大对比剂用量,这样可以延长靶血管内峰值持续时间,保证扫描时靶血管内血药浓度足够高,但同时造成了对比剂的浪费。

（三）静脉 CTA 检查

CTA 检查除了在动脉系统成像应用外,在静脉系统也有一定应用。静脉系统成像不同于动脉系统成像,有自身特点。一般静脉系统成像分为回流法静脉成像和首过法静脉成像两种。

1. 回流法静脉成像　回流法静脉成像是最常用的静脉成像方法,该方法是经静脉注入对比剂后,对比剂经过体循环或肺循环后回流入静脉系统,待预成像的静脉内对比剂浓度达到峰值时进行 CT 扫描,然后经过重组可以得到静脉血管影像。该方法需要对比剂量较大,按体重一般为 1.5～2.0ml/kg。该方法可以对大部分静脉进行成像,如门静脉、腔静脉、下肢静脉、颈静脉、颅内静脉和肺静脉等。但是由于对比剂经过体循环或肺循环的稀释后,浓度不可能太高,所以血管 CT 值不会太高。欲提高血管内对比剂浓度,只能提高对比剂注射量。该方法成像技术简单,因为注射对比剂后对比剂浓度峰值持续时间较长,所以扫描时间窗大,一般静脉期扫描均可。回流法静脉成像虽然方法简单,但是缺点明显:一是需要对比剂量较大,二是图像 CT 值不高。

2. 首过法静脉成像　该方法主要用于四肢静脉或锁骨下静脉成像。在预成像的静脉远心端注射稀释后的对比剂,待靶血管内对比剂峰值浓度达到峰值后进行 CT 扫描。该方法可以克服回流法静脉成像的缺点,使用少量对比剂即可达到较好的成像效果,靶血管内对比剂浓度峰值与体重及心排血量关系不大,主要取决于对比剂的稀释浓度及注射速度。具体方法是:将对比剂稀释成 20%～30% 的比例,稀释原则是扫描时不产生高密度伪影为佳,然后将稀释后的对比剂以 2.0～3.0ml/s 的速度注入静脉,10～20s 后进行扫描。

四、非血管造影 CT

非血管造影 CT 是先对被检器官或结构进行非血管性造影,然后再进行 CT 扫描的检查方法。常用的有 CT 脑池造影(CTC)、CT 脊髓造影(CTM)和窦道及瘘管造影等。随着 MRI 设备的普及,CTC 与 CTM 临床已很少应用。相对来讲,现在应用较多的是窦道及瘘管造影、口服对比剂或气体灌肠 CT 扫描。

窦道及瘘管 CT 造影检查指经窦道及瘘管注射对比剂后进行 CT 扫描。腹部 CT 造影检查是口服对比剂后以充盈胃和十二指肠,借以区分胃、十二指肠和其他器官、淋巴结,还可用于胃肠道病变的显示。盆腔检查时憋尿,并保留灌肠,以显示膀胱,区分肠道,有助于发现病变。气体灌肠 CT 造影检查主要用于 CT 虚拟结肠镜检查。

五、能谱 CT 扫描

（一）能谱 CT 扫描定义

常规 CT 中球管产生的 X 线具有连续的能量分布,而同一种物质在不同的 X 线能量下,其 X 线吸收系数是不同的,随着 X 线能量的变化,其吸收的变化趋势和程度也是不同的,将其吸收系数连成一条曲线称为能谱曲线。能谱 CT 就是利用物质的这种吸收特性提供比常规 CT 更多的影像信息。在实际工作中不可能提供准确的单能量 X 线,而是通过对被检体进行高、低能量两次扫描,然后经过运算,计算出该物质在不同能量 X 线下的吸收系数,获得能谱曲线,用以评价物质性质,获得更多影像信息。

能谱 CT 扫描原理已于第二章介绍。

（二）能谱 CT 临床应用

1. 消除硬化伪影　理论上讲 CT 检查中遇到相邻组织密度差别较大时,由于硬化效应的存在,会产生一定程度的伪影,使用单能量成像可以避免或降低硬化伪影。能谱 CT 扫描利用基物质分离原理可以计算出任意 X 线能级下的单能谱图像,从而实现单能谱成像。临床工作中常见的有:血管成像中高密度物质会产生硬化伪影,如动脉瘤夹闭术所用的瘤夹、血管支架、钙化斑块。能谱 CT 利用单能量成像技术可以去除瘤夹的金属伪影,并且任意分离瘤夹、血管、骨骼三种物质,为动脉瘤夹闭术后的复查提供完美的影像。对于许多骨科受检者放置金属类材料植入物后,其 CT 检查图像会有大量的金属伪影产生而直接影响诊断,能谱 CT 特有的单能量去除伪影技术可以降低金属伪影的影响。头颅 CT 检查,在颅底由于 X 线束硬化效应会产生亨氏暗区,单能量图像能有效降低亨氏暗区的影响。

2. 提高小病灶检出率 能谱技术利用物质分离与物质组成分析,可以同时生成多种单能量图像和基物质图像,可以避免对比剂硬化伪影和容积效应造成的小病灶遗漏,提高小病灶和多发病灶的检出率。

CT 能谱技术通过物质分离技术,可以明确判断对比剂的分布以及病灶囊性成分的区别。通过水基图像和碘基图像,可以判断病灶是否有碘摄入,以及区分囊性病灶是否含有水。能够准确地区分肝内小囊肿与低密度转移瘤。能够提高鉴别肝脏微小血管瘤及小肝癌的敏感性。有研究认为能谱 CT 物质图像和单能量图像能对富血供的小病灶起到放大作用,如小胰岛细胞瘤、小肝癌等。

能谱 CT 利用单能量成像准确界定斑块各种成分的 CT 值,通过定量分析斑块各种成分的含量,以及物质解析等多种技术区分冠状动脉的易损斑块和稳定斑块,降低冠心病突发事件发生率和致残率。

3. 提高肿瘤定位与定性准确率 日常工作中经常会遇到某些较大的肿块定位困难,如肝肾间隙肿瘤。有文献报道动态增强各期的 CT 能谱特征,如基物质散点图的分布模式、70keV 单能量 CT 值分布直方图以及能谱曲线形态特征,能够较好地对肝肾间隙肿瘤做出准确诊断。

4. 结石分析 常规 CT 能很好地检测出阳性结石,但对阴性结石缺乏敏感性。有学者对体外肾结石模型做能谱成像研究,认为能谱 CT 依据其有效原子序数的差别做物质分离,单能量图能很好地检出阴性结石。

通过比对物质与尿液衰减值在不同管电压下的斜率关系,将尿酸结石与非尿酸结石区分开,原理是尿酸结石的有效原子序数与非尿酸结石(草酸钙结石、羟磷灰石、胱氨酸结石)不同,尿酸结石在高管电压下较低管电压的 CT 值高,而非尿酸结石在低管电压下的 CT 值明显高于高管电压下的 CT 值。

痛风结石需要将尿酸石、骨骼和软组织区分开来,能谱技术通过对比不同管电压下物质与软组织衰减值的比例关系将尿酸盐结晶与其他结构区分开,对于痛风石的检测和疗效随访有帮助。

5. 肌腱分析 肌腱、韧带、软骨等软组织的 X 线衰减系数相近,传统 CT 很难将其区分开,然而肌腱、韧带中的胶原分子侧链中的密实羟(基)赖氨酸和羟脯氨酸对不同能量的 X 线有较明显的衰减差异,因此利用双能量技术可以增大其对比显示,有助于评价外伤患者肌腱和韧带的连续性及完整性。

6. 去骨 通过对比待分离物质相对于软组织在 CT 值中斜率范围的不同,将血液(包括碘对比剂的血液)与骨结构区分开,主要用于 CT 血管成像时去除骨组织的干扰。

7. 实现模拟平扫 物质分离技术及基物质图像能将碘剂分离出来,在增强扫描的条件下实现模拟平扫,减少一次平扫。如水基图一次增强扫描可同时获得平扫和强化图像。但与真实平扫在临床诊断中的差异有待进一步研究。

本章小结

本章主要介绍了三大主要内容:一是 CT 检查前的各项准备工作,主要包括设备准备、接待沟通、受检者准备、技师准备及护理准备等内容;二是 CT 检查步骤与流程,主要包括登记信息、摆设体位、选择序列、确定扫描参数、启动扫描、图像处理及照片打印等流程;三是 CT 扫描方式,主要包括平扫、增强扫描、血管 CTA 扫描、非血管造影 CT 扫描及能谱扫描等方式。

本章理论知识是指导学生训练 CT 扫描操作技术的关键,重点是 CT 检查前准备工作、CT 检查步骤与流程、CT 平扫、常规增强扫描、动态增强扫描及动脉 CTA 检查;静脉 CTA 检查、非血管造影检查及能谱 CT 检查作为熟悉内容。

(樊先茂　李锋坦)

思考题

1. 常规 CT 检查主要有哪些准备工作?
2. 急诊 CT 检查的原则是什么?
3. CT 检查参数中确定管电压及管电流的原则是什么?
4. CT 检查参数中确定螺距的原则是什么?
5. CT 检查参数中确定层厚的原则是什么?
6. CT 检查参数中怎样确定重建算法?
7. CT 扫描方式的分类有哪些?
8. CT 增强检查对比剂的用量及流速如何确定?
9. CT 增强方式有哪些?
10. 能谱 CT 的临床应用有哪些?

扫一扫,测一测

第四章 CT 图像处理与辐射安全

0401

学习目标

1. 知识:掌握 CT 图像重组技术概念、窗口技术(窗宽、窗位)概念及其意义、CT 辐射防护原则。熟悉 CT 图像后处理技术的应用、CT 图像质量与 CT 辐射剂量关系、低剂量 CT 扫描概念。
2. 技能:学会各检查部位的 CT 图像处理技术临床应用(窗口技术应用等)。
3. 了解:功能性成像软件的应用。
4. 素质:提高辐射防护意识;提倡绿色 CT 扫描。

第一节 CT 图像处理技术

一、图像定位像与显示功能处理

通过计算机技术和 CT 图像数学重建模型,利用各种图像处理技术,对已经获得的 CT 图像数据进行有目的的加工处理,获得图像中最有效的数据信息,以便能更好地显示不同组织的影像,使显示的 CT 图像更加符合诊断要求,便于对疾病进行分析。

(一)定位像

CT 检查时为了对某一横断面进行定位,常采用 X 线管和探测器相对静止,使被检体随扫描床纵向匀速移动,在运动过程中 X 线管曝光,进行多幅单方向扫描(每幅厚度 2mm),然后将这些线条数据(即多幅图像)合成全貌定位像。定位像类似于传统的 X 线图像(正位像或侧位像)(图 4-1-1),常在人体正面(posterioanterior,PA)和侧面(lateral,LAT)进行定位。从定位像上可以选择检查范围(扫描野)及所要剖切的体层位置,它可以与自动 CT 扫描等功能相配合,自动完成一组选择体层的扫描工作。

(二)显示功能处理

显示功能处理是利用计算机技术,对已建成的 CT 图像进行有的放矢地加工处理,使显示的 CT 图像更加符合诊断要求。

1. 窗口技术 CT 图像用灰度显示,人体中不同密度组织的 CT 值介于 $-1\,000\sim+1\,000$Hu 的 2 000 个分度之间,如果图像从全黑到全白用 2 000 个灰阶来表示,每个 CT 值对应一个灰阶,图像层次非常丰富。但人眼只能分辨出 16 个灰阶,每个灰阶对应的 CT 值为 125Hu,也就是说人眼能分辨出相邻两个灰阶,表明两个相邻灰阶对应的 CT 值相差至少为 125Hu。为了能观察出 CT 影像所具有的高密度分辨力,CT 图像显示时,将体层某局部范围内 CT 值分布用相对应的 16 灰阶显示,CT 值分布与 16 灰阶一一对应。将局部范围内 CT 值的上限增强为全白(灰度为 1),将局部范围内 CT 值的下限压缩为全黑(灰度为 16),上限与下限间的 CT 值,用 14 个灰阶显示;14 个灰阶中每个灰阶对应的 CT 值数目

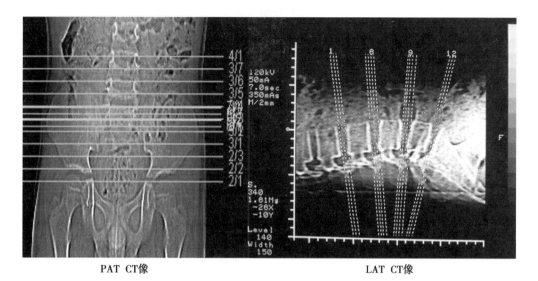

PAT CT像   LAT CT像

图 4-1-1 CT 定位像扫描方式及显示

减少,相邻灰阶间的 CT 值相差变小,人眼容易分辨出这些细微差异。

这种技术只关注所感兴趣范围组织的显示,相当于放大或增强了局部 CT 值范围内灰度显示的黑白对比,更容易区分出 CT 值分布的细微差异。被放大或增强的 CT 值灰度显示范围称为窗口,上限 CT 值和下限 CT 值之差称为窗宽(WW),也就是显示器所显示的 CT 值范围。CT 值范围的中心 CT 值称为窗位(WL)。图 4-1-2 显示胸部平扫后选取不同窗宽、窗位及灰阶的情况。

通常 CT 机所设定的 CT 值范围在 -1 000~+3 000Hu 之间,根据 X 线透过物体后 CT 值的高低,以相对应的灰阶形式在图像上显示出来。CT 值很低时被转换为黑色,CT 值较低时被转换为深灰,而 CT 值较高时则被转换为浅灰,CT 值很高时被转换为白色。窗宽和窗位则是对应于整个 CT 值范围的相应位置而言。窗宽是欲观察组织(窗口内)的 CT 值的范围,窗位通常以欲观察组织(窗口内)的 CT 值的平均值为参考。选择窗宽要考虑窗口中组织结构密度差异,窄窗显示的 CT 值范围小,每级灰阶代表的 CT 值跨度小,有利于低对比组织或结构(如脑组织)的显示;宽的窗宽每级灰阶代表的 CT 值跨度大,适用于密度差别大的组织或结构(如肺、骨质等)的显示。例如,欲观察脑部的血液(CT 值约为 12Hu)及凝血(CT 值约为 60Hu)时,将 CT 值的上限定为 80Hu,下限定为 0Hu,即 WW、WL 分别为 80Hu、40Hu,这时 CT 图像中的血液和凝血灰度差异很明显,很容易区分;若选取 WW、WL 分别为 300Hu、40Hu,这时血液和凝血的灰度还可以区分,但显示效果不如第一种情况;若 WW、WL 选择为 40Hu、-20Hu,则影像中血液和凝血的灰度混在一起,两者不能区分。

人体不同的病变组织需不同的窗口显示技术,所有的 CT 设备都具备基本的窗口技术,如肺窗、软组织窗、脑窗、骨窗等,观察同一个组织器官,根据观察目的的不同,可以选用不同的窗宽、窗位,如颅脑可以选用脑组织窗(WL:40,WW:90)和骨窗(WL:700,WW:2 500)分别观察脑组织和骨组织;胸部使用肺窗(WL:-500,WW:1 500)和纵隔窗(WL:40,WW:400)分别观察肺组织和纵隔结构;不同厂家还设置了许多特殊的窗口显示方法,如反转窗(底色为白色,血管显示为黑色);对于胸腔、纵隔和肺可用肺窗和软组织纵隔窗双窗显示,也可设置窗中窗以迅速捕捉到 CT 值范围不同段的病变组织;还可在窗宽范围内重点强调某 CT 值(调整 WL)并给予明显标记等,以便分段观察 CT 值范围差异较大的复杂组织结构。

窗宽的宽窄直接影响图像的对比度。加大窗宽,图像层次增多,组织对比减少,细节显示差;缩窄窗宽,图像层次减少,组织对比增加,细节显示好。当正常组织与病变组织间密度差别较小时,需应用窄窗宽显示病变;当需显示尽可能多的组织器官时,需使用较大窗宽。窗位的高低影响图像的亮度。在窗宽不变的情况下,窗位低,图像亮度高,照片影像呈白色;窗位高,图像亮度低,照片影像呈黑色。临床工作中,窗宽、窗位两者应相互协调、匹配,才能获得既有一定层次,又有良好对比的 CT 图像来满足诊断要求。窗口技术纯属一种显示技术,合理地使用窗口技术,能获取组织结构差异的最佳显示方

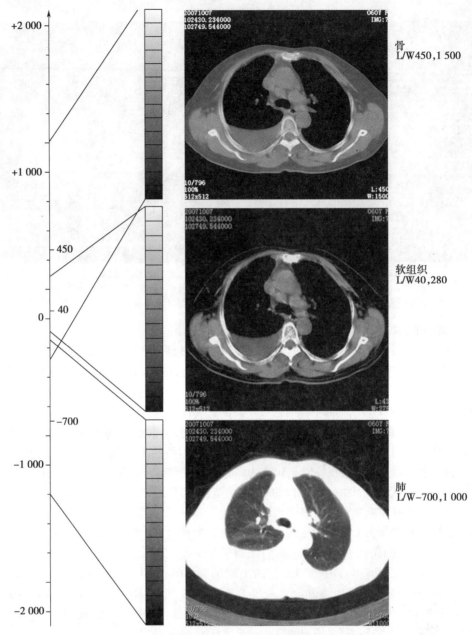

图 4-1-2 窗宽、窗位及灰阶显示

式。窗口技术是一种临床常用的后处理技术,不需要重新扫描增加受检者辐射剂量,也不需要重新重建图像,而是采用已获得的重建图像的数据(全部的 CT 值)有重点地显示某段组织 CT 值。

2. CT 测量技术 CT 值的测量是诊断工作中最常用的方法。根据测量的方法不同有单个 CT 值的测量和感兴趣区(region of interest,ROI)CT 值的测量,这两种测量都是通过数值进行结果显示。根据显示方法的不同还有 CT 值图形显示。

(1) 单个 CT 值的测量:利用鼠标来进行测量 CT 图像中某个点的 CT 值大小,需要测量时,随时将鼠标的一个点放在被测量的部位,屏幕上就可显示该处的 CT 值。该方法简便易行,但该方法只反映了被测量部位某一点的 CT 值变化,没有整个病灶范围的 CT 值概况。

(2) 感兴趣区 CT 值测量:测量某区域内组织的 CT 值,测量范围的大小一般可自定,可根据需求在一个或多个不同显示区域内,测量一至数个感兴趣区,根据测量的数目在屏幕上依次显示,同时进行比较和分析结果。其测得的 CT 值是所定范围内的平均值,并标有标准差供作参考。感兴趣区 CT 值法测量相对于单个 CT 值的测量来说更实用一些,可根据病灶的大小自定义测量范围。感兴趣区 ROI 可以选择矩形、圆形、椭圆形或任意形状,然后进行区域内图像放大、CT 值分析、距离测量,面积或体积计算等。CT 成像装置提供 ROI 数据测量及分析功能,使图像可以进行定量分析。还可以进行夹角、面积测定及分析,以及标注箭头等,这些功能是数字图像的共性,而体积的分析计算是 CT 图像相对于一般数字图像具有的特点。

(3)CT 值图形显示:CT 值图形显示是指根据需要可随意选择兴趣区形状,如圆形、椭圆、直线和不规则线,它显示的是所选范围内 CT 值的概况,并以图示的方法表示,它是一种动态显示,使观察者能更直观地了解被测部位的 CT 值情况。CT 值图形显示也是一种有实用价值的 CT 值测量方法。

(4)CT 图像的放大与缩小:可以通过图像的放大和缩小功能对局部图像进行细节观察,不同的设备其放大或缩小功能略有不同,有些设备通过鼠标放在图像的不同区域进行图像移动和放大功能的切换,有些则通过鼠标右键菜单进行放大功能的选择,还可以选择放大镜功能直接对某一区域进行实时的放大处理,方便观察者进行观察。

3. 其他基本处理技术　除上述功能外,还有:①在图像任何位置测量或显示该位置的 CT 值;②在兴趣区域内进行统计学评价;③同时存储几个测量区;④图像中以某一基线作出镜面像;⑤图像位移、旋转、翻转;⑥多幅图像画面显示;⑦不同序列图像同时显示;⑧图像相加或相减;⑨图像过滤等。

二、图像后处理技术

CT 图像的后处理技术主要运用重组技术(reformation),指不涉及原始数据处理的一种图像后处理方法,或者说是 CT 容积扫描的图像数据通过计算机软件进行处理和重组,形成人体的表面、任意切面,甚至曲面图像的技术。重组技术弥补 CT 断面图像的局限,进行多方位观察,使图像具有一定的解剖形象,尤其是对于比较复杂的部位,可表示出各个组织器官在三维空间上的位置关系。一般所说的图像三维后处理指的就是利用重组技术获得立体效果的图像。重组技术还包括图像数据的分割与融合等。目前,常用的后处理重组技术有多平面重组(multiplanar reconstruction,MPR)、曲面重组(curved multiplanar reformation,CPR)、最大密度投影(maximum intensity projection,MIP)、最小密度投影(minimum intensity projection,MinIP)、表面阴影显示(surface shaded display,SSD)、容积再现(volume rendering,VR)和仿真内镜(virtual endoscopy,VE)等。

(一)重组技术的扫描参数

1. 重组技术　主要是为了改变图像的显示形式或方位,它对影像数据有一定要求,要求断面图像的分辨力,尤其是纵向分辨力要足够高,要达到与轴位图像(即横断面图像)相同的分辨力,实现所谓的"各向同性"。对于运动器官的扫描,如冠状动脉扫描、大范围胸腹部扫描等,要求提高扫描的时间分辨力。这需要在扫描前设置参数时充分考虑这些要求。

2. 扫描参数设置　分为单层螺旋 CT 与多层螺旋 CT 扫描参数设置。

(1)单层螺旋 CT 扫描参数设置:X 线管电压 120kV,X 线管电流 200~240mA,检查床移动速度 2~6mm/s,层厚 1~3mm,扫描范围 50~240mm,根据扫描范围选择螺距 1~2,扫描时间 25~40s。胸、腹扫描时受检者需屏气,如果扫描时间较长,超过 25s,则需分设两处相连或相互重叠 5mm 的螺旋扫描程序,在两处扫描程序间隔 10s 让受检者呼吸。分段扫描获得的容积数据彼此之间容易出现错位。

(2)多层螺旋 CT 扫描参数设置:X 线管电压为 80~140kV,X 线管电流为 10~1 300mA,检查床移动速度为 12~200mm/s,层厚为 0.25~0.625mm,螺距为 0.13~3.2。根据检查目的一次完成靶器官或全身各部位扫描。64 层或以上螺旋 CT 完成全身 1 750mm 范围扫描仅需 10s 或更短,且不会出现容积数据错位。

因 CT 各种机型探测器排数不同,扫描参数的选择也有所不同,可根据实际情况选择扫描参数。

3. 扫描后的数据处理　扫描结束后可将容积扫描获得的原始数据重组出有部分重叠的多幅横断层面图像。重组后显示的图像在 Z 轴方向的每层厚度称为重组层厚。重组层厚可等于或大于采集层厚,最大可为采集层厚多倍,最小等于最小探测器宽度。例如某型号的 64 层螺旋 CT,采集层厚为 0.625mm×64,重组层厚则介于 0.625~5mm。多层螺旋 CT 重组横断层面图像时一般选择薄的采集层厚和厚的重组层厚,以提高图像的信噪比,减少显示图像数量。但以往受设备条件所限,体素 Z 轴方向的边长(即图像的层厚)总是大于 X、Y 轴方向的边长(即横断面图像像素边长),使 MPR(多平面重组)和其他后处理获得的图像空间分辨力总是低于横断层面图像的空间分辨力。随着设备的改进和探测器体积单元的缩小,重组层厚减薄,使体素在 Z 轴方向的边长与 X、Y 轴方向上的边长接近一致,基本实现了各向同性,例如显示野为 36cm,矩阵为 512×512,那么横断面层面内体素的边长是 0.7mm,如果扫描层厚也是 0.7mm,就能够达到各向同性。

Z 轴方向的空间分辨力与横断层面图像空间分辨力相近,后处理图像质量与横断层面图像基本一致。颅脑和五官的 CT 检查,可用 MPR 图像替代直接冠状位扫描图像,免除特殊体位的不适;在体部扫描中,可用不同方位的 MPR 图像弥补横断层面图像的不足,提高对正常解剖和病理改变的显示能力。多层螺旋 CT 不仅是提高了检查速度,更重要的是后处理功能和图像质量得到提高。图像的重组间隔小于图像的重组层厚,比如选择 1mm 的重组层厚时,采用 0.7mm 的重组间隔,因此重组出影像的数据进行了一定比例的数据重叠,这样重组出来的图像会比层厚间隔保持一致的图像更清晰,VR 效果显示更好,但是同时也会出现数据量增加、数据储存增加的情况。

需要特别指出的是,16 层以上螺旋 CT 进行数据采集时,即使采用非螺旋扫描方式,只要扫描时选择合适的扫描参数,可减少运动伪影,同样可以重组出高质量的三维图像,这种扫描也称轴位扫描。轴位扫描,由于探测器工艺水平的提高,采集数据时已经得到了薄层数据,故可以重组出高质量的三维图像。非螺旋扫描方式,采集的数据不是螺旋扫描的容积数据,不能进行重叠重组。由于轴位扫描所得到的图像质量较高,在颅骨较厚的颅脑扫描中,一般采用轴位扫描而不用螺旋扫描。在单层螺旋CT 和低层数的多层螺旋 CT 中,并不能重组出满意的三维图像,而高端的多层螺旋 CT 则不受此限制,可以通过后处理技术,重组出满意的图像。

(二)重组方法

目前多层螺旋 CT 的重组方法很多,如二维、三维图像重组等,它们的主要不同是:二维的多平面重组图像的 CT 值属性不变,即在多平面重组的图像上仍可采用 CT 值测量,而三维图像的 CT 值属性已改变,不能做 CT 值测量。

1. 多平面重组(MPR) MPR 实际上是属于三维图像处理,但显示方式仍为二维图像。其方法是将一组横断面图像的数据,通过后处理技术使体素重新排列,使其在显示屏上显示为任意方向的二维断面图像,满足诊断的需要。图 4-1-3 显示肺冠状面 MPR,清晰显示肺纹理和叶间裂影像。

多平面重组影像的显示形式有矢状面、冠状面、任意斜面等,要进行多平面重组,要求连续扫描层面不少于 6 层,扫描层厚小于 5mm。层厚越薄,层数越多,重组图像越清晰、平滑。螺旋扫描后的 MPR,图像质量明显优于普通 CT。但当层厚与螺距选择不当时,会影响图像质量,如层面较厚,可造成阶梯状伪影;螺距过大,则影像不清晰。MPR 方法简单、快捷,适用于全身各个部位,可较好地显示组织器官内复杂解剖关系,有利于病变的准确定位。多层螺旋 CT 机都具有此功能,常作为横断面图像的重要补充而广泛应用。

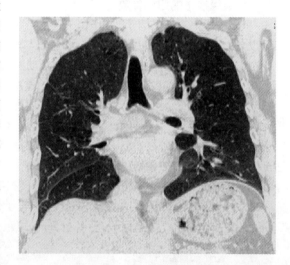

图 4-1-3 肺冠状面 MPR 显示肺纹理和叶间裂影像

具体操作步骤:①在主机或工作站上选择薄层图像;②选择重组软件 Reformat,进入重建程序,该程序一般显示四个窗口,分别为冠状位、矢状位、轴位和 VR 图像或斜位,四幅图像是联动的。在冠状位、矢状位、轴位的任意图像上画一条直线,系统将沿该画线将原始图像的二维体积元层面重组得到斜位图像。一般以预显示的病灶为中心,旋转不同角度,就可得到不同角度的图像。选择最佳显示角度的图像保存,可以单幅进行保存,也可以利用批处理技术批量存储多幅图像。

2. 曲面重组(CPR) CPR 是 MPR 的一种特殊形式,是指在容积数据的基础上,沿感兴趣器官划一条曲线,计算指定曲面的所有像素的 CT 值,并以二维的图像形式显示出来的一种重组方法。可将扭曲重叠的血管、支气管等结构伸展拉直,显示在同一平面上,较好地显示其全貌,图 4-1-4 显示冠状

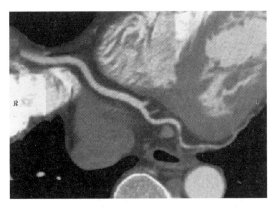

图 4-1-4　显示冠状动脉 CPR,完整显示前降支全长影像

动脉 CPR,完整显示前降支全长。CPR 是多平面重组的延伸和发展。但曲面重组对于所画曲线的准确与否依赖性很大,有时会造成人为的假象。同时由于存在变形操作,曲面重组图像有时不能真实反映被显示器官的空间位置和关系。

具体操作步骤:以某型 CT 机为例:①在主机或工作站上选择薄层图像;②选择重组软件 Reformat,进入重组程序,在斜位图像的显示框内将"oblic"选项改选为"curve"选项,则进入曲面重组程序;③按住"Shift"键,在冠状位、矢状位、轴位的图像上任意连续选点,系统将沿选点路径将原始图像的三维体积元层面重组得到曲面图像。层面的角度和厚度可调节,选择最佳显示角度的图像保存即可。

CPR 图像大多是手工绘制而成的,对于操作者的依赖性较大,需要沿着所选路径进行点-线的连续操作,才能将原本不在一个平面的血管或支气管影像形成 CPR 的图像,比如肺部血管似树状结构,方向不同,走行迂曲,远端分支较纤细,这就需要绘制者有较好的解剖学和三维空间概念。不同机型的后处理工作站也略有不同,有些 CPR 是一次成形,不能旋转,有些则可以旋转进行多角度观察,大部分高端的后处理工作站都具备此功能。对于一些微小结节与外周纤细血管无法判定关系的情况,还能通过 CPR 加 MIP 的方法,增加曲面重组的范围,更好地观察肺磨玻璃结节与周围血管、支气管的关系,提供更多信息,以便能更好地进行诊断。

3. 多层面容积再现　多层面容积再现是将一组层面或称为一个厚片(slab)的容积资料进行重组,由于图像上每一点包括多个体素,所以在显示该点 CT 值时,需要将该点所有体素的 CT 值进行特定的运算。比如采用最大密度投影、最小密度投影或平均密度投影(average intensity projection,AIP)进行运算,得到重组 2D 图像,这些 2D 图像可从不同角度(3D)观察和显示。或采用容积再现进行运算,得到重组 3D 图像。如果缩小层厚至最薄,即图像的每一个点只有一个体素,该体素的 CT 值即为图像上该点的像素值,所得图像即为多平面重组图像。

(1)最大密度投影(MIP):MIP 是通过计算机处理,从不同方向对被观察的容积数据进行数学线束透视投影,仅将每一线束所遇密度值高于所选阈值的体素或密度最高的体素投影在与线束垂直的平面上,并可从任意投影方向进行观察(图 4-1-5)。MIP 在临床上常用于显示和周围组织对比具有较高密度的组织结构,例如注射对比剂后显影的血管、明显强化的软组织肿块、肺小结节等(图 4-1-6)。当组织结构的密度差异较小时,MIP 的效果不佳。

(2)最小密度投影(MinIP):MinIP 是仅将每一投影线束所遇密度值低于所选阈值的像素或密度最低的体素投影到与线束垂直的平面上。主要用于显示密度低的含气器官,如胃肠道、支气管等(图 4-1-7)。

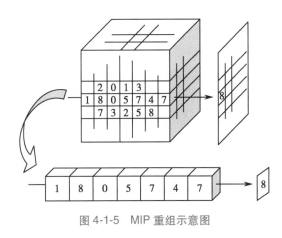

图 4-1-5　MIP 重组示意图

(3)平均密度投影(AIP):AIP 是将每一投影线束所遇全部体素密度值平均后投影到与线束垂直的平面上。此法因组织密度分辨力较低,临床上很少应用。

具体操作步骤:①在主机或工作站上选择薄层图像;②选择重建软件 Reformat,进入重组程序,该程序显示四个窗口,分别为冠状位、矢状位、轴位和斜位,四幅图像是联动的。这时斜位图像的层厚一般是最薄的,即为多平面重组图像。如果将层厚增加,则进入多层面容积再现重组模式,此时在显示

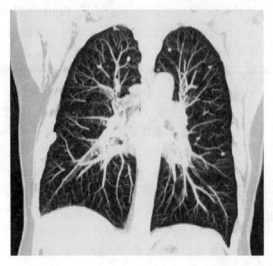

图 4-1-6　MIP 重组显示肺部小结节影像

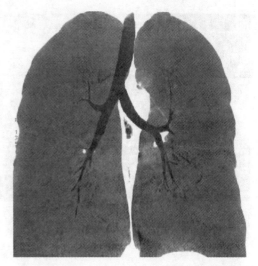

图 4-1-7　MinIP 显示支气管树重组清晰显示支气管走向

层厚的数值后面显示重组模式选项,包括 MIP、MinIP、AIP 甚至 VR 等选项。选择不同选项即可得到不同重组模式的图像。然后和 MPR 重组,在冠状位、矢状位、轴位的任意图像上画一条直线,将得到不同角度的斜位图像。再进行保存即可。

4. 容积再现(VR)　VR 属于 3D 重组技术,是利用螺旋 CT 容积扫描的所有体素数据,根据每个体素的 CT 值及其表面特征,使成像容积内所有体素均被赋予不同颜色和不同的透明度,通过图像重组和模拟光源照射,从而显示出具有立体视觉效果的器官或组织结构的全貌。VR 图像不仅可以显示被观察物的表面形态,而且可根据观察者的需要,显示被观察物内部任意层次的形态,帮助确定病灶与周围重要结构间的位置关系。VR 图像的主要特点是分辨力高,可以分别显示软组织、血管和骨骼影像,3D 空间解剖关系清晰、色彩逼真、可任意角度旋转,操作简便和适用范围广,是目前多层螺旋 CT 中 3D 图像后处理最常用的技术之一。

VR 图像适用于显示骨骼系统、血管系统、泌尿系统、胆道系统和肿瘤等。缺点是数据计算量大,不能显示内部细微结构和微小的病变。目前,多用于观察头颅、脊柱、四肢骨关节外伤、畸形性疾病、脑血管、冠状动脉、颈部血管、内脏大血管、四肢血管、胆管病变、尿路病变,以及肿瘤性病变(图 4-1-8)。采集容积数据时,薄层扫描、良好的血管增强效果是获得优质 VR 图像的基础;在后处理操作中,准确选择预设的 CT 值上、下限十分重要,过高或过低的阈值都可能影响图像的清晰度和真实性。

具体操作步骤:①在主机或工作站上选择薄层图像。②选择重组软件 Volume Rendering,进入 VR 重组程序。该程序针对不同的部位及图像特点,有很多预设好的模板,比如骨骼、血管、空腔脏器或软组织重组等。根据需要选择相应程序。程序会显示四个窗口,分别为冠状位、矢状位、轴位和 VR 图像,四幅图像是联动的。可以选择显示的图像 CT 值上限和下限以及透明度,即可得到不同显示内容及形式的图像。还可以根据像素 CT 值不同赋予不同颜色,使显示更加直观逼真。③VR 图像可以自由旋转,根据需要可以单幅保存或采用批处理软件进行批量存储。

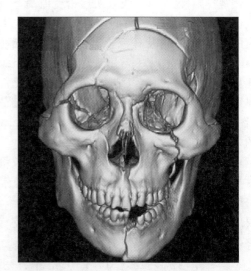

图 4-1-8　头颅外伤 VR 图

5. 表面阴影显示(SSD)　SSD 是通过计算被观察物体的表面所有相关像素的最高和最低 CT 值,保留所选 CT 阈值范围内的像素影像,将超出 CT 阈值的像素透明处理后重组成三维图像。SSD 空间立体感强,解剖关系清晰,有利于病灶的定位。多用于显示骨骼系统、空腔结构、腹腔脏器和肿瘤(图

4-1-9)。

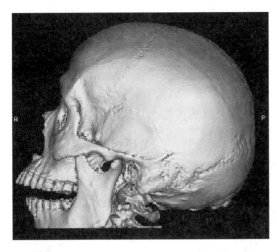

图 4-1-9　面颅骨表面三维重组影像

SSD 受 CT 阈值选择的影响较大,选择不当容易失去利于定性诊断的 CT 密度,使细节显示不佳。比如 CTA,CT 阈值过高,选中的组织多,空腔管径显示窄;反之 CT 阈值过低,细微病变就可能漏掉,管径显示宽。SSD 重组和 VR 重组图像相似,但 VR 重组图像更加细腻逼真,而 SSD 重组图像由于受阈值选择的影响较大,所以不如 VR 图像操作灵活方便,所以现在 SSD 重组应用较少。

具体操作步骤:①在主机或工作站上选择薄层图像;②选择重组软件"Surface Shaded Display",进入重组程序;③根据提示选择 CT 值的阈值范围,即可得到 SSD 重组图像;④图像保存,可以单幅保存,也可以批量保存。

6. CT 仿真内镜(CTVE)　CTVE 是容积数据同计算机领域的虚拟现实结合,重组出空腔器官内表面的立体图像。可模拟内镜检查的过程,即从一端向另一端逐步显示器官管腔内的情况。再加以伪彩色编码,使内腔显示更为逼真,类似于纤维内镜所见的影像。螺旋 CT 连续扫描获得的容积数据,重组的立体图像是 CTVE 成像的基础。在此基础上调整 CT 值阈值及透明度,使不需要观察的组织透明度为 100%,消除伪影,需要观察的组织透明度为 0,保留其图像。再行伪彩色编码,使内腔显示更为逼真。还可利用计算机远景投影软件功能,调整视屏距、视角、透明方向及亮度,以管道内腔为中心,不断缩短物屏距(调整 Z 轴),产生目标物体不断靠近观察者和逐渐放大的多幅图像。随后以电影回放速度连续显示这些图像,即可产生类似纤维内镜进动和转向的动态观察效果。

从其检查的微创性、图像的直观性和整体性,以及 CTVE 与纤维内镜图像的一致性来看,CTVE 具有良好的临床应用前景(图 4-1-10)。不足之处是容易受伪影的影响,颜色为伪彩色,不能真实反映组织表面的颜色,还有一个缺点是不能进行组织活检。

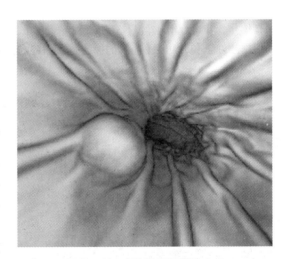

图 4-1-10　CTVE 显示胃壁占位

具体操作步骤:①在主机或工作站上选择薄层容积数据;②选择 CT 仿真内镜(CTVE)软件,进入仿真内镜后处理软件;③选择显示模式及预置;④根据提示进行操作,保存电影模式或单幅保存。

三、功能分析软件的应用

在以上的基本处理软件中,各个厂家根据图像采集和重组原理,结合临床疾病,创建了多种功能分析软件,这些后处理软件不仅是重组的技术,还会根据一些参数的设定和计算,得到对临床诊断有帮助的信息,其中目前公认的比较有应用前景的有 CT 血流灌注软件和 CT 双能量与能谱应用软件。

(一)CT 血流灌注软件

CT 血流灌注(CT perfusion,CTP)属于 CT 功能成像技术,是指用 CT 动态增强来分析局部器官或病变的动态血流变化,并以图形和图像的形式将其显示出来的一种功能性成像技术。需要在多层螺旋 CT 机上进行扫描,并使用专用软件进行处理和分析。

下面以颅脑灌注为例,介绍 CT 血流灌注的检查过程:经外周静脉快速团注水溶性非离子型碘对比剂后,对选定的层面进行同层动态扫描,获得该颅脑层面内每一个像素的时间-密度曲线(time-density curve, TDC), 根据该曲线利用不同的数学模型计算出脑血流量（cerebral blood flow, CBF）、脑血容量（cerebral blood volume, CBV）、对比剂峰值时间（time to peak, TTP）和表面通透性（permeability surface, PS）等。

脑血流量的单位是 ml/(100g·min), 是指单位体积组织（100g）、在单位时间内的血液供应量, 与组织器官或病变的血容量、组织耗氧量、静脉引流和淋巴回流状况等因素有关。

脑血容量的单位是 ml/100g, 是指组织微血管内所含有的血量占整个组织的体积比, 反映了组织或器官的血液灌注量, 与脉管系统的容量及毛细血管开放的数量有关。

平均通过时间（MTT）单位是秒, 是指对比剂由供血动脉进入组织并到达引流静脉所需时间的平均值。

表面通透性的单位是 ml/(min·100g), 是指对比剂单向通过毛细血管内皮进入组织间隙的传输速率, 反映毛细血管内皮细胞完整性及血管壁通透性。

CT血流灌注是一种定量的检查方法, 目前应用较多的是脑血流灌注, 对缺血性脑梗死的早期诊断具有明显优越性, 在肿瘤病变的鉴别诊断和分级诊断以及其他方面的应用也具有较好的应用前景。宽体探测器改变了以往只能在几个层面内进行灌注扫描的局限

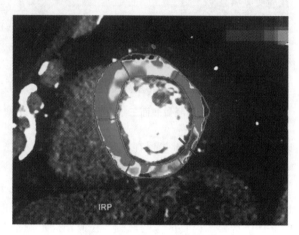

图 4-1-11 心肌灌注效果图

性, 可以进行全器官灌注, 比如心脏（图 4-1-11）、脑（图 4-1-12A、B）、肝脏等。

具体操作步骤：①选择灌注扫描数据；②在工作站上选择灌注软件（perfusion）, 进入灌注后处理软件。根据灌注部位及可疑病变, 选择不同灌注模板；③根据提示进行操作；④保存图像可以批量保存或单幅保存。

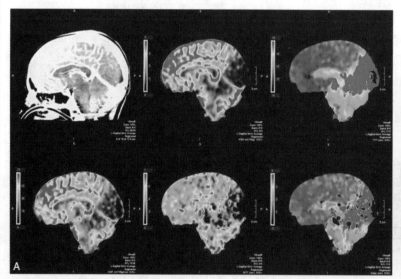

图 4-1-12 颅脑灌注效果图

（二）双能量与能谱应用软件

双能量CT不是一个新的技术概念, 在CT问世不久, 就有研究者通过高、低管电压两次序列扫描对骨质中的钙进行分离和量化, 实现了双能量CT测量骨密度。但是当时的技术使双能量一直局限在实验室科研测试阶段, 未能获得广泛应用。通过近年来的各种技术水平的提高, 双能量技术进入了临床初步使用阶段, 主要有以下几种常用的应用：

1. 虚拟平扫（virtual noncontrast, VNC） 通过物质分离可以在增强图像中获得去除碘元素的虚拟

平扫图像以及包含碘元素的碘图。虚拟平扫有望代替真正的平扫,减少一次扫描。

2. 去骨(bone removal) 通过对比待分离物质相对于软组织在CT值中斜率范围的不同将血液(包括碘对比剂的血液)与骨结构区分开,主要用于CT血管成像时去除骨组织的干扰。

3. 肾结石(kidney stones)分析 通过比对物质与尿液衰减值在不同管电压下的斜率关系,将尿酸结石与非尿酸结石区分开,这主要是因为尿酸结石化学元素的原子序数与非尿酸结石(草酸钙结石、羟磷灰石、胱氨酸)明显不同,结果尿酸结石在高管电压下较低管电压的CT值高,而非尿酸结石在低管电压下的CT值明显高于高管电压下的CT值。

4. 痛风(gout)结石分析 痛风结石分析应用基于三物质分离算法,三种物质分别是尿酸石、骨骼和软组织。通过对比不同管电压下物质与软组织衰减值的比例关系,将尿酸盐结晶与其他结构区分开,主要用于痛风结石的检测和疗效随访。

5. 单能谱(monoenergetic)成像 双能量CT扫描利用基物质分离原理,可以计算出任意X线能级下的单能谱图像,从而实现单能谱成像,选取最佳输出图像的能量值,可以得到不同物质之间最好的对比度。

6. 肌腱(tendon)分析 肌腱、韧带、软骨等软组织主要由原子序数很小的成分组成,但其X线衰减系数相近,使用传统CT很难将其区分开,然而肌腱、韧带中的胶原分子侧链中的密实羟(基)赖氨酸和羟脯氨酸对不同能量的X线有较明显的衰减差异,因此利用双能量技术可以增强现实肌腱和韧带,用来评价外伤患者肌腱和韧带的连续性及完整性。

由于各家厂商的技术不同,比如有双球管技术、单一球管快速切换管电压技术、双通道技术等,其原理基本相同,但采集方式和应用软件各不相同,略有区别。具体操作步骤:①在主机或工作站上选择薄层图像;②选择相应的双能软件进入重建程序;③根据提示选择应用或者进行ROI区域的测量,得到相应图像或者测量数据;④图像和数据导出保存。

此外,还有一些基于上述基本重组功能的临床常用扩展应用:

1. 冠状动脉重建软件(coronary)用于显示冠状动脉起源、走行,显示冠状动脉斑块确定斑块为钙化斑块或非钙化斑块,显示冠状动脉管腔狭窄或扩展程度和病变,显示心腔、心肌情况等。

2. 血管重建软件(vascular)用于显示全身血管。容积再现(VR)、最大密度投影(MIP)、曲面重组(CPR)等技术用于显示血管的形态、病变情况。

3. 脑血管数字减影(Neuro DSA),通过增强扫描图像减去平扫图像,得到去骨的图像,用于脑血管的重建。

4. 肋骨重建软件(bone reading)通过这个软件自动重建肋骨的VR、CPR图像,用于观察肋骨病变。具体操作步骤:①在主机或工作站上选择薄层图像;②选择重建软件进入重建程序;③根据提示进行血管或骨骼分析和处理,即可得到重建图像;④图像保存。

第二节 CT辐射安全管理

一、CT辐射剂量管理

(一)CT辐射剂量管理概念

CT在疾病诊断与治疗中发挥了重要的作用,但由此也加重了受检者的辐射剂量负担。近年来我国CT检查的频率呈逐年增长的趋势,已成为不容忽视的医疗辐射源。CT辐射剂量是指在CT的扫描过程中,扫描被检体所使用的X线的剂量。CT辐射剂量管理是指在保证CT图像满足临床诊断要求的前提下,采用各种措施尽量减少受检者的辐射剂量。CT技师可以通过调节扫描参数(如管电压、管电流和螺距等)或修改扫描方案(如减少扫描范围等)来调控辐射剂量。同时也应对受检者非扫描部位做好屏蔽防护。

(二)影响CT辐射剂量的因素

在CT成像中与辐射剂量直接相关的影响因素有管电压、管电流、扫描长度、扫描方式、螺距、扫描时间、层厚、心电门控等。

1. **管电压**　管电压决定 X 线的质,即 X 线的硬度。X 线管的管电压越高,X 线质越硬,穿透力越强。适当增加管电压和滤过板的厚度,可降低受检者的受照射剂量。

2. **管电流**　管电流主要影响 X 线的量,管电流与扫描时间的乘积为 X 线量。毫安秒与噪声成负相关,即毫安秒增加,噪声下降,但与此同时,受检者辐射剂量也相应增加。降低辐射剂量最有效最直接的方法是降低毫安秒。

3. **扫描长度**　扫描长度是 CT 检查时被检部位被曝光的范围。扫描长度直接与受检者的辐射剂量有关,通常在定位像和检查扫描中都有扫描长度或范围的问题,必须合理地选择扫描长度,以减少受检者不必要的辐射剂量。在辐射剂量学中,扫描长度可用剂量长度乘积(dose length product,DLP)表示,如 CTDIvol(容积剂量指数)不变,即扫描条件不变,则 DLP 与扫描长度成正比关系。

4. **扫描方式**　由于螺旋 CT 扫描成像两点之间有数据插值,图像重建所需数据采集的半径较大,所以螺旋扫描会产生过扫范围,起始和结束都需要额外增加半个旋转周期,即在扫描的起始和结束部分都会额外增加相应的扫描,以适应横断面图像重建的需要。这样会增加受检者的辐射剂量,无论是单层还是多层螺旋 CT 扫描,辐射剂量均大于轴扫方式(非螺旋扫描方式)时的辐射剂量。

5. **螺距**　对于单层螺旋 CT,在其他参数恒定的条件下,增加螺距可以成比例降低受检者的辐射剂量。对于单层螺旋 CT,当管电压、扫描长度、转速一定时,剂量与管电流量成正比,与螺距成反比。选择小螺距(螺距小于 1),辐射剂量高;选择大螺距(螺距大于 1),辐射剂量低。

在多层螺旋 CT,增加螺距并不能减少受检者的辐射剂量,原因是多层螺旋 CT 大多采用了自动毫安技术,在螺距增加的同时也自动增加了毫安秒,辐射剂量并未发生明显的变化。

6. **扫描时间**　扫描时间与辐射剂量线性正相关。增加扫描速度,较短的旋转时间和较宽的辐射束使得扫描速度提高了,降低了辐射剂量。

7. **层厚**　对于非螺旋扫描,选择薄层扫描时,需要曝光的次数增多,受检者的辐射剂量增加;若扫描层厚增加,受检者的辐射剂量会减少。

8. **心电门控**　冠状动脉 CT 采用回顾性门控触发扫描,扫描剂量增加;采用前瞻性门控触发扫描,扫描剂量降低。

(三)CT 辐射剂量管理

1. **权衡辐射剂量与 CT 图像质量之间的关系**　应了解 CT 图像质量和受检者辐射剂量之间的关系,应充分认识到 CT 图像质量不必超过临床诊断的需要,不应片面追求最佳图像质量,而是要根据诊断需要选择适当噪声或低剂量技术,正确权衡辐射剂量与 CT 图像质量之间的关系。通过较高剂量所获得高质量影像中的病变清晰度不一定比低剂量 CT 影像中的高;过度降低剂量会对影像质量不利并会降低病变探测率。所以,应在保持影像质量的前提下降低受检者的辐射剂量。

2. **CT 检查的正当性判断**　CT 检查的正当性判断是临床医生、放射医师及技师应共同承担的责任。只有当 CT 检查为受检者带来的临床获益大于受检者受到的辐射危害的时候,才认为是正当的。此项原则要求:临床获益>代价+风险,在没有明显临床指征时,进行任何诊断照射都是不正当的,每一次检查必须对受检者产生真正的获益。医院应制订 CT 临床应用规范,临床医生、放射医师及技师重视 CT 应用的合理性。CT 临床应用规范也应当引导放射医师、CT 技师进行高分辨力 CT、标准剂量 CT 与低剂量 CT 的适用性判断。必须在 CT 机房门口张贴醒目的辐射标识,并告知受检者关于辐射的潜在危害,这可能有助于增强受检者的防护意识及临床医生、放射医师和 CT 技师的辐射防护责任感。

3. **CT 辐射剂量控制的技术措施**　关于低剂量 CT,主要研究用较低的管电流或自动曝光控制技术(automatic exposure control,AEC)来降低管电流,以最终降低有效辐射剂量的有效性。目前先进的多层螺旋 CT 提供了许多降低剂量的技术手段,最重要的是自动曝光控制。AEC 类似于普通放射学中的亮度自动跟踪技术,可以确定影像质量(如噪声或对比度噪声比)标准,由影像系统确定合适的毫安秒。技师应根据扫描指征、受检者体形、年龄及扫描范围设置扫描参数,并使用自动曝光控制技术等降低辐射剂量。如用较低的管电流或自动曝光控制技术用于胸部 CT 体检、肾结石 CT 检查等。儿童与成年人相比对辐射更为敏感,因此技师需对儿童 CT 检查的扫描方案和辐射剂量特别关注。可调节扫描参数(mAs、kV等),使剂量适合受检者体重或年龄,自动曝光控制技术也可用于减少儿童的辐射剂量。

4. 加强辐射防护培训和宣教 CT影像中心所使用的扫描方案和辐射剂量差异很大,对放射医师和CT技师应定期进行辐射防护培训,使之熟练掌握根据临床适应证选用不同CT扫描技术和评价不同扫描参数的辐射剂量的能力。对临床医生来说,他们普遍能直观地看到CT检查的获益,但对于潜在的辐射危害有时不够重视。因此必须对他们进行定期的辐射防护培训或宣教,使之了解CT检查的适应证、辐射危险以及如何选择可以替代CT的其他成像技术。

二、CT辐射安全防护

(一)CT检查辐射的特点

CT检查辐射的特点有:①CT检查为窄束或小锥形束X线,普通X线检查是宽束X线,在同样照射条件下,宽束X线剂量大,散射线多;②CT检查射线能量高,一般都在120kV或以上,与普通X线检查相比较,CT的X线质硬、穿透力强、被人体吸收少;③CT检查采用的元器件转换效率高、损失少,X线的利用率比普通X线检查高;④CT机X线管的滤过要求比普通X线管高,对人体有害的软射线基本被吸收,是一束相对单一的高能射线。

(二)CT辐射安全防护原则

辐射效应主要分为确定性效应和随机性效应,前者存在剂量阈值,当吸收剂量大于剂量阈值时,辐射会对人体健康造成一定的危害;而后者没有剂量阈值,但效应出现的概率与剂量有关。为了达到辐射防护的目的,为预防确定性效应,需要制订足够低的剂量当量限值,以保证受到的照射不会达到剂量阈值(阈剂量);为了降低随机性效应的发生率,应使一切具有正当理由的照射保持在不影响检查结果的最低水平。

根据辐射效应的特点,辐射防护的主要目的是:防止有害的确定性效应,将随机性效应的发生率降至可接受的水平。辐射防护的基本任务:①保障从事放射工作人员的安全,免受辐射的危害;②保障受检者及公众的安全,免受辐射的危害;③保护环境免受辐射污染,又要促进放射学、同位素、核技术等必要的辐射实践,使之造福人类。

CT辐射为临床最常见的医疗照射之一,应当严格遵循辐射防护基本原则。为了达到辐射防护目的,辐射防护必须遵循辐射实践正当化、防护最优化和个人剂量限值三项基本原则。

1. 辐射实践的正当性 《电离辐射防护与辐射源安全基本标准》(GB 18877—2002)(以下简称安全辐射基本标准)中对辐射实践的正当性有明确的规定,在施行伴有辐射的任何实践之前都要经过充分论证,权衡利弊。只有当该项实践带来的社会总利益大于其付出的代价时,才认为该项实践是正当的。在没有明显临床指征时,进行任何诊断照射都是不正当的,每一次检查必须对受检者产生真正的利益。必须指出,由于利益和代价在群体中的分布往往不一致,付出代价的一方并不一定是直接获得利益的一方,个人或人群组与社会获得的净利益可能在程度上是不一致的。所以这种广泛的利害权衡过程只有在保证每一个个体所受的危害不超过可以接受的水平这一条件下才是合理的。在判断辐射实践正当与否时,一般需要综合考虑政治、经济、社会等多方面因素,辐射防护仅是其考虑的其中一个方面。

2. 辐射防护最优化 辐射防护最优化原则,也即ALARA(as low as reasonably achievable)原则,该原则在实际辐射防护中占有重要的地位。在实施某项辐射实践的过程中,可能有几个方案供选择,选择时应当运用最优化程序,也就是在考虑了经济和社会等因素后,应当将一切辐射剂量保持在可合理达到的尽可能低的水平。在考虑辐射防护时并不是要求剂量越低越好,而是通过利益/代价分析,在考虑了社会和经济因素后,辐射剂量尽可能保持合理的、较低的水平。

3. 个人剂量限值 个人剂量限值是"不可接受的"和"可耐受的"区域分界线,它也是辐射防护最优化的约束上限。这个约束限制的本意在于群体中利益和代价的分布不均匀性。辐射实践正当性和防护最优化原则都是按照一个实践对群体的利害来考虑的,放射实践带来的利益和危害在每一个个体是不尽相同的。虽然辐射实践满足了正当化的要求,防护也做到了最优化,但还不一定能对每个个人提供足够的防护,因此,对于给定的某项辐射实践,无论代价与利益分析结果如何,必须用个人剂量限值对个人所受照射加以限制。个人剂量限值是辐射最优化的约束条件,是国家法律规定的强制性的限制要素,见表 4-2-1。

表 4-2-1 职业照射与公众照射的剂量限值

受照对象	剂 量 限 值
职业人员	连续 5 年的年平均有效剂量(但不可作任何追溯性平均):20mSv; 任何一年的最高有效剂量不得超过:50mSv; 眼晶状体的年当量剂量:150mSv; 四肢(手和足)或皮肤的年当量剂量:500mSv。
公众	年有效剂量:1mSv; 特殊情况下,如果 5 个连续年的年平均剂量不超过 1mSv,则某一单一年份的有效剂量可提高到 5mSv; 眼晶状体的年当量剂量:15mSv; 皮肤的年当量剂量:50mSv。

辐射防护的三项基本原则是一个有机的统一体,必须综合考虑与应用。

（三）CT 低剂量扫描

日本学者 Naidich 于 1990 年首次提出低剂量 CT 的概念。一般认为,受检者所接受的剂量较常规剂量降低 20% 以上才能确认为低剂量。20 世纪 90 年代以来,在世界范围内广泛开展了低辐射剂量 CT 的研究并投入临床应用。降低辐射剂量可以从多方面入手,采取多种有效措施。

1. 硬件的改进　如低能射线的屏蔽、更有效的滤过板、更精密的准直器、高效率的探测器等,主要由各 CT 厂家的研发部门完成。高效率、高精度设备是实现低剂量 CT 扫描的基础,程序的优化是实现低剂量的前提。X 线的几何探测效率同探测器的宽度成正比,而图像的分辨力则由探测器的宽度、X 线管焦点的大小及重建方式共同决定。近年来推出的宝石能谱 CT,采用宝石探测器和动态变焦 X 线管,提高了 X 线闪烁特性和 X 线转换速度,改善了图像的空间分辨力,提高了图像质量。在双能量 CT 扫描中,能谱纯化技术采用滤线器过滤掉高压部分中的低能谱部分,避免了低能谱部分的重叠,从而大大改善了图像质量,同时由于屏蔽掉无效射线,达到降低辐射剂量的目的。256 层、320 层宽探测器 CT 的问世及其临床应用,突破了以往螺旋 CT 在速度、影像质量和辐射剂量等多方面相互制约的瓶颈。这些硬件设备的改进为实现低剂量 CT 扫描奠定了基础。

2. 软件的完善　扫描序列的优化和重建算法的改进,如剂量自动控制软件,噪声和伪影抑制软件等。基于受检者体型的自动曝光控制技术（AEC）逐渐成为日常工作中低剂量扫描的主流,AEC 可根据受检者个体差异及个体中不同组织厚度自动调整管电流强度,在不影响图像诊断的前提下,较恒定管电流技术明显降低辐射剂量,既保证不影响图像质量又不出现剂量浪费,从而使 CT 检查方案得到优化。但 AEC 技术也有局限性,该技术的应用需要基于受检者年龄、体型和临床需要,来预设有效的毫安秒和噪声指数这两个参数,它们会影响辐射剂量和图像质量,尽管有厂家提供了参考值,但仍需我们在临床实践中摸索。

目前常用的 CT 重建技术是滤波反投影法,其优势是简便快速,但它对成像过程的假设较简单,只对投影数据校准、滤波、反投影、加权,至最后一组投影数据处理完成即可,忽略了 X 线管焦点、被检体体素和探测器的实际几何尺寸的大小,未考虑 X 线光子的系统光学和统计学波动,对噪声和伪影敏感,因此在一定程度上限制了剂量的降低。目前出现的新迭代重建技术,如 GE 的自适应性统计迭代重建技术（ASIR）和基于模型的迭代重建技术（MBIR）、西门子的图像空间迭代重建技术（IRIS）、飞利浦的 iDose 技术、东芝的适应性迭代剂量减低技术（AIDR）等。这些新迭代重建技术具有选择性去除噪声的能力,能在较低剂量检查的情况下获得较佳的 CT 图像质量。但其不足之处在于,新迭代算法的比例过高所产生的平滑效果可能掩盖部分影像学征象,因此,应把握好新迭代算法的比例和辐射剂量降低的程度。

3. 扫描参数的优化　不同的临床检查目的,针对不同的个体有不同的扫描方案。工作中应注意 CT 扫描参数的个性化调整,包括降低管电压,降低管电流,增大螺距,严格控制扫描范围等。另外,CT

检查时受检者在机架中的位置必须尽量放在机架孔的中心(等中心),否则会增加受检者的辐射剂量或增加图像的噪声。

本章小结

　　前面章节学习了 CT 成像原理、CT 检查技术临床应用,本章主要学习了 CT 图像后处理方面的相关知识,重点学习了窗口技术(包括窗宽、窗位概念及其临床应用),在窗宽不变的情况下,窗位低,图像亮度高,照片影像呈白色;窗位高,图像亮度低,照片影像呈黑色。

　　临床常用的后处理技术有:多层面重组技术、曲面重组技术、最大密度投影、最小密度投影、表面阴影显示、容积再现和仿真内镜技术等。

　　本章还学习了 CT 辐射剂量概念、CT 辐射安全防护原则等,重点学习了在满足临床诊断要求的前提下,通过合理选择参数,使受检者的剂量在合理范围内,赢得临床医生、诊断医生和受检者的信任。

(李骋　张雅萍)

思考题

1. 如何获取 CT 定位片?
2. 简述重建技术与重组技术的内容与区别。
3. CT 检查图像后处理技术有哪些?
4. 简述影响 CT 辐射剂量的因素。
5. 简述 CT 辐射剂量的防护原则。
6. 简述职业照射和公众照射的剂量限值。

扫一扫,测一测

第五章 **CT 检查技术的临床应用**

由于多层螺旋 CT(multislice CT, MSCT) 的出现, CT 的扫描速度及分辨力大幅提升, 已经应用于全身各个部位疾病的检查和诊断。临床应用选择时, 既要满足临床诊断要求, 较好地显示病变的全貌及特征, 又要考虑尽可能减少受检者的 X 线剂量, 做到合理达到最低剂量的辐射防护最优化原则。一般应首先选择能解决诊断问题的最简单的检查方法, 而后选择复杂和费用高的检查方法。

人体各部位的 CT 检查依据以下基本原则: 病变范围扩大时, 要根据需要扩大扫描范围; 病变较大时, 可以用较大层厚扫描和重建; 病变较小时, 则需较小层厚扫描和重建; 拟扫描后进行重组时, 需要用 0.5~2.0mm 的薄层扫描、薄层重叠重建等。病变情况多种多样, 需要根据不同情况采用不同的处理方法。

第一节 颅脑 CT 检查技术

学习目标

1. 知识: 掌握颅脑 CT 检查适应证、禁忌证、注意事项、相关准备及扫描方法; 熟悉颅脑 CT 检查的图像处理与后处理; 了解颅脑 CT 的图像排版及打印。
2. 技能: 针对不同病情受检者能够熟练进行颅脑 CT 检查, 并注意对受检者的防护。
3. 素质: 树立全心全意为受检者服务的理念, 具有高度的责任感。

病例导学

患者, 女性, 50 岁, 突发意识模糊 2h 入院, 血压 130/80mmHg, 脉搏 90 次/min, 无外伤史。初步诊断急性缺血性脑卒中, 为明确诊断, 进行 CT 检查。

问题:

1. 该患者首选哪种 CT 检查?
2. 若确诊为急性脑梗死, 为明确具体闭塞的血管, 应进行哪种 CT 检查?
3. CT 检查时有哪些注意事项?

CT 检查技术最早就是从颅脑检查发展起来的, 目前在颅脑疾病的诊断中发挥着重要作用。因 CT 扫描速度快、检查时间短、费用低、小病灶检出率高, 是某些疾病的首选检查方法。比如脑出血、外伤等。但在配备有 MR 的大中型医院, 头颅 MR 也越来越受到重视。颅脑 CT 检查方法有常规平扫、增强扫描、CT 血管造影、脑血流灌注和 3D 扫描等。因颅脑易于制动, 通常采用非螺旋扫描。但 CT 血管造影等特殊检查方式通常采用螺旋扫描。

一、颅脑 CT 检查的适应证与禁忌证

（一）适应证

1. CT 平扫可应用于脑出血、脑梗死、脑萎缩；颅脑外伤，颅骨骨源性疾病；颅脑先天性发育异常、脑积水、炎症、寄生虫病以及脑实质变性等疾病。

2. CT 平扫多采用横断面扫描，当疑似垂体瘤、鞍区占位、颅底病变、小脑病变以及大脑凸面病变时可加做冠状面扫描。冠状面扫描的缺点是由于患者体位不适，容易移动，难固定，同时由于颅底及鼻窦、鼻腔等含气结构的 X 线吸收差别较大，容易产生伪影而影响图像质量，一般不作为颅脑的常规扫描方法。MR 检查在垂体诊断中有优越性，故 CT 已不是垂体检查的首选。

3. 在平扫的基础上，若怀疑血管性、感染性或占位性病变，需加做增强扫描。脑瘤术后随访可直接做增强扫描。

4. 脑血管畸形、动脉瘤、脑血管狭窄或血管闭塞性疾病，需行颅脑 CTA 检查，以了解病变的部位以及病变与血管的关系。

5. CT 血流灌注技术已较成熟地应用于临床许多疾病的诊断与器官功能的评价，颅脑 CT 血流灌注检查对早期脑梗死的诊断具有明显的优越性，可以半定量分析及动态观察脑内缺血性病变的位置、范围、程度；并且在脑肿瘤的诊断、鉴别诊断、评价肿瘤放化疗疗效等方面拥有很大优势。

（二）禁忌证

颅脑 CT 检查没有绝对禁忌证。但是有些情况不宜做颅脑 CT 检查，如妊娠妇女、婴幼儿及病情极其危重随时有生命危险的受检者。另外，急性出血性病变不宜进行增强或 CT 造影检查。对碘对比剂有禁忌的受检者不能进行 CT 增强及 CT 造影等检查。

二、相关准备与扫描部位、扫描方法

（一）相关准备

1. 去除头部饰物及金属异物。

2. 告知受检者扫描过程中应保持头部不动及检查所需时间；对于不配合的受检者或婴幼儿，可以采用外固定或药物镇静。

3. 对眼球、甲状腺、生殖腺等 X 线敏感部位进行辐射防护。

4. 增强检查前需要受检者或家属签署碘对比剂应用知情同意书，并向受检者讲解注入对比剂后身体上的一些正常反应，如发热、恶心等，减少受检者紧张情绪，使之能够更好地配合检查。

5. CT 室需配备常规急救器械和药品。增强检查结束后，受检者留院观察 30min。

6. 危重患者需临床相关科室的医生陪同检查，对病情的变化进行实时监护和处理。并注意陪检者的防护。

7. 阅读 CT 检查申请单，核对信息，了解受检者的基本情况和检查目的。

（二）CT 扫描的基准线

1. 听眦线（orbitomeatal line，OML）　听眦线为眼外眦与同侧外耳门中点的连线，又称眦耳线、眶耳线。颅脑横断面扫描多用此基准线，在临床应用中，根据检查目的的不同，常将扫描定位基准线与 OML 成 ±0°~25°。

2. 听眶上线（supraorbital line）　听眶上线为两眼眶上缘（或眉上缘）连线的中点与外耳门中点的连线，又称听眉线、上眶耳线（supraorbitomeatal line，SML）。临床影像检查中，按照此基准线扫描，有利于显示颅后窝的结构并减少颅骨伪影。

3. 听眶下线（infraorbitomeatal line）　听眶下线为眼眶下缘与同侧外耳门中点的连线，又称听眶线、Reid 基线（Reid base line，RBL）。作为扫描基线时，断面经过眼窝、颅中窝和颅后窝上部。冠状位扫描的基准线常与此线垂直。

4. 瞳间线（interpupillary line）　瞳间线为两瞳孔间的连线。该线与水平面平行，作为基准线，是头颅 CT 成像检查的体表定位标志。实际工作中常使用两侧外眦间的连线。

（三）扫描部位、扫描方法

1. 常规平扫

（1）扫描体位：受检者仰卧于检查床上，头置于头架中，下颌内收，听眦线垂直于床面，两侧外耳

门与台面等距。头部正中矢状面与正中定位线重合,水平定位线齐外耳门。体位要摆正对称,使每层图像两侧对称,以准确地反映该层面的解剖结构且便于双侧对照。外伤及术后等不易搬动头部的受检者,可放宽标准摆位,将其置于舒适位置,但其头部一定要放置在扫描野中心。

颅脑 CT 检查常规以听眦线为扫描基线,即眼外眦与外耳门的连线。听眉线是眉上缘中点与外耳门中点的连线,经该线扫描对第四脑室和基底节区组织结构显示较好;听眶线(RBL)是眶下缘与外耳门中点的连线,作为扫描基线时,断面经过眼窝、颅中窝和颅后窝上部,见图 5-1-1 所示。

(2)扫描方式与参数见表 5-1-1。

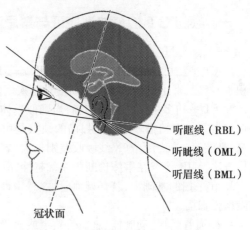

听眶线(RBL)
听眦线(OML)
听眉线(BML)

冠状面

图 5-1-1 颅脑横断面 CT 扫描的基线

表 5-1-1 颅脑 CT 常规平扫及重建参数

项目	参数
扫描类型	非螺旋扫描
扫描范围	枕骨大孔到颅顶
呼吸方式	平静呼吸
定位像	侧位(图 5-1-2)
管电流	200~250mAs
管电压	100~120kV
螺距	无
采集矩阵	512×512
显示矩阵	512×512
显示野(DFOV)	200~250mm
采集层厚	0.5~1.5mm
重建层厚	5~10mm
重建间距	5~10mm
重建算法	标准算法、骨算法
窗宽、窗位	脑组织:窗宽 75~90Hu,窗位 30~35Hu; 骨组织:窗宽 1 500~2 500Hu,窗位 250~500Hu

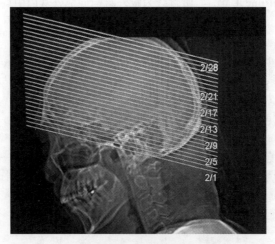

图 5-1-2 颅脑横断面 CT 扫描的定位图

视频:颅脑
CT 检查技
术

86

2. 脑垂体 CT 常规扫描

（1）扫描体位：进行脑垂体冠状面扫描时,患者取仰卧位或俯卧位,头部过伸,头先进。仰卧位时取颌顶位,俯卧位时取顶颌位,两者均要求使扫描层面与 OML 垂直(图 5-1-3、图 5-1-4)。一般顶颌位较常用,患者也比较容易配合,要求以下颌为支点,头颅两侧基本对称。

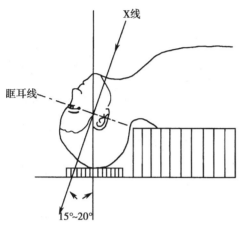

图 5-1-3　颅脑冠状位扫描示意图(仰卧)　　　　图 5-1-4　颅脑冠状位扫描示意图(俯卧)

（2）扫描方式与参数见表 5-1-2。

表 5-1-2　脑垂体 CT 扫描及重建参数

项目	脑垂体 CT 扫描及重建参数
扫描类型	非螺旋扫描
扫描范围	前床突至后床突,尽可能与蝶鞍后床突平行或与鞍底垂直;需扫描颅脑冠状位时,扫描范围应从额叶至枕叶
呼吸方式	平静呼吸下屏气
定位像	侧位
管电流	250~350mAs
管电压	100~120kV
螺距	无
采集矩阵	512×512
显示矩阵	512×512
显示野(DFOV)	150~200mm
采集层厚	0.5~1.5mm
重建层厚	1~3mm
重建间距	1~3mm
重建算法	常规软组织重建算法; 病变侵犯骨组织时加骨组织重建算法
窗宽、窗位	脑组织:窗宽 75~90Hu,窗位 30~35Hu; 骨组织:窗宽 1 500~2 500Hu,窗位 250~500Hu

随着 CT 设备的更新,为使受检者舒适配合,现今多采用颅脑横断螺旋方式扫描,进行冠状面与矢状面重建。该情况下需使用薄层螺旋重叠扫描,便于病变的显示与重建。

一般情况下,鞍区不主张增强扫描,磁共振检查是首选方法。需要进行增强时,对比剂用量为 50~70ml,注射速率为 2.5~3.0ml/s,由于鞍区毗邻眼部组织,而眼晶状体等组织对 X 线极其敏感,为保护眼部组织,一般情况下鞍区增强扫描常采用单期扫描,扫描时间设定为 20~25s,视病情可延时

50~60s 扫描。扫描体位和其他扫描参数同平扫。

3. 常规增强　扫描体位、扫描范围、扫描方式和参数均同常规平扫。

使用高压注射器经静脉团注对比剂,流速为 2.0~3.5ml/s,用量为 50~70ml(儿童按体重给药,用量为 1~1.5ml/kg,最少不低于 30ml,注射速率为 0.5~1.0ml/s),根据病变的性质设置头部增强的延迟扫描时间,血管性病变延迟 25s,感染、囊肿延迟 3~5min,转移瘤、脑膜瘤延迟 5~8min。

颅脑横断面平扫及增强图像见图 5-1-5。

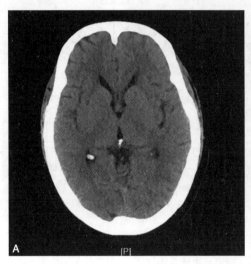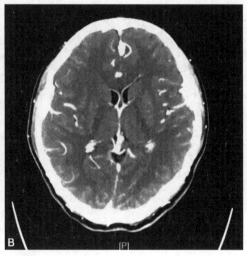

图 5-1-5　颅脑横断面 CT 图像-侧脑室水平
A. 平扫;B. 增强。

4. 颅脑 CTA

(1) 扫描体位:颅脑 CTA 常规取仰卧位,头先进,头部用绑带固定于头架内以减少移动伪影。为了获得优质的颅脑 CTA 图像,应使用至少 4 层以上的多层螺旋 CT。

(2) 扫描方式与参数见表 5-1-3。

表 5-1-3　颅脑 CTA 扫描及重建参数

项目	参数
扫描类型	螺旋扫描
扫描范围	C_1 至颅顶
呼吸方式	平静呼吸
定位像	正侧位
管电流	200~300mAs
管电压	100~120kV
螺距因子	0.5~1.2
采集矩阵	512×512
显示矩阵	512×512
显示野(DFOV)	200~250mm
采集层厚	0.5~1.0mm
重建层厚	0.6~1.2mm
重建间距	0.5~1.0mm
重建算法	软组织算法
窗宽、窗位	软组织:窗宽 300~400Hu,窗位 35~50Hu

笔记

使用高压注射器经静脉团注对比剂,流速为 4.0~5.0ml/s,用量为 50~80ml。体弱或体重指数 (body mass index,BMI)<18kg/m² 的受检者,对比剂用量应酌减。

对于脑实质有病变者,在 CTA 扫描结束后可以再行颅脑常规增强扫描,既可了解脑血管情况,也可了解脑组织及病变的情况。

(3)扫描开始时间:确定 CTA 扫描开始时间是 CT 血管扫描成功的关键,有以下几种方法:

1)经验法:推注对比剂后 16~22s 开始扫描。

2)小剂量预实验法:应用小剂量预实验法测定靶血管 CT 值到达顶峰的时间,以该时间作为延迟时间开始扫描。具体方法为:碘对比剂总量为 20ml,生理盐水为 20ml,注射速率同前,监测点为第 4 颈椎水平的颈总动脉或鞍上池层面的大脑中动脉,推注 12s 后对监测点进行靶扫描,持续到造影剂浓度减低停止,计算出感兴趣血管 CT 值达到峰值的时间,此时间为延迟扫描时间。

3)对比剂团注跟踪法:将感兴趣区置于颈内动脉第 1 颈椎水平,触发阈值为 80~100Hu,达到阈值自动或手动触发扫描。得到颅脑 CTA 图像(图 5-1-6)。

5. 脑 CT 灌注成像　随着 CT 技术不断发展和软件功能的不断提升,脑 CT 灌注成像(CT perfusion image,CTPI)在临床的应用也越来越广泛,在急性脑卒中、脑血管痉挛、脑外伤、脑肿瘤的评估与诊断中

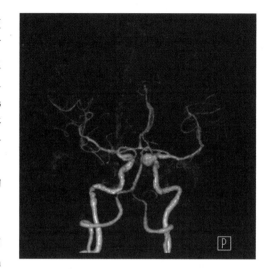

图 5-1-6　CTA 显示大脑动脉瘤(VR 图)

发挥重要的作用,其主要技术要点是:对比剂团注速度要快,时间分辨力要高。

(1)扫描体位与扫描范围:检查前的准备工作和检查体位同脑血管 CTA。扫描时应先进行横断面平扫,根据平扫图像及临床要求,选择好合适的感兴趣区层面(根据 CT 机性能及病变范围取 20mm 至全脑覆盖),应包括一条大的血管(如上矢状窦),以利于参数计算。

(2)扫描方式与参数见表 5-1-4。

表 5-1-4　颅脑 CTPI 扫描及重建参数

项目	参数
扫描类型	轴扫或螺旋扫描
扫描范围	根据 CT 机性能及病变范围取 20mm 至全脑覆盖
呼吸方式	平静呼吸
定位像	正侧位
管电流	自动管电流调制,参考值 200~300mAs
管电压	自动管电压调制,参考值 80~110kV
螺距因子	2.0~3.0
采集矩阵	512×512
显示矩阵	512×512
显示野(DFOV)	200~250mm
采集层厚	0.5~1.0mm
重建层厚	0.5~1.0mm
重建间距	0.4~0.8mm
重建算法	常规组织重建算法
窗宽、窗位	软组织:窗宽 300~400Hu,窗位 35~50Hu

使用高压注射器经肘静脉团注 50ml 碘对比剂、30ml 生理盐水、注射速度通常宜大于 5.0ml/s,注射开始后 4~6s 对选定的层面进行连续多次扫描,共扫描 40~50 次,然后在后处理工作站利用专用的软件计算出各灌注参数值并制成彩色功能图。

6. 3D 扫描 3D 扫描获得的是连续颅脑图像,不会遗漏病灶。单位时间内扫描速度提高,减少了运动伪影。

扫描方式与参数见表 5-1-5:

表 5-1-5 颅脑 3D 扫描及重建参数

项目	参数
扫描类型	螺旋扫描
扫描范围	枕骨大孔至颅顶
呼吸方式	平静呼吸
定位像	侧位
管电流	300~450mAs
管电压	120~140kV
螺距因子	0.5~0.8
采集矩阵	512×512
显示矩阵	512×512
显示野(DFOV)	200~250mm
采集层厚	0.5~1.0mm
重建层厚	5~10mm
重建间距	5~10mm
重建算法	常规组织重建算法; 外伤时加骨组织重建算法
窗宽、窗位	脑组织:窗宽 75~90Hu,窗位 30~35Hu; 骨组织:窗宽 1 500~2 500Hu,窗位 250~500Hu

颅脑 3D 扫描后可进行任意地、回顾性重建,无层间隔大小的约束和重建次数的限制。提高了多方位和三维重建图像的质量。可以清晰、逼真地显示颅骨形态。对颅骨缺损、颅骨外伤及鼻骨外伤的诊断及整体形态的观察有很大帮助。

(四)颅脑相关解剖与常见疾病诊断

1. 颅脑相关解剖 颅脑是中枢神经系的高级部分,位于颅腔内,在枕骨大孔处与脊髓相延续。脑可分为四部分:脑干、间脑、大脑和小脑。

(1)脑干:脑干由后向前依次分为延髓、脑桥、中脑。

延髓:延髓为脑干的末端,呈前宽后窄的楔形。延髓的腹侧有锥体、斜方体。其背侧分为闭合部和开放部。

脑桥:脑桥位于延髓的前方,可分为基底部和被盖,基底部横向隆起,两端有三叉神经穿出。

中脑:中脑位于脑桥和间脑之间,内有一管,称中脑导水管,后端与第四脑室相通,前方与第三脑室相通,中脑导水管将中脑分为背侧的四叠体(顶盖)和腹侧的大脑脚。

红核:是一对大的卵圆形灰质核团,在大脑脚前部内,在经前丘的横断面上可见,它是下行运动传导路上重要的转换站。

(2)间脑:前外侧接大脑的基底核,内有第三脑室,成环状环绕,主要分为丘脑和下丘脑。

丘脑:占据间脑的大部分,为一对卵圆形的灰质团块,左右两丘脑内侧部相连断面呈圆形,称丘脑间黏合,周围的环状裂隙为第三脑室。

下丘脑:下丘脑又称丘脑下部,位于丘脑的下方,是植物性神经系统的皮质下中枢,从脑底面看,由前向后依次为两侧视神经构成视交叉,灰结节(漏斗),乳头体。

(3)大脑:分布于背面及前、外、后侧面,可分为前部的额叶、后部的枕叶(视觉区)、外侧部的颞叶(听觉区)和背侧部的顶叶(一般感觉区)。

基底神经节:大脑内部在白质中一些大的灰质团,称基底神经节或基底神经核,是大脑皮质下运动中枢,主要由尾状核和豆状核构成。

嗅脑:构成端脑底面,包括嗅球、嗅回、嗅三角、梨状叶、海马回,海马和齿状回等部分。

白质:大脑半球的白质含有以下三种纤维。①连合纤维:连接左右大脑半球皮质纤维,形成胼胝体;②联络纤维:连接同侧半球各脑回,各叶之间的纤维;③投射纤维:连接大脑皮质与中枢其他各部分之间的上、下行纤维。

侧脑室:侧脑室位于大脑半球内部,每侧各有一个,分别称为第一、第二脑室,通过室间孔与第三脑室相通。

(4)小脑:小脑略呈球形,位于延髓和脑桥的背侧,背侧面有两条浅沟将小脑分为三部分:双侧小脑半球和蚓部。

2. 颅脑常见疾病诊断

(1)颅脑外伤:以跌坠伤和撞伤最为多见,击伤次之。颅脑外伤可分为软组织(头皮)损伤、颅骨损伤(骨折)和颅内组织(脑血管及脑膜)损伤三类,但这三类损伤常合并发生。开放性颅脑外伤指脑组织通过伤口与外界相通的外伤,可累及头颅各部分,严重程度不一。

(2)脑出血:颅脑CT扫描可清楚显示出血部位、出血量大小、血肿形态、是否破入脑室以及血肿周围有无低密度水肿带和占位效应(图 5-1-7A)等。病灶多呈圆形或卵圆形均匀高密度区,边界清楚,脑室大量积血时多呈高密度铸型,脑室扩大。1 周后血肿周围有环形强化,血肿吸收后呈低密度或囊性变。

(3)脑梗死:在超早期阶段(发病 6h 内),CT 可以发现细微的早期缺血改变:如大脑中动脉高密度征、皮层边缘(尤其是岛叶)以及豆状核区灰白质分界不清楚和脑沟消失等。但是 CT 对超早期缺血性病变和皮质或皮质下小的梗死灶不敏感,尤其颅后窝的脑干和小脑梗死更难检出。大多数病例在发病 24h 后 CT 可显示均匀片状的低密度梗死灶(图 5-1-7B),但在发病 2~3 周由于病灶水肿消失导致病灶与周围正常组织密度相当的"模糊效应"。

(4)脑萎缩:脑组织体积变小、脑室扩大。大脑萎缩时可见脑皮质与颅骨板间隙增大,大脑沟增宽增深、脑回变平缩小,侧脑室及第三脑室扩大,侧脑室前后角周围密度减低。小脑萎缩时可显示小脑脑沟增宽增深,体积缩小,影像呈现分枝树叶状,小脑周围腔隙增大,第四脑室扩大。如果有脑桥橄榄体萎缩,在神经影像上可见脑干变细,周围腔隙增大,橄榄体变扁平或缩小。

(5)脑动脉瘤、脑血管畸形:颅内动脉瘤是指脑动脉内腔的局限性异常扩大造成动脉壁呈瘤状突出。颅内动脉瘤多在脑动脉管壁局部先天性缺陷和腔内压力升高的基础上引起囊性膨出,是造成蛛网膜下腔出血的首要病因(图 5-1-7C)。脑血管畸形是脑血管先天性、非肿瘤性发育异常,是指脑血管发育障碍而引起的脑局部血管数量和结构异常,并对正常脑血流产生影响,破裂出血主要表现为脑内出血或血肿,多见于年轻人,发病年龄平均 20~40 岁。

(6)脑肿瘤:脑肿瘤在 CT 上表现为颅内占位(图 5-1-7D)。有原发肿瘤与继发肿瘤两大类,原发肿瘤又分为脑内和脑外,脑内肿瘤主要有胶质细胞瘤、神经细胞瘤和类胚叶间质肿瘤,脑外肿瘤主要有间质类肿瘤、上皮类肿瘤、畸胎瘤和松果体瘤。

(五)颅脑 CT 扫描注意事项

1. 放射线的防护　CT 机及机房本身结构需达到防护标准,以减少候检者、工作人员和与 CT 机房相邻房间人员的 X 线辐射剂量。检查时要根据受检者情况正确、合理地设置参数,避免不必要的曝光。对受检者的非受检部位及必须留在扫描室内的陪同人员应采取防护措施。对育龄妇女及婴幼儿更应严格掌握适应证,非特殊需要,孕妇禁忌 CT 检查。

2. 碘对比剂不良反应的预防及处理　增强扫描使用的碘对比剂的剂量较大,注射速度快,有引起不良反应,甚至过敏反应的可能,CT 室应常备必需的急救药品、器械,以备抢救之用。注意药品的有效

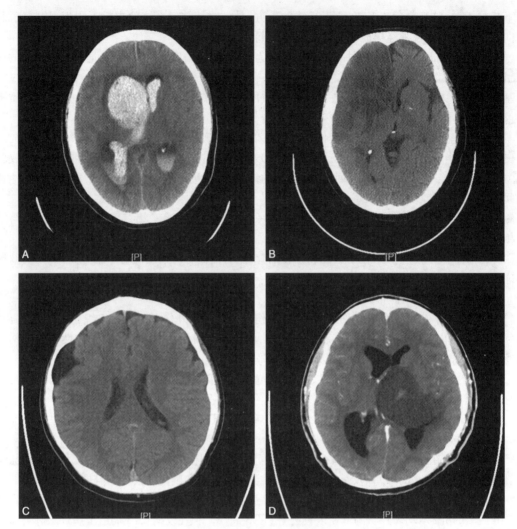

图 5-1-7　颅脑常见疾病诊断

A.脑出血破入脑室;B.脑梗死;C.蛛网膜囊肿;D.颅脑占位性病变。

期,定时添补更新。过敏体质的受检者更应谨慎,检查过程中要严密观察,一旦出现不良反应必须及时处理、抢救,否则可能危及生命。为避免迟发型过敏反应的发生,检查后应让受检者留在 CT 室内观察 30min 后再离开,观察期间应保留静脉通路。

3. 危重症受检者的处理　病情危重,或过多搬动有生命危险的受检者,临床应先控制病情,可待病情较为稳定后再做 CT 检查。搬动和检查重症受检者时应迅速、轻柔,检查以满足诊断需要为标准,不宜苛求图像标准而延误抢救时间。

三、颅脑 CT 图像处理与后处理和排版打印

（一）图像处理与后处理

1. 窗口技术　颅脑 CT 图像的显示有脑组织窗和骨窗。观察脑组织结构时取窗宽 75~90Hu,窗位 30~35Hu;观察颅骨结构时取窗宽 1 500~2 500Hu,窗位 250~500Hu。对于颅脑外伤的受检者,常规要重建骨窗,以免遗漏骨折的诊断。

一些特殊病变,需要对窗宽、窗位进行调整,以利于病变观察。少量硬脑膜下血肿,调高窗宽至 100~120Hu,增加图像层次,窗位为 40~50Hu;早期脑梗死,降低窗宽至 60~70Hu,窗位增加至 40~45Hu,以增加图像对比;囊性病变,增加窗宽至 100~120Hu,窗位降低至 -10~10Hu,以观察囊壁或鉴别脂肪成分与液体;颅外病变(头皮下血肿、脂肪瘤、血管瘤)以窗宽 300Hu、窗位 40Hu 显示皮下组织和病变。

2. 图像重组

（1）颅脑 CTA 扫描结束后处理:可进行最大密度投影(MIP)、多平面重组(MPR)、表面阴影显示

（SSD）、容积再现（VR）等多种方式的重组,重组时可以通过裁剪去除骨骼的影响。颅脑 CTA 图像一般可以清晰显示四级以上脑血管,并可以旋转图像从多角度观察,获得多种二维、三维图像。动脉瘤以 VR 后处理为主,重点显示动脉瘤位置、形态、瘤颈与载瘤动脉的关系等,动脉瘤的大小、瘤颈/瘤体比等径线测量应在 MPR 图像上进行。血管畸形以 MIP 后处理为主,重点显示畸形血管、供血动脉、引流静脉等。了解肿瘤与血管的关系时,以 MPR 和层块 MIP 后处理技术为主。

（2）CTPI 在工作站的技术操作过程:首先在工作站的浏览表中选中受检者的增强灌注图像并点击灌注软件,进入 CT 灌注模式选择界面,根据临床检查要求选择不同算法和不同功能灌注模式,然后进行图像校正以减少图像在 X、Y 轴方向的运动,下一步是调整 CT 值的阈值,再选择感兴趣区和附近的代表动脉与静脉的兴趣区域,软件会自动描绘出各兴趣区的时间-密度曲线（TDC）,设置最后一幅增强前的图像和第一幅增强后的图像,点击"下一步"即可重建出各种血流灌注参数的功能图。如果选择的是脑卒中灌注软件并以彩图模式观察,则可以分别得到脑血流量（CBF）、脑血容量（CBV）、达峰时间（TTP）和平均通过时间（MTT）等功能彩图,如果选择的是脑肿瘤的灌注软件,则可以得到 CBF、CBV、MTT 和表面通透性（PS）功能彩图（图 5-1-8）。

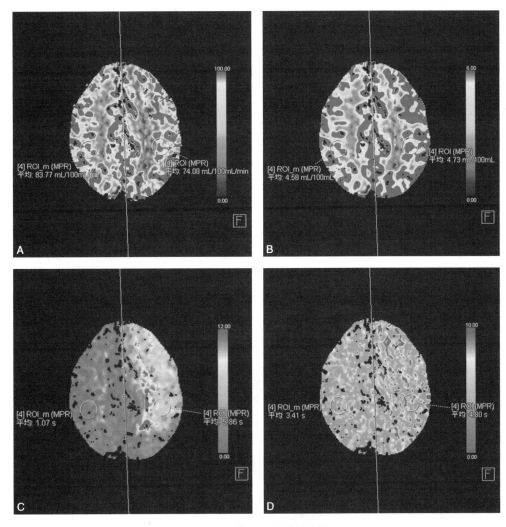

图 5-1-8　颅脑血流灌注彩图
A. CBF;B. CBV;C. TTP;D. MTT。

（3）3D 图像重组:用薄层横断面数据进行 MPR 重组,可获得脑组织的冠状面、矢状面、斜面图像。运用 VR 显示颅骨的骨折线、病变与周围解剖结构的关系。

3. 测量与标注　测量和标注是图像后处理的重要环节,包括 CT 值、距离、病变大小的测量与标注等。在颅脑检查中可以得到颅内出血的位置,大小,出血量的多少等,并进行标注;也可在 CTPI 中,对相关灌注参数进行测量标注,为临床的诊断与治疗提供切实的影像学依据。

（二）颅脑 CT 图像排版与打印

1. 常规颅脑 CT 平扫及增强扫描　普通受检者常规颅脑 CT 平扫胶片打印为脑组织窗;外伤患者需加照骨窗。增强扫描排版打印同平扫。特殊情况可重建矢状面、冠状面及 VR 图像后进行排版打印。

2. 脑垂体 CT 常规扫描　常规脑垂体胶片打印为脑组织窗,观察颅骨时需加照骨窗。范围从前床突根部至鞍背,层厚 1~3mm、层间距 1~3mm。如冠状面显示不佳,重建矢状面图像。VR 或 SSD 有助于显示鞍区骨性三维结构。

3. 颅脑 CTA　颅脑 CTA 可在重建横断面、冠状面、矢状面图像、血管 VR 图像及 MIP 图像后进行排版打印,图像应可以清晰显示病变的情况及肿瘤与血管的关系。

4. 颅脑 CT 灌注成像　颅脑灌注成像时,需分别对原始层面的 CBF、CBV、MTT、TTP 图像进行排版打印。

本节小结

本节介绍了颅脑 CT 检查的适应证及禁忌证、相关准备与扫描部位、扫描方法、颅脑相关解剖与常见疾病诊断、图像处理与后处理等。

颅脑 CT 检查对急性脑出血、脑外伤、颅脑发育异常、颅脑肿瘤、颅脑血管性病变等疾病的诊断均具有较好的效果。在实际应用时应根据受检者的情况选择合适的检查方法与扫描参数。对危重患者进行检查时,须实时观察受检者的情况;需要增强扫描的受检者应签署碘对比剂应用知情同意书;对育龄妇女及婴幼儿检查时应严格掌握适应证,非特殊需要,孕妇禁忌做 CT 检查;注意受检者及陪同人员的辐射防护。根据受检者的病情,采用合适的后处理方式,以满足临床诊断的需求。实际检查中,不可死记硬背,要在深刻理解各种参数意义的基础上进行灵活运用。

（暴云锋）

思考题

1. 叙述头部 CT 检查的技术要点与图像后处理技术的应用。
2. 简述头部 CT 检查的适应证。

扫一扫,测一测

第二节　头颈部 CT 检查技术

学习目标

1. 知识:掌握头颈部 CT 检查的适应证、禁忌证、注意事项、相关准备及扫描方法;熟悉头颈部 CT 检查的图像处理与后处理;了解头颈部 CT 的图像排版及打印。

2. 技能:针对不同受检者,确定受检者头颈部 CT 检查方式,选择恰当的扫描类型及参数。

3. 素质:学会检查前、中、后需要注意的各种事项,学会与受检者的沟通技巧,有条不紊地进行检查。学会换位思考,树立为受检者服务的理念。

病例**导学**

　　患者,男性,61 岁,主诉左前颈部气管旁无痛性包块 3 个月,位置固定,左颈部及颌下区可触及多发结节。初步诊断为甲状腺左叶肿瘤性病变,为求进一步治疗,现来做 CT 检查。

　　问题:

　　1. 应采用哪种 CT 检查方法?

　　2. 检查过程中有哪些注意事项?

一、头颈部 CT 检查适应证与禁忌证

（一）适应证

1. 眼部　CT 检查可显示眼部软组织和骨结构。主要用于眼球突出的病因诊断,对眶内肿瘤、炎性假瘤、眼肌肥大、血管性疾病及先天性眼部发育异常有较高的诊断价值,也常用于检查眼外伤和眶内异物。

2. 耳部　CT 检查可用于诊断先天性耳畸形、中耳炎性疾病、肿瘤性疾病、颞骨外伤、眩晕症、听力障碍,还可用于人工电子耳蜗植入术的术后评估。

3. 鼻与鼻窦　可用于检查鼻和鼻窦肿瘤、炎症、外伤等疾病。能清楚地显示鼻骨骨折、鼻窦癌及其他恶性肿瘤和转移瘤、良性肿瘤、鼻窦黏液囊肿、鼻腔息肉等。可显示上颌窦、筛漏斗开口的部位和形态、先天异常等情况。

4. 颌面部　CT 多用于口腔颌面部病变的检查,如颌面部囊肿、肿瘤、涎腺疾病、颌面部外伤、颌面骨发育不良或畸形、整形或正畸术前检查。疑有颌面深部肿瘤、炎症及复杂的颌面骨多发骨折时,均可行口腔颌面部 CT 扫描。

5. 颈部

（1）颈部占位性疾病:颈部各种包块。

（2）颈部淋巴结肿大:各种原因引起的淋巴结肿大。

（3）颈部血管性病变:颈动脉狭窄或扩张、颈动脉体瘤、颈动脉畸形及大血管栓塞等。

（4）茎突疾患:茎突过长。

（5）甲状腺病变:甲状舌管囊肿、结节性甲状腺肿等,甲状腺良、恶性肿瘤。

（6）喉部病变:喉部息肉、喉膨出、喉部外伤及异物等。

（7）颈部气管病变:了解颈部肿瘤对气管的压迫情况。

（8）颈部外伤:确定颈部外伤后有无血肿与骨折等。

（二）禁忌证

　　无绝对禁忌证,但是妊娠妇女及婴幼儿在非必要情况下不建议行 CT 检查;对碘对比剂过敏的受检者不能行 CT 增强及 CT 血管造影检查。

二、相关准备与扫描部位、扫描方法

（一）相关准备

1. 去除被检区域金属异物。

2. 严格审查基本信息,包括姓名、性别、年龄、病史、检查部位等。

3. 受检者检查过程中应保持静止不动,婴幼儿可在熟睡状态下进行 CT 检查,对于不合作受检者可给予镇静药。

4. 危重受检者身体各部位引流管应保持顺畅,避免检查过程中引流管脱落;必要时留家属看护并嘱家属穿好防护衣。

5. 做增强扫描者,检查前 4h 禁食,了解并签署增强扫描知情同意书。

6. 注意对受检者敏感腺体的防护及陪伴家属、育龄妇女、婴幼儿的防护。

7. 颌面部 CT 检查后处理过程中需要采用厂家提供的专用口腔软件包。

8. 颈部及咽部检查时应嘱受检者避免吞咽动作。

9. 眼部扫描时嘱受检者闭眼并保持眼球固定不动。

（二）扫描部位与方法

【眼部】

1. 扫描体位　受检者取仰卧位,头部置于头托内,受检者下颌稍上抬,使听眶线垂直于床面,避免受检区域组织重叠;双侧外耳门与床面等距。扫描基线定于听眶线,以利于受检区域显示,双手交叉置于上腹部,对受检者敏感腺体进行防护。

2. 扫描方法

（1）常规平扫:眼部扫描采用正侧位定位像。首先行定位像扫描,在侧位定位像上确定扫描范围,利用正位像使扫描中心点居中于鼻根部,由眶下缘至眶上缘逐层扫描;由于听眶线与视神经走向大体一致,使用该线扫描显示视神经和眼外肌较好,故常用听眶线为扫描基线,扫描范围从眶底至眶顶;另嘱受检者在扫描时闭眼并保持眼球固定不动(图 5-2-1～图 5-2-3);扫描及重建参数见表5-2-1。

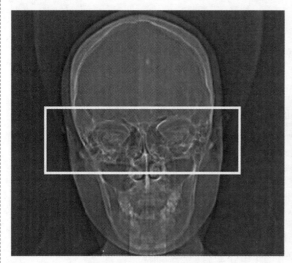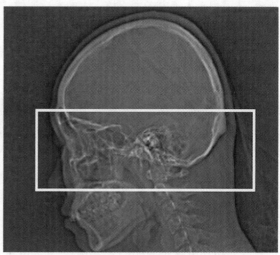

图 5-2-1　眼部正位定位像　　　　　　　　　　图 5-2-2　眼部侧位定位像

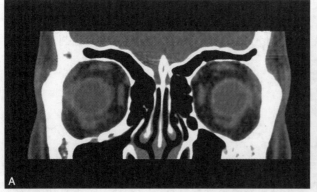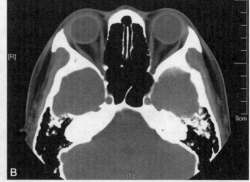

图 5-2-3　眼部图像
A.眼部冠状面;B.眼部横断面。

笔记

表 5-2-1　眼部扫描及重建参数

项目	参数
扫描类型	螺旋扫描
扫描范围	眶底至眶顶
呼吸方式	平静呼吸
定位像	正侧位
管电压	120kV
管电流	200~250mAs
螺距因子	0.562~0.928
采集矩阵	512×512
显示矩阵	512×512
显示野(DFOV)	200~250mm
采集层厚	0.625~1.25mm
重建层厚	1~2.5mm
重建间距	1~2.5mm
重建算法	骨算法、标准算法
窗宽、窗位	软组织窗:窗宽250~300Hu,窗位35~40Hu; 骨窗:窗宽1 000~1 500Hu,窗位250~350Hu

（2）增强扫描:由于眼部软组织对 X 线极其敏感,普通平扫发现病变后,一般首选磁共振进一步检查。若病情急需 CT 增强扫描,需严格遵守适应证,增强扫描的方法:经肘正中浅静脉注射对比剂,注射方法采用团注;对比剂总量为 0.8~1.0ml/kg 计算,注射速率为 2.5~3.0ml/s,常规采用两期扫描,动脉期延迟时间为 25~30s,静脉期延迟时间为 60~65s。扫描体位和扫描参数同常规平扫(见表 5-2-1)。

（3）低剂量眼部扫描:由于眼部组织器官对 X 线非常敏感,尤其是婴幼儿和青少年处于生长发育期,过量的 X 线辐射对其生长发育危害较大,所以眼部 CT 扫描时,在保证图像可用于临床诊断的前提下,尽可能降低扫描参数,制订精确的扫描范围,避免无效照射及重复扫描。

【耳部】

1. 扫描体位　受检者仰卧于检查床上,头部置于头托内,头部稍抬起,使听眶线垂直于检查床,双侧外耳门与床面等距,扫描基线定于眶下缘,冠状线与外耳门齐平,双手交叉置于上腹部,对受检者敏

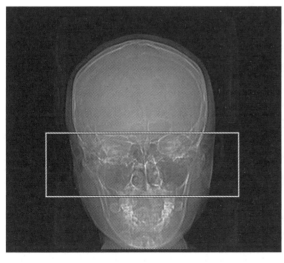

图 5-2-4　耳部正位定位像

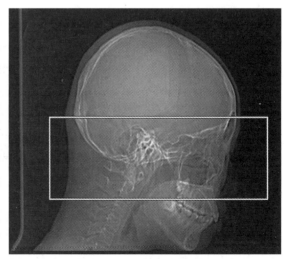

图 5-2-5　耳部侧位定位像

感腺体进行防护。

2. 扫描方法

（1）常规平扫：耳部CT扫描常规采用高分辨力扫描（high resolution CT，HRCT）加左右侧靶重建技术，其最大的优点是具有良好的空间分辨力，可清楚显示耳部小病灶细微结构。

耳部扫描采用正侧位定位像，在侧位定位像上确定扫描范围，上缘包括颞骨岩部上缘，下缘到颈静脉孔下缘，中心点定于外耳门水平，利用正位像居中，以确保扫描部位双侧对称（见图5-2-4～图5-2-6）；扫描完成后需要左右侧分别进行靶重建；扫描及重建参数见表5-2-2。

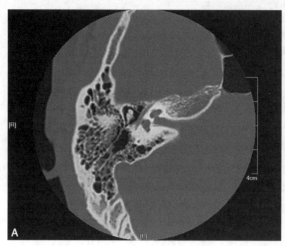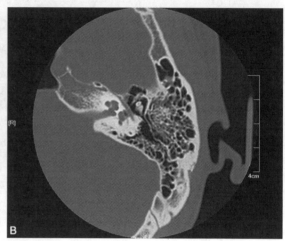

图 5-2-6 耳部图像
A. 右侧靶重建；B. 左侧靶重建。

表 5-2-2 耳部扫描及重建参数

项目	参数
扫描类型	螺旋扫描
扫描范围	颞骨岩部上缘到颈静脉孔下缘
呼吸方式	平静呼吸
定位像	正侧位
管电压	120～140kV
管电流	250～300mAs
螺距因子	0.562～0.928
采集矩阵	512×512
显示矩阵	512×512
显示野（DFOV）	200～250mm
采集层厚	0.625～1.25mm
重建层厚	0.625～1.25mm
重建间距	0.625～1.25mm
重建算法	骨算法
窗宽、窗位	窗宽3 000～4 000Hu，窗位500～800Hu

（2）增强扫描：由于耳部器官多由骨和软骨组成，一般CT平扫即可满足诊断要求，若怀疑耳部肿瘤或软组织发生病变，可考虑增强扫描。经肘正中浅静脉注射对比剂，注射方法采用团注，对比剂用量为0.8～1.0ml/kg，注射速率为2.5～3.0ml/s，扫描延迟时间设为25～30s，扫描延迟时间及是否加扫静脉期可根据患者病情适当调节。

【鼻和鼻窦】

1. 扫描体位

（1）横断面扫描：常规采用仰卧位，受检者仰卧于检查床，头先进，头部置于托架内，嘱受检者下颌尽量内收，使听眦线垂直检查床面，双侧外耳门与床面等距，双手交叉置于上腹部，对受检者敏感腺体进行防护。

（2）冠状位扫描：受检者仰卧位，头部尽量后伸成标准的颏顶位，或者受检者俯卧位头部尽量后仰成顶颏位，两外耳门与床面等距，听眦线与床面平行，可适当倾斜机架角度，对受检者敏感腺体进行防护。

2. 扫描方法

（1）常规平扫

横断面扫描：一般采取侧位定位像，定位像扫描基线与硬腭平行，扫描范围为硬腭扫描至额窦（图5-2-7、图5-2-8）。

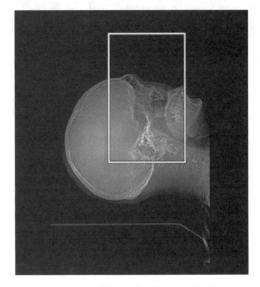

图 5-2-7 横断面扫描侧位定位像

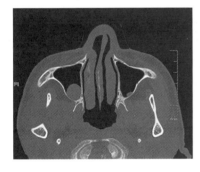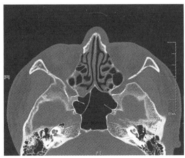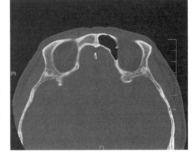

图 5-2-8 横断面扫描图像

冠状面扫描：采用侧位定位像，扫描范围包括额窦、筛窦、蝶窦和鼻腔。扫描条件与横断面扫描相同，对怀疑脑脊液鼻漏的受检者应采用薄层扫描，冠状面与矢状面重建，寻找漏口（图5-2-9、图5-2-10），扫描及重建参数见表5-2-3。

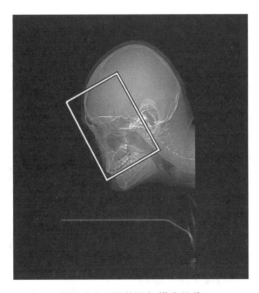

图 5-2-9 冠状面扫描定位像

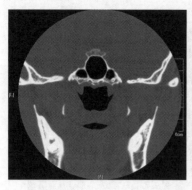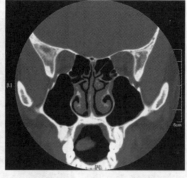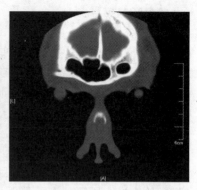

图 5-2-10 冠状面扫描图像

表 5-2-3 鼻和鼻窦扫描及重建参数

项目	参数
扫描类型	螺旋扫描
扫描范围	横断面扫描:硬腭扫描至额窦
	冠状面扫描:包全额窦、筛窦、蝶窦和鼻腔
呼吸方式	平静呼吸
定位像	侧位
管电压	100~120kV
管电流	200~250mAs
螺距因子	0.562~0.928
采集矩阵	512×512
显示矩阵	512×512
显示野(DFOV)	200~250mm
采集层厚	0.625~1.25mm
重建层厚	0.625~1.25mm
重建间距	0.625~1.25mm
重建算法	骨算法
窗宽、窗位	窗宽 2 000~2 500Hu,窗位 500~700Hu

视频:鼻窦
扫描技术

（2）增强扫描:当鼻或鼻窦处有肿瘤或软组织病变时可行增强扫描。经肘正中浅静脉注射对比剂,注射方法采用团注,对比剂总量为 0.8~1.0ml/kg,注射速率为 2.5~3.0ml/s,采用双期,动脉期延迟时间为 25~35s,静脉期延迟时间为 60~70s。一般选择横断面扫描,扫描体位和其他扫描参数同常规扫描。

【颌面部】

1. 扫描体位　常规采用头先进,仰卧位,头部置于托架内,嘱受检者下颌尽量内收,使听眦线垂直检查床面,必要时咬合纱布卷以避免上下牙重叠;双侧外耳门与床面等距,正中矢状面垂直并居中于检查床,冠状线与外耳门上缘齐平,双手交叉置于上腹部,对受检者敏感腺体进行防护。

2. 扫描方法

（1）常规平扫:一般采取侧位定位像,螺旋扫描,以听眦线为扫描基线。扫描时嘱受检者平静呼吸,不要做吞咽动作,扫描范围从眉弓至舌骨层面(图 5-2-11),扫描及重建参数见表 5-2-4。

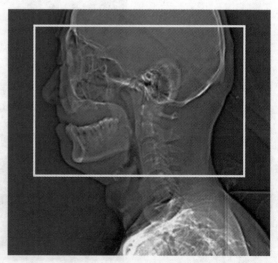

图 5-2-11 颌面部扫描定位像

表 5-2-4　颌面部扫描及重建参数

项目	参数
扫描类型	螺旋扫描
扫描范围	眉弓至舌骨
呼吸方式	平静呼吸
定位像	侧位
管电压	120~140kV
管电流	200~250mAs
螺距因子	0.562~0.928
采集矩阵	512×512
显示矩阵	512×512
显示野(DFOV)	200~250mm
采集层厚	0.625~1.25mm
重建层厚	1.25~2.5mm
重建间距	1.25~2.5mm
重建算法	骨算法、标准算法
窗宽、窗位	骨窗:窗宽 2 000~2 500Hu,窗位 500~700Hu; 软组织窗:窗宽 250~300Hu,窗位 35~40Hu

（2）增强扫描：当颌面部有肿瘤或软组织病变与周围组织分界不清时可进行增强扫描。经肘正中浅静脉注射对比剂,注射方法采用团注,对比剂总量 0.8~1.0ml/kg,注射速率 2.5~3.0ml/s,对比剂注入后 20~25s 开始扫描,扫描体位和其他扫描参数同常规扫描。

【颈部】

1. 扫描体位　受检者采用头先进,仰卧位,头部稍后仰,以减少下颌骨与颈部的重叠,同时两肩放松,两上臂置于身体两侧,以减少肩部骨骼结构对下颈部扫描的影响;听眦线垂直于台面,两外耳门与床面等距离,对受检者敏感腺体进行防护。

2. 扫描范围（图 5-2-12）

（1）全颈部扫描范围:颞骨岩部上缘至颈静脉切迹。

（2）甲状腺扫描范围:自舌骨平面至 T_1 椎体下缘;胸内甲状腺扫描下界应达主动脉弓水平。

（3）茎突扫描范围:自外耳道至 C_5 椎体上缘。

（4）鼻咽部扫描范围:定位像扫描基线与硬腭平行,扫描范围从鞍底至口咽部。

（5）腮腺扫描范围:定位像以听眦线为基线,扫描范围从外耳门至下颌角支。

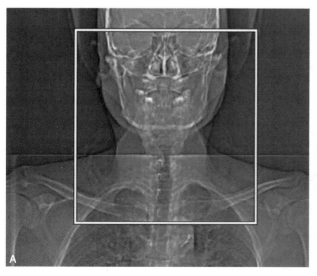
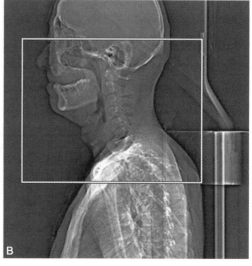

图 5-2-12　颈部扫描定位像
A. 正位定位像;B. 侧位定位像。

（6）牙齿三维扫描：从上牙床上缘 1cm 至下牙床下缘 1cm。

3. 扫描方法

（1）常规平扫：定位像扫描常规用侧位定位像，必要时可扫描正、侧位双定位像。行螺旋扫描，采用软组织算法与最薄层厚无间隔重建（见图 5-2-12、图 5-2-13），扫描及重建参数见表 5-2-5。

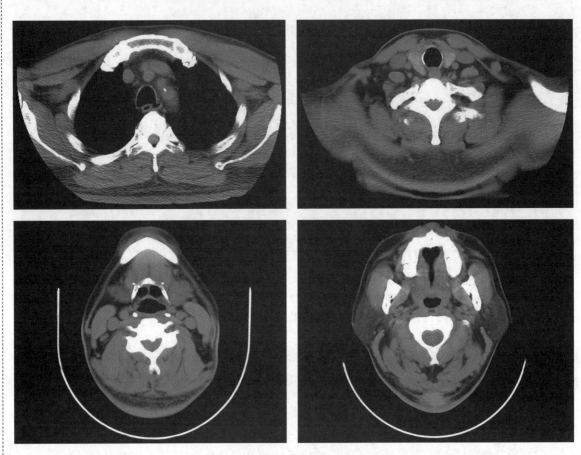

图 5-2-13 颈部扫描图像

表 5-2-5 颈部扫描及重建参数

项目	参数
扫描类型	螺旋扫描
扫描范围	颞骨岩部上缘至颈静脉切迹
呼吸方式	平静呼吸
定位像	侧位
管电压	120～140kV
管电流	200～300mAs
螺距因子	0.8～1.2
采集矩阵	512×512
显示矩阵	512×512
显示野（DFOV）	200～250mm
采集层厚	0.5～1.0mm
重建层厚	2～5mm
重建间距	2～5mm
重建算法	软组织算法
窗宽、窗位	软组织窗：窗宽 250～300Hu，窗位 35～50Hu

（2）常规增强扫描：颈部增强扫描通常是在平扫检查发现病变的基础上进行的。对比剂用量成人为60.0~80.0ml，儿童为2.0ml/kg。注射流率为2.5~3.0ml/s，延迟扫描时间为35~40s。颈部软组织，如肌肉、筋膜、淋巴结及血管等，在CT平扫中多呈现为中等密度，不易区别。而增强扫描则可区分颈部淋巴结与丰富的颈部血管，能了解病变的侵犯范围，帮助对占位性病变的定位和定性诊断。

（3）颈部血管CTA：体位同颈部常规扫描，扫描范围从主动脉弓上缘至颅底（包括Willis环）。采用颈部侧位定位像，常规螺旋扫描，管电压为120kV，有效管电流为200mAs，矩阵为512×512，采集层厚为0.6~1.0mm，重建层厚为1.0mm，层间距为0.6~1.0mm；对比剂用量及延迟时间：对比剂注射流率为4.0~5.0ml/s，对比剂注射完毕后再以相同流率注射生理盐水20.0~30.0ml，延迟时间为15~18s或使用对比剂团注追踪技术自动触发扫描，感兴趣区常置于主动脉弓，设定阈值为80~100Hu（图5-2-14、图5-2-15）。

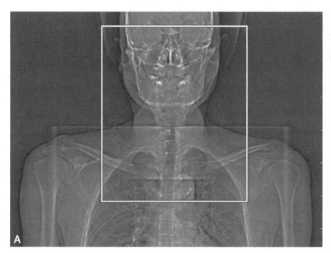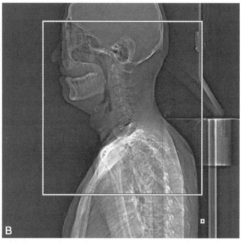

图5-2-14 颈部CTA扫描定位像
A. 颈部CTA正位定位像；B. 颈部CTA侧位定位像。

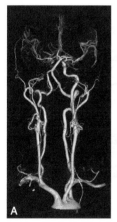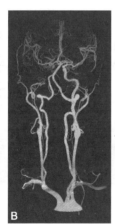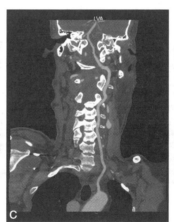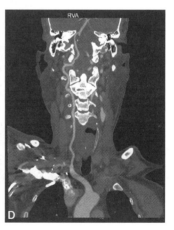

图5-2-15 颈部CTA扫描图像
A. 颈部CTA VR图像；B. 颈部CTA MIP图像；C. 颈部CTA MPR图像-左侧椎动脉；D. 颈部CTA MPR图像-右侧椎动脉。

颈部血管CTA经最大密度投影（MIP）与曲面重组（CPR）等后处理技术重组所得到的二维、三维图像，可清晰显示颈部血管的形态、走行，有助于颈动脉与椎动脉狭窄或扩张、动脉炎及动脉畸形等的诊断。

（三）头颈部相关解剖与常见疾病诊断

1. 相关解剖

（1）眼部：眼眶为底朝前外，尖向内后的一对四棱锥形腔，可分为上、下、内侧、外侧四壁，容纳眼球及附属结构。眼球是视器的主要部分,近似球形,位于眶内,后部借视神经连于间脑的视交叉。眼球由壁和内容物构成;眼球壁由外向内依次为眼球纤维膜、眼球血管膜和视网膜3层,眼球内容物由房水、晶状体玻璃体组成(图5-2-16)。

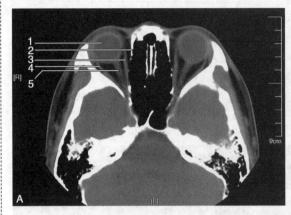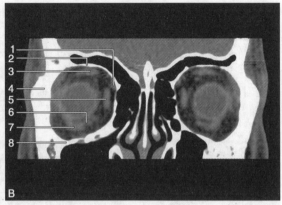

图 5-2-16 正常眼部 CT 解剖

A.横断面 CT 解剖图像:1.眼球;2.眼眶内壁;3.内直肌;4.外直肌;5.视神经;B.冠状面 CT 解剖图像:1.上斜肌;2.眼眶上壁;3.上直肌;4.眼眶外壁;5.内直肌;6.下斜肌;7.下直肌;8.眼眶下壁。

(2)耳:耳分外耳、中耳和内耳。外耳包括耳郭、外耳道和鼓膜3部分。中耳由鼓室、咽鼓管、乳突窦和乳突小房组成。内耳又称迷路,全部位于骨岩部的骨质内,在鼓室内侧壁与内耳道底之间,其形状不规则,构造复杂,由骨迷路和膜迷路两部分组成(图5-2-17)。

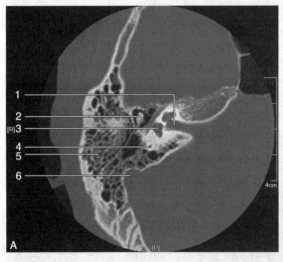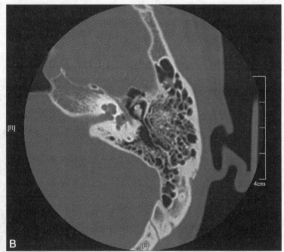

图 5-2-17 正常耳部 CT 解剖

A.右侧靶重建:1.外耳道;2.听小骨;3.耳蜗;4.半规管;5.乳突气房;6.乙状窦;B.左侧靶重建。

(3)鼻与鼻窦:鼻窦有4对,左右相对分布,包括额窦、筛窦、蝶窦和上颌窦(图5-2-18)。

(4)咽与喉:咽既是消化道,又是呼吸道。人为地将咽腔分为鼻咽、口咽和喉咽三部分。喉主要由喉软骨和喉肌构成,上界是会厌上缘,下界为环状软骨下缘。

(5)甲状腺与甲状旁腺:甲状腺位于颈前部,呈"H"形,分为左、右两个侧叶,之间以甲状腺峡相连。甲状旁腺是上下两对扁圆形小体。上甲状旁腺位置比较固定,位于甲状腺侧叶后缘上、中1/3交界处。下甲状旁腺位置变异较大,大多位于甲状腺侧叶后缘近下端的甲状腺下动脉处。

2.常见疾病诊断

(1)眼眶:眼眶常见疾病包括眼眶骨折、特发性眶部炎症、视神经脑膜瘤等。

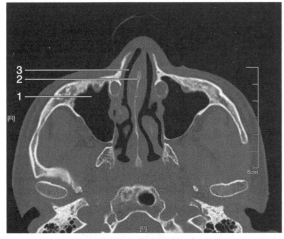
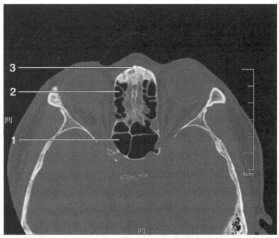

1.上颌窦；2.鼻中隔；3.鼻道　　　　　　　　1.蝶窦；2.筛窦；3.鼻骨

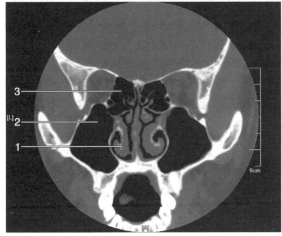
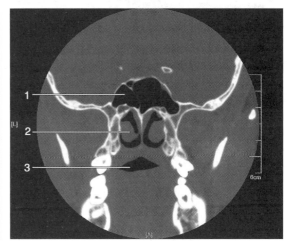

1.下鼻甲；2.上颌窦；3.筛窦　　　　　　　　1.蝶窦；2.上鼻甲；3.咽

图 5-2-18　正常鼻与鼻窦 CT 解剖

眼眶骨折在头部外伤中常见,骨算法重建能清楚显示眶壁骨质连续性中断、明显移位或粉碎性改变;软组织算法重建可显示眶内软组织的各种变化(图 5-2-19)。特发性眶部炎症又称炎性假瘤,在 CT 表现上常分为不同类型:眶隔前炎型主要表现为隔前眼睑组织肿胀增厚;肌炎型为眼外肌增粗,以上直肌和内直肌最易受累;巩膜周围炎型眼球壁增厚;视神经束膜炎型为视神经增粗,边缘模糊;弥漫型可累及眶前软组织,肌锥内外、眼外肌、泪腺及视神经等(图 5-2-20)。

（2）鼻骨、鼻窦:鼻骨骨折、鼻咽癌、上颌窦癌、鼻窦炎(图 5-2-21)。

鼻骨骨折可分为单发骨折和多发骨折,表现为骨质连续性中断、粉碎、移位。鼻窦炎多表现为窦腔内密度增高影,急性期发作时可见气液平面,窦壁可硬化、肥厚,窦腔大小正常或减小。

（3）耳、颞骨:先天性耳畸形、表皮样瘤、中耳乳突炎、颞骨骨折等。

中耳乳突炎好发于儿童,多表现为乳突气房密度增高,气房间隔骨质吸收,密度减低,鼓室、乳突窦内积脓,表现为密度增高,有时可见气液平面。

（4）颌面部:牙源性囊肿、牙源性肿瘤、非牙源性肿瘤、涎腺疾病等。

牙源性囊肿发生于颌骨内,与成牙组织或牙有关;在 CT 上多表现为颌骨内圆形或椭圆形低密度区,CT 值为 20~45Hu,病灶轮廓清晰,边缘光滑整齐。

（5）喉、颈部:颈部血管变异、桥本甲状腺炎、甲状腺肿、甲状腺肿瘤、喉癌等。

（四）头颈部 CT 扫描注意事项

1. 眼眶　受检者闭眼并保持眼球不动,以免产生伪影影响诊断;球内异物应标注方位与周围组织关系。由于眼部组织结构对 X 线比较敏感,故不宜短期多次行 CT 检查。

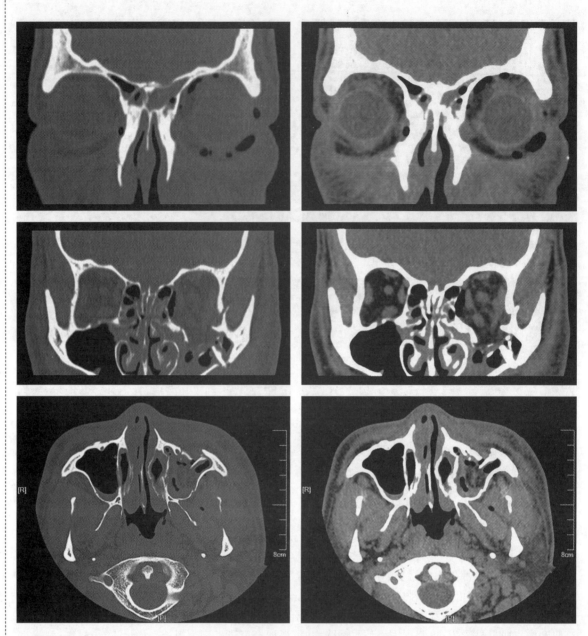

图 5-2-19　眼眶骨折

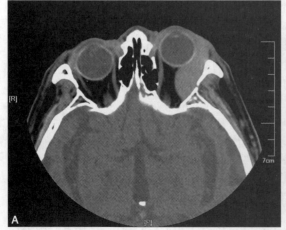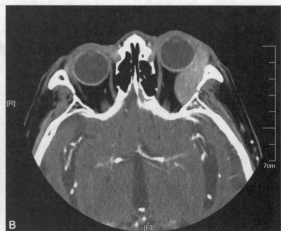

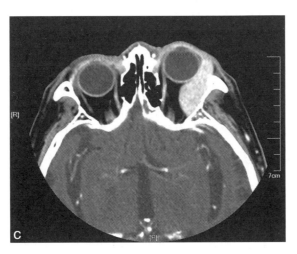

图 5-2-20　眼眶炎性假瘤
A. 眼眶 CT 平扫；B. 眼眶 CT 增强扫描动脉期；C. 眼眶
CT 增强扫描静脉期。

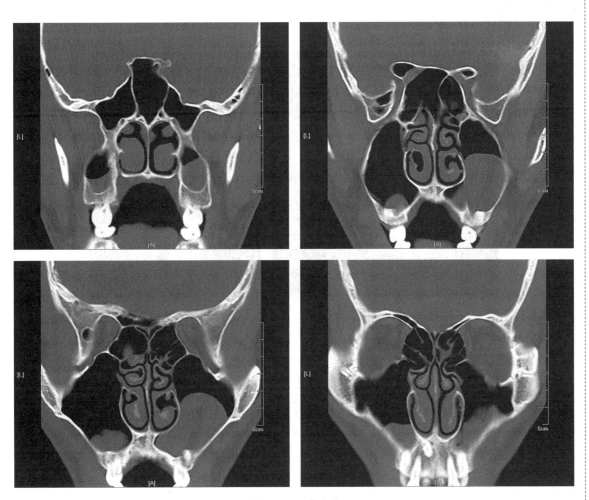

图 5-2-21　鼻窦炎

2. 耳部　耳部图像采用骨窗重建,耳部占位性病变部位需标注病变大小、位置、形态、测量相关组织间距离。

3. 鼻与鼻窦　怀疑脑脊液鼻漏时应薄层扫描,冠状面、矢状面重建;怀疑鼻窦外伤的受检者需行骨窗重建;鼻骨骨折时行三维 VR 重组。

4. 颌面部　行牙齿三维重组时应薄层扫描,怀疑颌骨外伤的受检者需行骨窗重建,必要时行三维 VR 重组。

5. 颈部　颈部的图像采用软组织窗重建,排版打印以横断位重建图像及冠状位重建图像为主。颈部的占位性病变部位需标注病变大小、位置、形态、测量相关径线。

6. 扫描过程中应注意辐射防护,尤其注意对育龄妇女、婴幼儿的防护。

7. 增强扫描时密切观察受检者反应,遇有过敏反应发生应立即停止检查。

三、头颈部 CT 图像处理与后处理和排版打印

（一）图像处理与后处理

1. 窗口技术　头颈部图像常规采用软组织窗观察。病变侵犯骨组织时,需加骨算法重建,采用软组织骨窗观察骨结构,具体见上述表中参数。

2. 图像后处理　重组技术分为眼眶、耳部、鼻和鼻窦、颌面部及颈部进行。

（1）眼眶:多层螺旋 CT 能够获得很好的冠状面和矢状面图像。如需更好的显示眶壁的情况,可以将容积数据进行 1mm 薄层重建并进行 MPR 图像重组,可以多方位观察病变。

（2）耳部:由于颞骨内结构排列方位不同,在不同位置的层面上同一结构显示程度有差别。耳部组织器官细微复杂,扫描后可将数据进行 MPR、VR 等图像后处理,MPR 及 VR 技术显示听小骨、前庭结构及面神经管走行效果较好(图 5-2-22)。

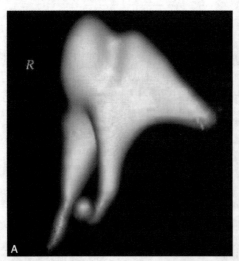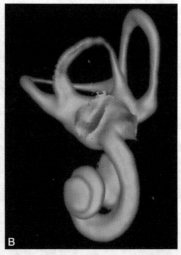

图 5-2-22　听小骨及耳蜗 VR 图
A. 听小骨;B. 耳蜗。

（3）鼻和鼻窦:常规采用软组织窗,窗宽 350～400Hu,窗位 40～45Hu。扫描完成后可进行层厚、层距 1mm 的薄层重建,并做冠状面重组以获得冠状面图像,便于诊断。

（4）颌面部:颌面部病变常累及骨组织,扫描完成后行层厚、层间隔 1mm 的薄层重建,再进行 SSD 或 VR 三维重组,颌面部的三维重组图像可直观显示整个骨结构,并可旋转各个角度,全方位显示颌面部的病变,尤其是骨折的情况,为术前诊断或颌面整形提供可靠的信息。

（5）颈部:CT 扫描图像采用软组织窗显示,定位像的窗宽和窗位调至颈部软组织和椎体等结构清晰显示。平扫与增强的图像,需分别按顺序进行排版打印;对于小病灶则可选择病灶中心层面进行测量与放大。

（二）图像排版与打印

平扫与增强的图像,需分别按顺序进行排版与打印。对于小病灶则可选择病灶中心层面进行测量与放大。

1. 眼眶　常规图像采取软组织算法,外伤或可疑骨质破坏应选取骨窗图像,排版时厚层采集全部轴位图像;病变部位应追加矢状位和冠状位的图像采集,球内异物图像采集采用冠状面、横断面和矢状面相结合,同时标注异物方位,为手术提供可靠路径,提高手术成功率。

2. 耳部　组织结构多为骨及软骨组成,常规采集骨窗图像排版与打印,以横断位靶重建图像为主要采集对象,冠状面图像为辅。

3. 鼻与鼻窦　常规采用横断面、冠状面及 VR 图像,进行打印。

4. 颌面部　常规采用横断面及冠状面图像,进行打印。

5. 颈部　常规采用横断面及冠状面图像,进行打印。

病例讨论

本节小结

本节介绍了眼眶、耳部、鼻和鼻窦、颌面部及颈部 CT 的检查适应证、禁忌证、相关准备与扫描部位、扫描方法、头颈部 CT 图像处理与后处理。详细介绍了各个检查部位的扫描适应证、检查前准备、扫描方法与扫描参数等。

头颈部 CT 检查对眼眶和眼球良恶性肿瘤、眼肌病变、乳突及内耳病变、鼻窦及鼻腔炎症、息肉及肿瘤、鼻咽部肿瘤、喉部肿瘤、甲状腺肿瘤以及颈部肿块等均有较好的显示能力;多平面重组、容积重组等后处理技术可以全方位反映病变的密度、形态、大小、位置及相邻组织器官的改变,对外伤、肿瘤等病变的显示可靠、清晰、逼真,可以更有效地指导手术。

颈部 CTA 检查可以清晰观察颈部血管的形态,对狭窄、动脉瘤及血管畸形的诊断非常准确。并且可以观察血管和颈部骨性结构的关系,如钩椎关节和椎动脉的关系,对判断此类型的颈椎病很有帮助,也是颈部 CTA 优于 MRA 的一个方面。

（暴云锋）

思考题

1. 简述眼部扫描体位的设计和注意事项。
2. 耳部采用哪种扫描方式? 如何进行耳部靶重建?
3. 鼻窦的扫描体位有哪些? 分别简述其扫描流程。
4. 简述颈部 CT 血管成像的扫描前准备。

扫一扫,测一测

第三节　胸部 CT 检查技术

第五章第三节　课件

学习目标

1. 知识:掌握胸部 CT 检查的适应证、禁忌证、注意事项、相关准备及扫描方法;熟悉胸部 CT 检查的图像处理与后处理;了解胸部 CT 的图像排版及打印。

2. 技能:能够准确、规范地使用胸部 CT 检查技术。结合实际情况,恰当选择并灵活运用 CT 胸部检查技术。

3. 素质:树立全心全意为受检者服务的理念,爱岗敬业、勤于奉献,具有高度的责任感。

笔记

患者,男性,68岁,吸烟45年,咳嗽、咳痰12年余,持续痰中带血1个月余,无明显发热。胸部DR检查显示:左肺门明显增大。

问题:

应该做哪项影像检查以进一步明确诊断?

一、胸部 CT 检查适应证与禁忌证

（一）适应证

1. 肺　良恶性肿瘤、结核、炎症、间质性病变及外伤等。

2. 纵隔　肿瘤、肿大淋巴结、血管病变等。

3. 胸膜和胸壁　胸腔积液、胸膜增厚、气胸,了解胸壁疾病的侵犯范围及肋骨和胸膜的关系,了解外伤后有无气胸、胸腔积液及肋骨骨折等征象。

4. 心脏与心包　心包积液、心包肥厚及钙化程度,鉴别心脏原发或继发肿瘤等。

5. 大血管病变　胸部大血管病变,包括主动脉瘤、主动脉夹层、肺动脉栓塞、大血管畸形等,对病变的程度、范围及并发症能较好地显示。

（二）禁忌证

1. 有严重的心、肝、肾衰竭的受检者不宜进行 CT 增强检查。

2. 对碘对比剂过敏的受检者不宜进行 CT 增强检查。

3. 重症甲状腺疾病及哮喘的受检者不宜进行 CT 增强检查。

4. 妊娠妇女应慎行 CT 检查。

二、相关准备与扫描部位、扫描方法

（一）相关准备

1. 认真阅读申请单,明确检查部位,了解检查目的和要求,对检查目的、要求不清的申请单,应与临床医师核准确认。

2. 去除胸部所有金属物、饰物、外敷药物,防止产生伪影。

3. 训练受检者呼吸与屏气。耳聋及不配合屏气的受检者,在病情许可的情况下,可训练陪同人员帮助受检者屏气。

4. 扫描中受检者体位须保持不动,婴幼儿及不配合的成人受检者应视情况给予药物镇静。

5. 向受检者说明检查床移动和扫描室噪声属于正常情况,并告知扫描所需时间,以消除受检者紧张心理。

6. 对眼球、甲状腺、性腺等进行必要的防护,扫描过程需要陪同人员时,同时应注意陪同人员的防护。

7. 增强扫描前,需了解受检者有无碘对比剂禁忌证,有无其他药物过敏史,肾毒性药物使用情况,哮喘等。签署对比剂过敏反应告知书。需禁食4h以上。护士做好对比剂注入前的准备工作,建立外周静脉通道,并与高压注射器连接。

（二）扫描部位与方法

1. 扫描体位　受检者常规取仰卧位,头先进,胸部正中矢状面垂直于扫描床平面并与床面长轴中线重合,双上肢自然上举抱头,若受检者上肢上举困难可自然置于身体两侧。驼背、不宜仰卧者,或需对少量胸腔积液和胸膜增厚进行鉴别诊断等特殊情况可取侧卧位或俯卧位。对受检者敏感腺体进行防护。

2. 扫描方法

（1）常规平扫

1）定位像扫描:常规扫描胸部前后位正位像(图 5-3-1)。

2）呼吸方式:扫描时受检者需深吸气后屏气。

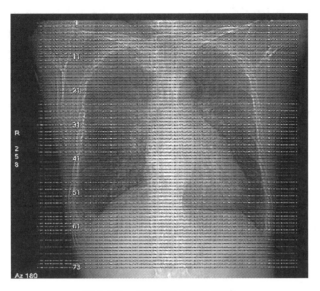

图 5-3-1 胸部 CT 扫描定位像

3）扫描范围：自肺尖至肺底，具体可自肺尖至正位定位像上较低侧肋膈角下 2~3cm。

4）扫描参数：常规胸部 CT 扫描采用螺旋扫描方式，扫描参数依据受检者具体情况而设置（表 5-3-1）。

表 5-3-1 胸部扫描及重建参数

项目	参数
扫描类型	螺旋扫描
扫描范围	肺尖至肺底（自肺尖至较低侧肋膈角下 2~3cm）
呼吸方式	深吸气后屏气
定位像	正位
管电压	100~120kV
管电流	200~300mAs
螺距因子	0.986~1.375
采集矩阵	512×512
显示矩阵	512×512
显示野（DFOV）	30~40cm
采集层厚	0.625~1.25mm
重建层厚	5~7mm
重建间距	5~7mm
重建算法	肺算法、高分辨算法
窗宽、窗位	肺窗：窗宽 1 000~1 500Hu，窗位-800~-600Hu； 纵隔窗：窗宽 300~500Hu，窗位 30~50Hu； 骨窗：窗宽 1 000~1 500Hu，窗位 250~350Hu

对于呼吸困难不能屏气者或者婴幼儿，扫描中应适当增大螺距，缩短扫描时间，以减少运动伪影。

（2）肺部 HRCT 扫描：肺部 HRCT 由 Zerhouni 于 1985 年首先提出，基本技术要点是薄层扫描（0.6~2.0mm）、高分辨力算法重建和小 FOV 显示。在肺部 CT 扫描中，HRCT 是最能清晰显示正常肺部解剖和病理改变细节的影像手段。HRCT 的空间分辨力可达 0.3mm，在 HRCT 图像上支气管壁厚度

视频：胸部
CT 扫描技术

笔记

在 0.3mm 以上,管径为 2~3mm 的支气管均能显示。同样,肺血管直径达 0.3mm 者也能显示。因此,肺部 HRCT 是检查评估急性或弥漫性呼吸系统疾病、肺弥漫性间质性病变或肺泡病变的有效手段。

1)适应证:肺部弥漫性网状病变、肺囊性病变、结节状病变、气道病变及胸膜病变的诊断和鉴别诊断;支气管扩张、硅沉着病等。

2)扫描体位:受检者仰卧,双上肢自然上举抱头。同胸部常规平扫体位。

3)呼吸方式:深吸气后屏气。

4)扫描方法

①定位像扫描:常规扫描胸部前后位正位像。

②扫描范围:自肺尖至较低侧肋膈角下 2~3cm。

③扫描参数:采用高管电压和高管电流扫描,即 140kV,140~210mAs。层厚为 0.6~1.0mm。图像重建采用高分辨力算法。

(3)增强扫描:增强检查通常是在平扫检查发现病变的基础上进行的。常规增强检查对胸膜、纵隔病变及肺内实质性病灶的诊断及鉴别诊断具有重要意义。使用对比剂的主要目的是评价软组织强化情况和显示血管,可以明确纵隔病变与心脏大血管的关系,有助于病变的定位与定性诊断,尤其对良、恶性病变的鉴别诊断有较大的帮助。

1)扫描体位:受检者仰卧,双上肢自然上举抱头。同胸部常规平扫体位。

2)呼吸方式:深吸气后屏气。

3)扫描方法

①定位像扫描:常规扫描胸部前后位正位像。

②扫描范围:自肺尖至较低侧肋膈角下 2~3cm。

③扫描参数:设置同胸部平扫。静脉注射对比剂 60~70ml,注射速率一般为 2.5~4.0ml/s,扫描延迟时间从开始注射对比剂时计时,动脉期扫描延迟时间为 25~30s,静脉期为 55~65s(图 5-3-2)。

(4)胸部 CT 血管成像(CTA):见本章第八节心脏与血管 CT 检查技术(图 5-3-3)。

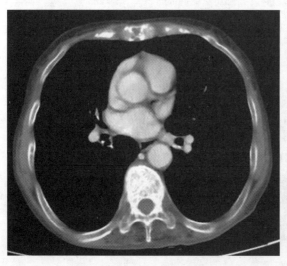

图 5-3-2　胸部 CT 增强扫描

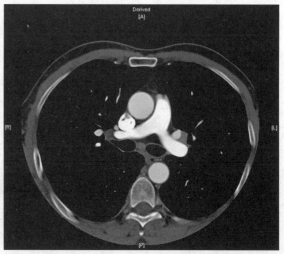

图 5-3-3　胸部 CT 血管扫描

(5)胸部低剂量扫描:随着 CT 检查技术的广泛应用,辐射剂量及其潜在的致癌作用越来越受到关注。调查显示,2006 年美国人群中人均接受的平均有效辐射剂量为 6.2mSv,是 1980 年人均接受辐射剂量的两倍。医疗辐射对人群总有效辐射剂量的占比亦从 1980 年的 15% 上升至 2006 年的 48%,其中 CT 所占比例最大。现在低剂量扫描已广泛应用于呼吸系统的查体,可对肺部疾病进行有效筛查,而且大幅度降低了 X 线的辐射剂量。低剂量扫描技术主要通过各种低剂量技术和优化扫描参数,如管电流、管电压等,达到降低辐射剂量,同时保证图像质量的目的。

婴幼儿、少年儿童胸部 CT 扫描为了使受检者减少不必要的辐射损伤,也可采用胸部低剂量 CT 扫描。

笔记

（三）胸部相关解剖与常见疾病诊断

1. 胸部相关解剖

（1）胸壁：胸壁的软组织和骨骼均可在纵隔窗上显示，采用骨窗可观察骨骼病变。

1）软组织：胸壁前方有女性乳房。可显示胸壁的各组肌肉，肌间可见薄脂肪层。腋窝内充满脂肪，其内可见血管影，有时可见小淋巴结影。

2）骨骼：胸骨与锁骨形成胸锁关节。通常一个 CT 横断面可见多根肋骨的部分断面。肩胛骨位于胸廓背侧，呈斜条状结构。

（2）气管与支气管：胸段气管在 CT 图像上基本位于中线位置，多呈圆形或椭圆形，也可成马蹄形或倒梨形，但在儿童为圆形。在纵隔窗上，气管与周围大血管结构分界多较清楚。气管后壁为纤维膜，多呈均匀的线状影，与椎前软组织无法区分。

右主支气管较左侧短而粗。多平面重组或者三维重组可显示主支气管的长轴形态。常规 CT 检查的层厚能显示肺叶支气管和肺段支气管，薄层扫描可显示亚段支气管。

（3）肺叶和肺段：肺叶和肺段的区分依据相应支气管及伴随血管的分布及一般解剖位置来进行判断。支气管及其伴随的肺段动脉位于肺叶及肺段中心，而叶间裂和肺段静脉主支构成肺叶、肺段的边缘。

（4）纵隔：纵隔结构主要通过纵隔窗观察。心脏内的血液与心肌密度近似。胸腺位于上纵隔血管前间隙，见于主动脉弓与肺动脉之间的层面，分左右两叶，形状似箭头，尖端指向胸骨，箭头正中常见脂肪组织形成的间隙。正常的纵隔淋巴结直径多小于 10mm，前纵隔淋巴结较多，气管旁较少，心包旁最少（图 5-3-4）。

（5）胸膜：叶间裂平面与 CT 扫描层面平行和用较厚层面（10mm）显示时，表现为无肺纹理的区域；而其与扫描层面近于垂直或用较薄层面（1~2mm）检查时，特别是 HRCT 冠状面、矢状面重组时，则显示为高密度线状影（图 5-3-5）。

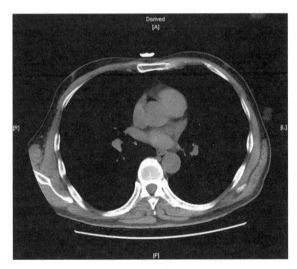

图 5-3-4　胸部 CT 图像纵隔窗

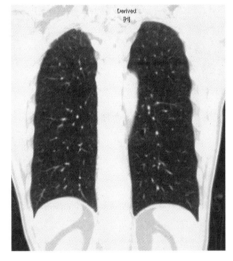

图 5-3-5　胸部冠状面 CT 重组（MPR）

（6）膈肌：CT 图像上大部分膈肌与相邻脏器如心脏、肝、脾等重叠。膈肌后下部形成两侧膈肌脚，为膈肌与脊柱前纵韧带相连续而形成，简称膈脚（图 5-3-6）。

2. 胸部常见疾病诊断

（1）大叶性肺炎：多见于青壮年，临床上起病急，以突发高热、寒战、胸痛、咳嗽、咳铁锈色痰为临床症状。白细胞计数及中性粒细胞明显升高。

X 线是大叶性肺炎最常用的影像检查方法，胸部 CT 用于鉴别诊断。

CT 平扫：主要是实变的病变呈大叶性或肺段性分布，病变中可见空气支气管征，病变边缘被胸膜所局限且平直，实变的肺叶体积通常与正常时相同，消散期病变呈散在的、大小不一的斑片状影，进一步吸收，病灶可完全消失或仅见条索状阴影（图 5-3-7）。

（2）肺癌：肺癌是指原发于支气管上皮、腺上皮或肺泡上皮的恶性肿瘤，也是肺内最常见的恶性肿瘤。

1）中央型肺癌

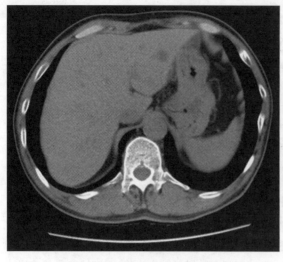

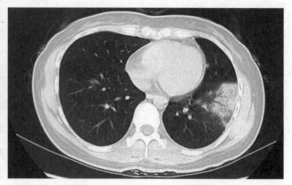

图 5-3-6 胸部 CT 图像(显示膈脚)　　　　　　　图 5-3-7 左肺下叶大叶性肺炎

①CT 平扫:当肿瘤局限于支气管内,或仅有支气管管壁轻度增厚及管外小结节时,薄层扫描或 HRCT 可见支气管壁增厚及腔内、外结节,可显示支气管狭窄甚至截断。当肿瘤向管壁外生长时,可在肺门区形成肿块,螺旋 CT 多平面重组(MPR)及容积重组(VR)能够更清楚地显示肿瘤部位、范围及近端支气管狭窄情况。支气管 CT 仿真内镜(CTVE)可显示支气管内壁的情况。

②CT 增强:肿块呈轻、中度均匀或不均匀强化(图 5-3-8)。

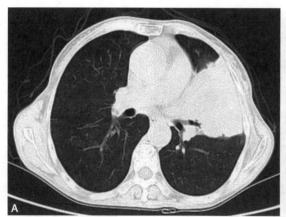

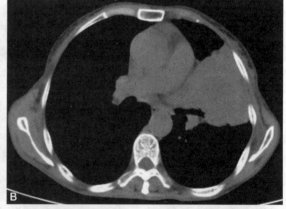

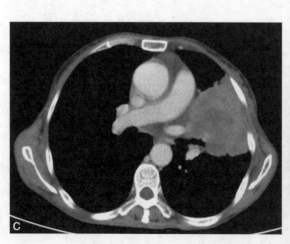

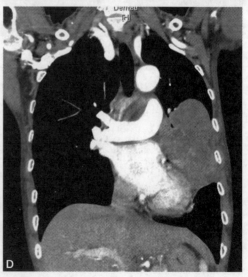

图 5-3-8 左肺中央型肺癌

2）周围型肺癌

①CT 平扫:表现为肺内实性结节、磨玻璃影、混合密度结节影。多数肿瘤边缘毛糙,可见分叶、短毛刺、胸膜凹陷征、支气管血管集束征等。

②CT 增强:呈轻度、中度均匀或不均匀强化(图 5-3-9)。

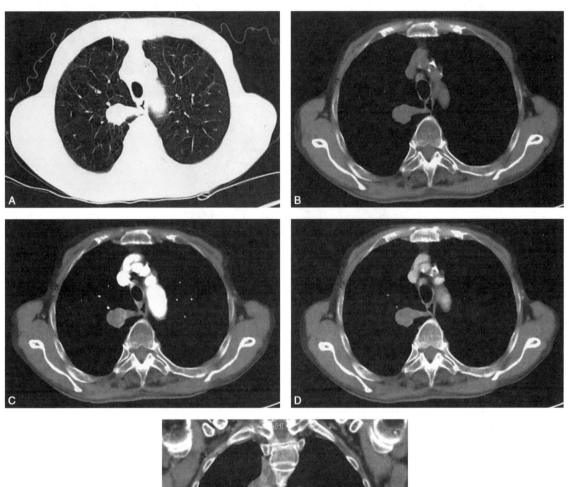

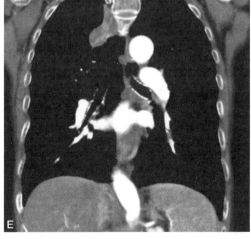

图 5-3-9　右肺上叶周围性肺癌

（3）肺转移瘤:肺是转移瘤的好发部位,多数患者表现为原发肿瘤症状,少数也可表现为咳嗽、胸痛、咯血等呼吸道症状。原发恶性肿瘤向肺内转移的途径有血行转移、淋巴道转移和肿瘤直接侵犯。

CT 平扫:血行转移表现为单发或多发结节,边界清楚,大小不一。淋巴转移表现为沿淋巴管分布的结节,支气管血管束增粗,小叶间隔呈串珠样改变或不规则增粗(图 5-3-10)。

（4）肺栓塞:肺栓塞是指内源性或外源性栓子阻塞肺动脉或其分支造成肺循环障碍的病理生理

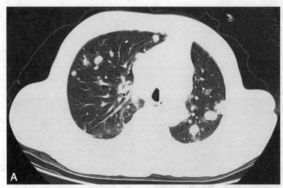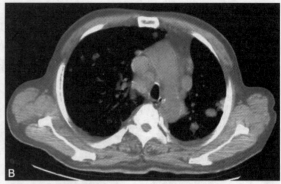

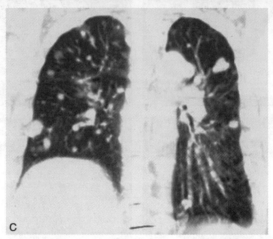

图 5-3-10　双肺多发转移瘤

综合征。大多数肺栓塞患者的栓子源于下肢深静脉血栓,原发于肺动脉的血栓也可引起肺栓塞。

CTA:直接征象表现为血管内充盈缺损和管腔阻塞。间接征象表现为肺血减少或者"马赛克征"、肺体积变小等改变。

（四）胸部 CT 扫描注意事项

1. 注意对扫描部位之外的区域进行必要防护,尤其应注意对婴幼儿、少年儿童、育龄期妇女的防护。

2. 对呼吸困难不能屏气者或婴幼儿,扫描中应适当加大管电流,增加螺距,缩短扫描时间,以减少运动伪影。

3. 增强扫描时密切观察受检者的反应,若出现过敏反应必须立即停止检查,并按照对比剂过敏反应处理原则积极配合医护人员进行抢救。

三、胸部 CT 图像处理与后处理和排版打印

（一）图像处理与后处理

1. 窗口技术　胸部 CT 扫描图像通常采用肺窗和纵隔窗进行观察。肺窗的窗宽为 1 000 ~ 1 500Hu,窗位为 −800 ~ −600Hu;纵隔窗的窗宽为 300 ~ 500Hu,窗位为 30 ~ 50Hu。肺窗主要显示肺组织及其病变,纵隔窗主要显示纵隔结构及其病变,并用于观察肺组织病变的内部结构,确定有无钙化、脂肪及含气成分等。骨窗的窗宽为 1 000 ~ 1 500Hu,窗位为 250 ~ 350Hu,主要用来观察肋骨、胸骨、胸椎等骨质情况。对于肺部的磨玻璃样密度影或混合密度结节影等,可根据实际情况由肺窗向纵隔窗慢慢调节,选择最佳的窗宽、窗位进行观察(图 5-3-11)。

2. 图像重建　胸部 CT 扫描图像常规选用 5 ~ 7mm 层厚重建。需要进一步进行 MPR、VR 等重组后处理时,通常需要再进行薄层重建,选用 0.6 ~ 2.0mm 层厚,重建间隔 0.5 ~ 2.0mm,多选择重叠重建。

3. 图像重组　多平面重组(MPR)可以在任何一个平面显示,也可以采用 CPR 曲面方式显示,或者进行拉直显示。胸部 CT 扫描图像通常以 1mm 层厚进行 MPR 重组(图 5-3-12),其方法简单、快捷,可较

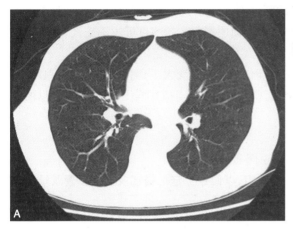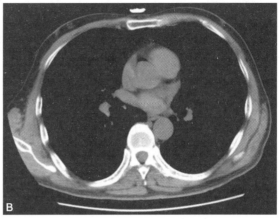

图 5-3-11　胸部 CT 肺窗及纵隔窗图像

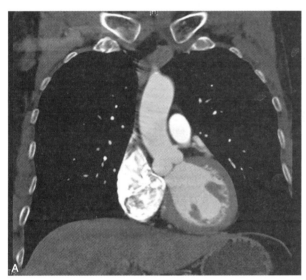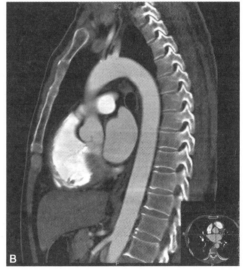

图 5-3-12　胸部血管冠状位、矢状位重组

好地显示胸部器官病变复杂的解剖关系,有利于病变的准确定位,常作为横断面图像的重要补充。

容积再现(VR)可用于肋骨、锁骨、肩胛骨、脊柱、胸部血管及肿瘤的显示(图 5-3-13)。

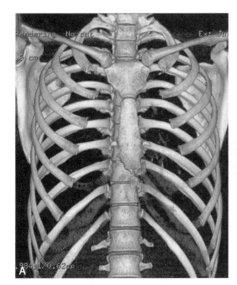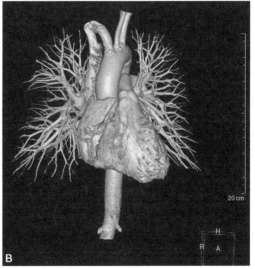

图 5-3-13　胸部 VR 重组

最大密度投影(MIP)可清楚显示胸部血管管壁的钙化斑块,血管及食管内支架等情况。最小密度投影(MinIP)主要用于气管、支气管结构与病灶的显示。表面阴影显示(SSD)可用于支气管、血管以及肿瘤的表面形态的显示等,空间立体感强,解剖关系清晰,有利于病灶的定位。

4. 测量与标注　测量病灶层面CT值及大小,病变部位需标注病变大小、测量相关径线。必要时测量病灶层面增强前后的CT值。平扫和增强扫描测量CT值时,原则上应在同一层面上测量,以便对照分析。

(二)胸部CT图像排版与打印

1. 选择合适的窗宽、窗位,常规需打印肺窗和纵隔窗两套图像。

2. 对于一些小的病灶可进行局部放大或进行各种重组,以便进行定位描述及病变位置及结构细节的观察。

3. 图像排版时根据图像总数计算窗格(行×列),先将定位像输入打印窗格,然后按照人体的解剖顺序从上到下,依次输入平扫图像、增强图像和/或后处理图像。

4. 利用影像存储与传输系统(PACS)进行数字化存储和管理,来实现影像信息本地及远程查询、浏览、打印等功能。

视频:胸部CT图像后处理

本节小结

本节介绍了胸部CT检查的适应证及禁忌证、相关准备、扫描部位、扫描方法、相关解剖、常见疾病诊断及图像处理与后处理等。详细介绍了胸部常规扫描、增强扫描、高分辨扫描、低剂量扫描等的扫描方法、扫描参数等。

胸部CT检查对肺、纵隔、胸壁、肋骨、心脏等部位的良恶性肿瘤、炎症、外伤等均有较好的显示能力;多平面重组、容积重组等后处理技术可以全方位反映病变的密度、形态、大小、位置及相邻组织器官的改变,显示病变可靠、清晰、逼真,可以更有效地指导临床工作。

胸部CT检查时要注意融合解剖、临床、设备等方面的知识,熟练掌握、灵活运用CT检查技术,具备人文关怀精神,与受检者良好沟通,准确、迅速地完成胸部检查项目。

(徐　惠)

思考题

1. 胸部CT扫描的适应证有哪些?
2. 胸部CT的扫描方法有哪些?
3. 胸部CT的后处理技术有哪些?

扫一扫,测一测

笔记

第四节　腹部 CT 检查技术

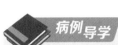

学习目标

　　1. 知识:掌握腹部 CT 检查适应证、禁忌证、注意事项、相关准备及扫描方法;熟悉腹部 CT 检查的图像处理与后处理;了解腹部 CT 的图像排版及打印。

　　2. 技能:能够准确、规范地使用腹部 CT 检查技术,并结合实际情况灵活运用。

　　3. 素质:树立全心全意为受检者服务的理念,爱岗敬业、勤于奉献,具有高度的责任感。

病例导学

　　患者,男性,70 岁,慢性肝炎病史 20 余年,肝区疼痛、纳差、消瘦 1 个月余,查体:轻度黄疸,肝肋下 5cm,腹部膨隆。

　　问题:

　　该患者需要做哪些影像学检查?

一、腹部 CT 检查适应证与禁忌证

（一）适应证

　　1. 先天性变异　腹部实质性脏器（肝脏、脾脏及肾脏）的缺如、异位、畸形等;先天性肝内外胆管的各种变异。

　　2. 闭合性及开放性外伤　腹部实质脏器的挫伤、挫裂伤及破裂伤;空腔脏器的穿孔及断裂等。

　　3. 结石及炎性病变　肝内外胆道系统的结石,如肝内外胆管结石、胆囊结石、肝总管及胆总管结石等;实质脏器的炎症、脓肿、结核及寄生虫感染,如胆囊炎、胰腺炎、肝脓肿、肝结核及肝棘球蚴病等。

　　4. 良、恶性肿瘤　胃肠道间质瘤、腺癌及类癌等;肝脏血管瘤、肝细胞局灶性结节性增生、腺瘤及肝癌等;胆道系统的腺肌瘤、胆管癌等;胰腺导管内乳头状黏液性肿瘤、胰岛细胞瘤及腺癌等;脾脏血管瘤、淋巴瘤、网状内皮细胞瘤及转移性肿瘤等。

　　5. 腹膜后病变　腹膜后纤维化、神经源性肿瘤等。

　　6. 血管病变　腹主动脉、下腔静脉、门静脉的斑块及狭窄程度;动脉瘤、主动脉夹层及动静脉畸形;门静脉系统各属支的显示。

　　7. 急腹症　急性阑尾炎、各种类型的肠梗阻、溃疡性胃肠道穿孔等。

（二）禁忌证

　　1. 有严重的心、肝、肾衰竭的受检者不宜进行 CT 增强检查。

　　2. 对碘对比剂过敏的受检者不宜进行 CT 增强检查。

　　3. 重症甲状腺疾病及哮喘的受检者不宜进行 CT 增强检查。

　　4. 妊娠妇女慎行 CT 检查。

二、相关准备与扫描部位、扫描方法

（一）相关准备

　　1. 认真阅读申请单,明确检查部位,了解检查目的和要求,对检查目的、要求不清的申请单,应与临床医师核准确认。

　　2. 去除腹部所有金属物、饰物及外敷药物等,防止产生伪影。

　　3. 训练受检者呼吸与屏气,扫描时宜吸气后屏气。对于耳聋及不配合屏气的受检者,在病情许可的情况下,可训练陪同人员帮助受检者屏气。

4. 扫描中受检者体位须保持不动,婴幼儿及不配合被检者应视情况给予药物镇静。

5. 向受检者说明检查床移动和扫描室噪声属于正常情况,并告知扫描所需时间,以消除受检者紧张心理。

6. 禁食、禁水4~6h。检查前3~7d内禁服原子序数高或含重金属成分的药物,禁做消化道钡餐检查。

7. 分段饮用对比剂。根据具体检查部位分段饮用清水或低浓度(2%~3%)的碘对比剂。上腹部检查一般可在检查前15~20min口服温水500~1 000ml,检查前再口服200~300ml。观察胃肠道肿瘤时,宜口服阳性对比剂,如2%~3%的碘对比剂。

8. 对眼球、甲状腺、性腺等进行必要的防护,扫描过程需要陪同人员时,同时应注意陪同人员的防护。

9. 增强扫描前,需了解受检者有无碘对比剂禁忌证、有无其他药物过敏史、肾毒性药物使用情况、哮喘等。签署对比剂过敏反应告知书。需禁食4h以上。护士做好对比剂注入前的准备工作,建立外周静脉通道,并与高压注射器连接。

10. 不同脏器的检查准备

(1)肝脏

1)肝脏随膈肌运动幅度较大,屏气训练尤为重要,呼吸屏气幅度应尽量保持一致。

2)检查前口服清水或低浓度碘对比剂300~500ml,使胃处于充盈状态。

(2)胰腺

1)检查前0.5h口服清水或低浓度碘对比剂200~300ml,充盈十二指肠,以显示胰腺与十二指肠的关系。检查时再口服清水或低浓度碘对比剂200~300ml,中等充盈胃腔。

2)若胃及十二指肠处于低张状态,胰腺与之毗邻关系清晰。必要时,检查前20~30min注射山莨菪碱10~20mg使之处于低张状态。

(3)泌尿系统

1)需要常规屏气训练。

2)检查前2~3d,禁做静脉肾盂造影检查,以防止结石和对比剂混淆。

3)了解相关生化检查,怀疑有严重肾功能不全者,禁用对比剂增强。

4)检查前20~30min口服清水500~1 000ml。不宜口服阳性对比剂,以防与泌尿系统结石相混淆。

5)需同时检查膀胱时,应保持膀胱中度充盈状态。

(4)胃

1)禁食4~6h,检查时口服清水300~500ml,亦可服用2%~3%碘对比剂溶液300~500ml,适度充盈胃腔。

2)口服清水前20~30min肌注山莨菪碱10~20mg(青光眼、前列腺增生及排尿困难者禁用)。

3)训练呼吸屏气,为防止腹式呼吸造成运动伪影,下腹可用腹带加压。

(5)小肠

1)检查前1~3d以低纤维食物为主,若便秘者,可口服番泻叶、硫酸镁或酚酞等缓泻药,以清洁肠道。

2)检查当日禁食,并于检查前3~4h口服清水或低浓度碘对比剂300~500ml,检查前1~2h再口服200~300ml,以保持空肠、回肠处于适度充盈状态,也可以口服2.5%甘露醇1 500~2 000ml,分3次服用,每隔20min服用一次,使小肠充盈。

3)为减少小肠蠕动导致的运动伪影,检查前20~30min可肌注山莨菪碱10~20mg。

(6)结肠

1)根据结肠的检查目的和要求,确定口服中性对比剂或阳性对比剂,中性对比剂适用于结肠炎症、血管成像及增强扫描等,阳性对比剂适用于结肠肿瘤、穿孔及肠瘘等。

2)检查前1~3d以低纤维食物为主,禁服原子序数高或者含重金属成分的药物,禁做消化道造影。便秘者可口服番泻叶、硫酸镁或酚酞等缓泻药,以清洁肠道。

3）检查当日禁食,检查前 4~6h 口服清水或低浓度碘对比剂 300~500ml,3~4h 再口服 200~300ml,以保持结肠处于适度充盈状态。

4）为减少小肠蠕动导致的运动伪影,检查前 20~30min 可肌注山莨菪碱 10~20mg。

（7）腹部血管

1）禁食、禁水 4~6h。

2）危重、年老体弱及婴幼儿受检者应有家属陪同,并注意辐射防护。

3）不能配合的受检者,应做基础麻醉或口服 10% 水合氯醛(0.5~0.8ml/kg)或者静脉注射地西泮等药物。

4）建立外周静脉通道,并与高压注射器相连。

（二）扫描部位与方法

腹部 CT 检查临床常区分为上腹部 CT 检查和全腹部 CT 检查。上腹部脏器主要包括肝脏、胆囊、胰腺、胃大部分、脾、肾上腺、肾脏大部分、部分结肠等器官。CT 检查时,根据要检查的部位灵活进行选择。

1. 肝脏

（1）扫描体位:受检者常规取仰卧位,头先进,身体正中矢状面垂直于扫描床平面并与床面长轴中线重合,双上肢自然上举抱头。对受检者敏感腺体进行防护。

（2）扫描方法

1）常规平扫

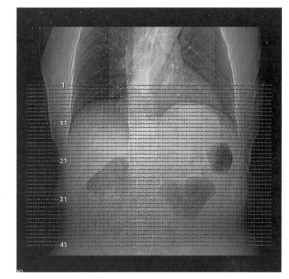

图 5-4-1 肝脏 CT 扫描范围

①定位像扫描:根据扫描基线和扫描范围扫描获取正位定位像。

②扫描范围:自膈顶平面至肝右叶下缘平面(图 5-4-1)。

③扫描参数:肝脏扫描采用螺旋扫描、标准算法或软组织算法。扫描参数见表 5-4-1。

表 5-4-1 肝脏扫描及重建参数

项目	参数
扫描类型	螺旋扫描
扫描范围	膈顶平面至肝右叶下缘平面
呼吸方式	吸气后屏气
定位像	正位像
管电压	120~140kV
管电流	200~300mAs
螺距因子	0.986~1.375
采集矩阵	512×512,1 024×1 024
显示矩阵	512×512,1 024×1 024
显示野(DFOV)	30~40cm
采集层厚	0.625~1.25mm
重建层厚	5.0mm
重建间距	5.0mm
重建算法	标准算法、软组织算法
窗宽、窗位	平扫:窗宽 200~250Hu,窗位 35~45Hu; 增强:窗宽 250~300Hu,窗位 40~50Hu

肝脏 CT 平扫图像见图 5-4-2。

2）增强扫描

①在肝脏平扫的基础上，设置增强扫描的扫描范围与扫描参数。

②对比剂的浓度及用量：采用非离子型对比剂，浓度为 300～370mgI/ml，成人用量为 70～100ml（1.5～2.0ml/kg），儿童用量为 50～70ml（1.0～1.5ml/kg）。注入对比剂后再注入生理盐水 20～30ml。

③注射方式及流率：双筒高压注射器，静脉团注给药，注射速率为 3.0～3.5ml/s。

④扫描方式及扫描时间：肝脏增强通常采用"三期扫描"：动脉期、门脉期、平衡期，扫描延迟时间从对比剂开始注射时计时，通常

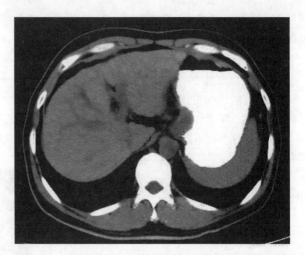

图 5-4-2　肝脏 CT 平扫图像

动脉期为 25～30s，门脉期为 50～60s，平衡期为 120～180s。还可根据病变的需要做不同时期的延迟增强扫描，如怀疑为肝血管瘤，延迟扫描时间通常为 3～5min 甚至更长，以利于病灶的检出和鉴别诊断（图 5-4-3）。

3）血流灌注成像

①平扫确定肝脏扫描范围。

②以双筒高压注射器经肘正中静脉通道团注非离子型对比剂 50ml，注射速率为 5.0～6.0ml/s，随即以相同速率注射生理盐水 20～30ml。

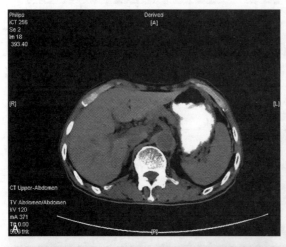
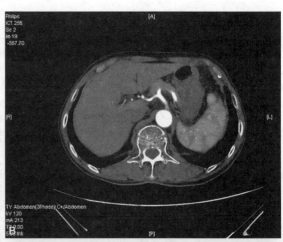
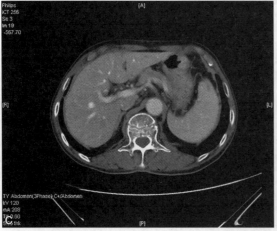
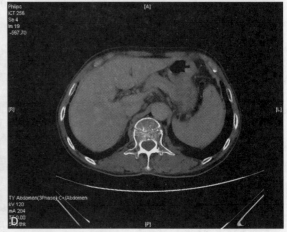

图 5-4-3　肝脏增强 CT 扫描

③扫描参数:横断面扫描,管电压为80kV,管电流为200mA,采集层厚为0.5~1.0mm,探测器覆盖范围为50~100mm,球管旋转时间≤1s,矩阵为512×512。重建层厚为5~10mm。

④扫描时间:延迟时间为5s,间隔时间为1s,总曝光时间为25~50s,共获得数百层薄层灌注图像。

⑤图像处理:利用灌注软件对扫描后获得的薄层轴位图像进行处理,得到相应的灌注参数及伪彩图。

（3）肝脏的相关解剖和常见疾病

1）肝脏的相关解剖:肝脏是人体最大的实质性消化器官。CT图像上肝脏的分叶以胆囊窝与下腔静脉的连线为界分为肝左、右叶,以肝纵裂或者肝圆韧带将肝左叶分为内、外侧段,门静脉与下腔静脉之间向内突出的肝组织为尾状叶。临床上依据肝血管解剖将肝脏分为若干段,例如Couinaud法将肝脏分8段:以肝中静脉为标志纵向将肝脏分为肝左、右叶;以肝右静脉为标志将肝右叶分为前、后段;以镰状韧带为标志将肝左叶分为内、外侧段;横向于第一肝门水平和左门静脉主干将肝右叶和肝左叶外侧段分为上、下段。

2）肝脏的常见疾病

①原发性肝癌(primary hepatic carcinoma):原发性肝癌好发于30~60岁,男性多见,其中90%为肝细胞癌(hepatocellular carcinoma,HCC)。原发性肝癌发病与乙型、丙型肝炎及肝硬化密切相关。肝癌早期多无明显临床症状和体征,中晚期多表现为肝区疼痛、消瘦乏力及腹部包块等。

CT平扫:肿瘤大多表现为单发或多发、圆形、类圆形或不规则形不均匀低密度影,合并坏死或出血可出现更低密度影或高密度影;肿瘤呈膨胀性生长,多数边界不清,边缘有假包膜者边界清晰;肿瘤侵犯或压迫胆管系统可造成阻塞性黄疸,肝内见条状及小圆形低密度影;部分患者可见肝硬化、脾肿大、腹水、门静脉高压和侧支循环形成的影像表现;周围可见肿大淋巴结影。

CT增强扫描:肿瘤强化呈"快进快出"表现,坏死、囊变区为低密度影,肿瘤的假包膜一般呈延迟强化。肝癌侵犯门静脉时,可见门静脉内充盈缺损影;出现动静脉瘘时动脉期静脉早显(图5-4-4)。

②海绵状血管瘤(cavernous hemangioma):肝海绵状血管瘤为常见的肝脏良性肿瘤,女性多见。临床多无症状,偶然在体检中发现。超过5cm的巨大肿瘤可引起上腹疼痛不适。肿瘤破裂可引起瘤内、包膜下或腹腔内出血。

CT平扫:表现为肝实质内单发或多发的类圆形低密度影,边界清楚,部分病灶内可见小钙化密度影或不规则更低密度影。

CT增强扫描:多数病灶强化呈"早出晚归"表现,部分病灶延迟强化时可见始终无强化的瘤内血栓或纤维化低密度影(图5-4-5)。

2.胰腺

（1）扫描体位:受检者常规取仰卧位,头先进,身体正中矢状面垂直于扫描床平面并与床面长轴中线重合,双上肢自然上举抱头。对受检者敏感腺体进行防护。

（2）扫描方法

1）常规扫描

①定位像扫描:根据扫描基线和扫描范围扫描获取正位定位像。

②扫描范围:胰腺常规扫描自肝门扫描至肾门平面,一般应包括第11胸椎的上缘平面至第3腰椎下缘平面。

③扫描参数:胰腺扫描采用螺旋扫描、标准或软组织算法。扫描参数见表5-4-2。

表5-4-2　胰腺扫描及重建参数

项目	参数
扫描类型	螺旋扫描
扫描范围	第11胸椎的上缘平面至第3腰椎下缘平面
呼吸方式	吸气后屏气
定位像	正位像
管电压	110~120kV
管电流	200~300mAs
螺距因子	0.986~1.375
采集矩阵	512×512,1 024×1 024

项目	参数
显示矩阵	512×512，1 024×1 024
显示野（DFOV）	30~40cm
采集层厚	0.625~1.25mm
重建层厚	2.0~3.0mm
重建间距	2.0~3.0mm
重建算法	标准算法、软组织算法
窗宽、窗位	平扫：窗宽 250~280Hu，窗位 40~45Hu； 增强：窗宽 250~300Hu，窗位 45~55Hu

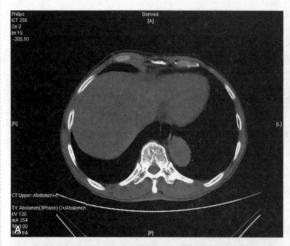
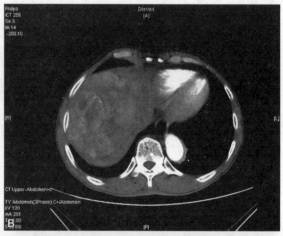
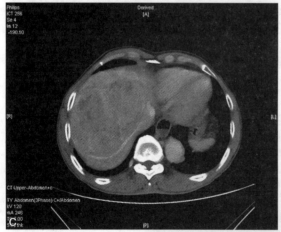
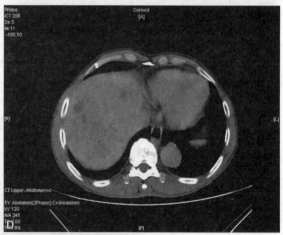
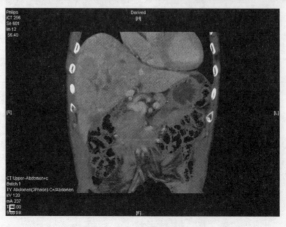

图 5-4-4　肝脏原发性肝癌

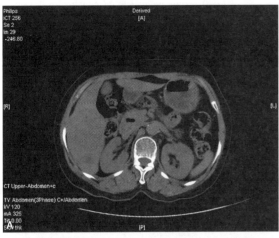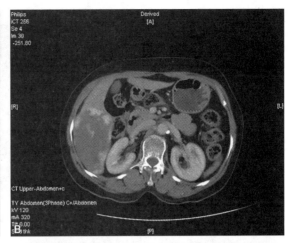
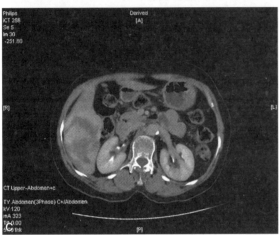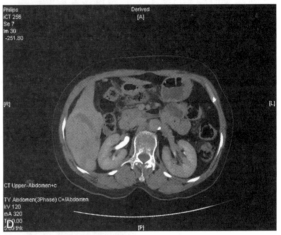
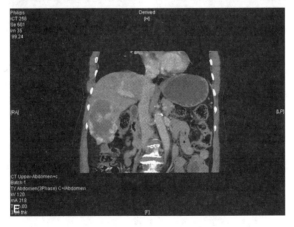

图 5-4-5　肝右后叶血管瘤

胰腺 CT 平扫图像见图 5-4-6。

2）增强扫描

①在胰腺平扫的基础上,设置增强扫描的扫描范围与扫描参数。

②对比剂的浓度及用量:采用非离子型对比剂,浓度为 300~370mgI/ml,成人用量为 80~100ml（1.5~2.0ml/kg）,加 30ml 生理盐水,儿童用量为 50~70ml（1.0~1.5ml/kg）。

③注射方式及流率:双筒高压注射器,经手背浅静脉或肘正中静脉团注给药,注射速率为 3.0~3.5ml/s。

④扫描方式及扫描时间:胰腺增强通常采用"双期扫描":动脉期、实质期。扫描延迟时间从对比剂开始注射时计时,通常动脉期为 35~40s,实质期为 65~70s。

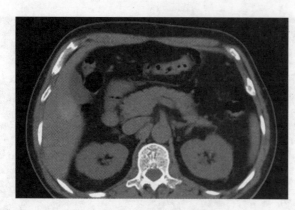

图 5-4-6 胰腺 CT 平扫图像

胰腺 CT 增强图像见图 5-4-7。

3）血流灌注成像

①平扫确定胰腺扫描范围。

②以双筒高压注射器经肘正中静脉通道团注非离子型高浓度对比剂 50ml,注射速率 5.0~7.0ml/s,随即以相同速率注射生理盐水 20~30ml。

③扫描参数:横断面扫描,管电压为 80kV,管电流为 200mA,采集层厚为 0.5~1.0mm,探测器覆盖范围为 40~50mm,球管旋转时间≤1s,矩阵为 512×512。重建层厚为 2~3mm。

④扫描时间:延迟时间为 5s,间隔时间为 1s,总曝光时间为 25~50s,共获得数百层薄层灌注图像。

⑤图像处理:利用灌注软件对扫描后获得的薄层轴位图像进行处理,得到相应的灌注参数及伪彩图。

（3）胰腺的相关解剖和常见疾病

1）胰腺的相关解剖:胰腺是人体第二大消化腺,呈弓状条带形位于腹膜后间隙。胰腺全长可分为头、颈、体、尾四部分。胰头较膨大,被包绕于十二指肠环内,胰头向下延伸的部分为钩突;胰头和体部位于前肾旁间隙内,胰尾向左上方延伸,抵达脾门附近。主胰管于胰尾开始向右走行,位于胰腺实质内偏后,开口于十二指肠大乳头。胰腺实质表面覆盖一层结缔组织构成的被膜。

2）胰腺的常见疾病

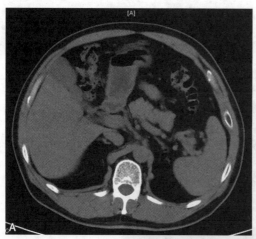

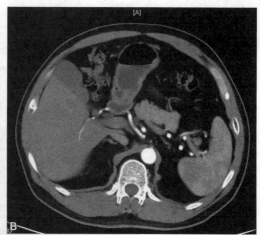

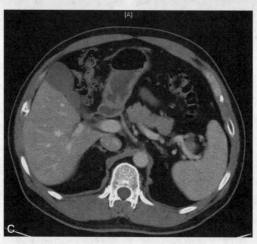

图 5-4-7 胰腺增强 CT 图像

①急性胰腺炎(acute pancreatitis):急性胰腺炎是最常见的胰腺疾病,主要由胆道系统疾病、酗酒、暴饮暴食等引起,是胰消化液溢出对胰腺本身和周围脏器产生"自我消化"引起的一系列化学反应。

急性胰腺炎起病急,主要表现为突发性的剧烈腹痛、呕吐、发热、低血压,严重时可出现休克状态。上腹部压痛、反跳痛和肌紧张。实验室检查血、尿淀粉酶均升高。

病理分型为两型:急性水肿型胰腺炎和急性出血坏死型胰腺炎。

急性水肿型胰腺炎:CT平扫少数轻型急性水肿型胰腺炎无明显阳性表现,多数表现为胰腺体积不同程度的弥漫性增大(图5-4-8);胰腺密度正常或轻度下降;胰腺边缘模糊;肾前筋膜及肾周筋膜增厚;渗出明显者可见胰周积液。增强扫描可见胰腺轻度均匀强化。

急性出血坏死型胰腺炎:CT平扫表现为胰腺体积明显弥漫性增大(图5-4-9);整个胰腺因出血、坏死而呈不均匀性高、低密度影;胰周脂肪间隙消失,可见胰周积液和腹水表现。增强扫描坏死区无强化而对比更加明显。

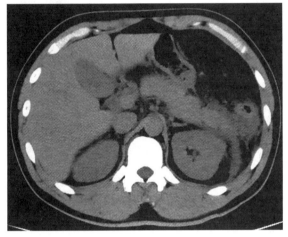
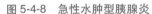
图 5-4-8　急性水肿型胰腺炎

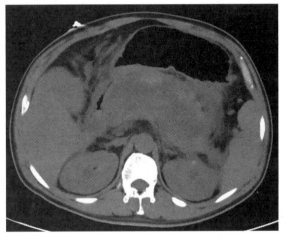
图 5-4-9　急性出血坏死性胰腺炎

②慢性胰腺炎(chronic pancreatitis):慢性胰腺炎的发生有多种因素,多由急性胰腺炎迁延、反复发作而形成。

慢性胰腺炎主要表现为中上腹部疼痛,严重病例因胰酶分泌不足而出现脂肪泻、体重减轻,胰腺功能不全时可引起糖尿病症状。

CT平扫:轻型受检者可无明显变化,多数表现为胰腺体积正常、缩小或增大;胰管不同程度扩张,呈"串珠样"改变;胰管结石;胰腺实质钙化;部分患者可伴有假性囊肿(图5-4-10)。

③胰腺癌(pancreatic carcinoma):胰腺癌是胰腺最常见的肿瘤,多发生于40岁以上的中老年人。胰腺癌病因不明,可能与吸烟、饮食中的亚硝酸盐、酗酒、糖尿病、慢性胰腺炎及家族遗传等因素有关。

临床表现早期不明显,随着病情进展,可出现腹痛、腹胀、黄疸、体重明显下降等症状。胰腺癌绝大多数起源于胰管上皮细胞,多发生在胰头部。

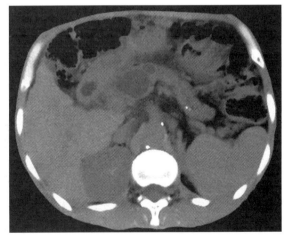
图 5-4-10　慢性胰腺炎

CT平扫:胰腺局部增大并形成肿块,是胰腺癌最主要的表现;肿块平扫呈等密度或稍低密度,少数肿瘤内有液化、坏死表现;胰管、胆总管不同程度的扩张,表现为"双管征",扩张的胆总管、胰管于胰头肿块处突然截断,为胰头癌的主要间接征象。肿瘤可侵犯胰腺周围的血管和脏器,也可发生血行转移和淋巴转移。

CT 增强扫描：胰腺癌为少血供肿瘤，动脉期肿瘤强化程度低于正常胰腺组织，表现为相对低密度影；门静脉期肿瘤仍为低密度影，但与正常胰腺的密度差较动脉期缩小。肿瘤可直接侵犯或包埋邻近血管，血管形态不规则、变细，血管内的癌栓呈低密度影（图 5-4-11）。

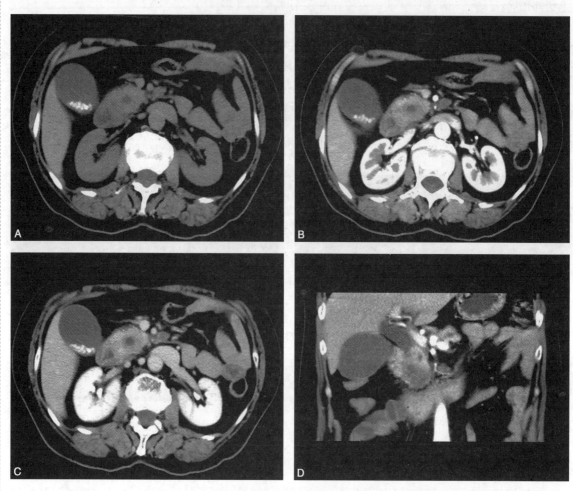

图 5-4-11　胰腺癌

3. 泌尿系统

（1）扫描体位：受检者常规取仰卧位，头先进，身体正中矢状面垂直于扫描床平面并与床面长轴中线重合，双上肢自然上举抱头。对受检者敏感腺体进行防护。

（2）扫描方法

1）常规平扫

①定位像扫描：常以剑突为扫描基线。根据扫描基线和扫描范围扫描获取正位定位像。

②扫描范围：第 12 胸椎上缘平面至耻骨联合平面（图 5-4-12）。

③扫描参数：泌尿系统扫描采用螺旋扫描、标准或软组织算法。扫描参数详见表 5-4-3。

2）增强扫描

①在泌尿系统平扫的基础上，设置增强扫描的扫描范围与扫描参数。

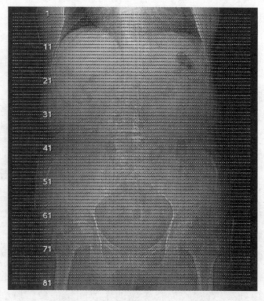

图 5-4-12　泌尿系统 CT 定位像

表 5-4-3 泌尿系统扫描及重建参数

项目	参数
扫描类型	螺旋扫描
扫描范围	第 12 胸椎上缘平面至耻骨联合平面
呼吸方式	吸气后屏气
定位像	正位像
管电压	100~120kV
管电流	200~300mAs
螺距因子	0.986~1.375
采集矩阵	512×512,1 024×1 024
显示矩阵	512×512,1 024×1 024
显示野(DFOV)	30~40cm
采集层厚	0.625~1.25mm
重建层厚	5.0~7.0mm
重建间距	5.0~7.0mm
重建算法	标准算法、软组织算法
窗宽、窗位	平扫:窗宽 260~300Hu,窗位 45~50Hu; 增强:窗宽 300~350Hu,窗位 45~60Hu

②对比剂的浓度及用量:采用非离子型对比剂,浓度为 300~370mgI/ml,成人用量为 80~100ml(1.5~2.0ml/kg),儿童用量为 50~70ml(1.0~1.5ml/kg)。

③注射方式及流率:双筒高压注射器,静脉团注给药,注射速率为 3.0~3.5ml/s。

④扫描方式及扫描时间:肾脏增强通常采用"三期扫描":皮质期(动脉期)、髓质期、排泄期(延迟期),扫描延迟时间从对比剂开始注射时计时,通常皮质期为 25~30s,髓质期为 90~110s,排泄期为 3~5min。排泄期同时可观察膀胱病变(图 5-4-13)。

3）血流灌注成像

①平扫确定肾脏扫描范围。

②以双筒高压注射器经肘正中静脉通道团注非离子型高浓度对比剂 50ml,注射速率为 5.0~7.0ml/s,随即以相同速率注射生理盐水 20~30ml。

③扫描参数:横断面扫描,管电压为 80kV,管电流为 200mA,采集层厚为 0.5~1.0mm,探测器覆盖范围为 80~100mm,球管旋转时间≤1s,矩阵为 512×512。重建层厚为 5~10mm。

④扫描时间:延迟时间为 5s,间隔时间为 1s,总曝光时间为 25~50s,共获得数百层薄层灌注图像。

⑤图像处理:利用灌注软件对扫描后获得的薄层轴位图像进行处理,得到相应的灌注参数及伪彩图。

（3）泌尿系统的相关解剖和常见疾病

1）泌尿系统相关解剖:泌尿系统包括肾、输尿管、膀胱及尿道 4 部分。主要功能是排出机体新陈代谢产生的废物,维持机体内环境的平衡和稳定。

肾脏是实质性器官,属于腹膜外位器官,位于腹腔的后上部,脊柱两侧各一个,左肾平第 11 胸椎下缘至第 2、3 腰椎的椎间盘之间,右肾比左肾低 1~2cm。肾实质分为皮质和髓质,肾皮质主要位于肾实质表面,主要由肾小体和肾小管构成;肾髓质位于肾实质的深层。相邻的肾小盏合并成肾大盏,肾大盏在肾窦内再合成肾盂,肾盂出肾门后逐渐变细,于肾下端处移行为输尿管。肾脏的表面被纤维囊、脂肪囊和肾筋膜三层被膜包裹。

输尿管起自肾盂末端、终于膀胱,长为 25~30cm,管径为 0.5~1.0cm(最窄处为 0.2~0.3cm)。输

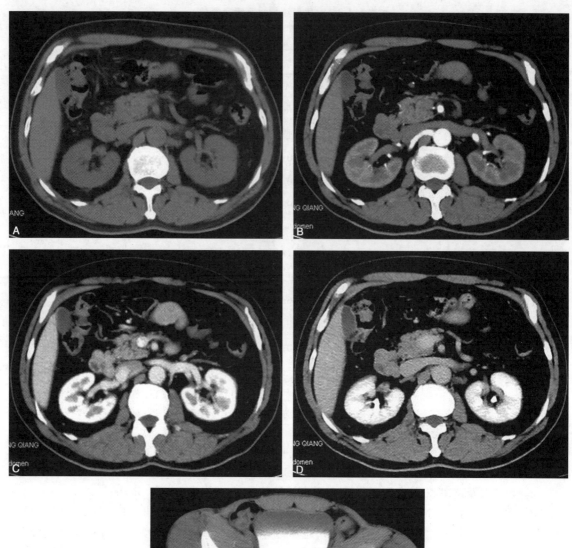

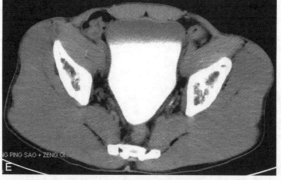

图 5-4-13　泌尿系统增强 CT 图像

尿管分为三段,即腹段、盆段和壁内段,输尿管全长有 3 个生理狭窄,第 1 个狭窄在肾盂与输尿管的移行处,第 2 个狭窄在越过骨盆边缘处即与髂血管相交处,第 3 个狭窄为进入膀胱处。

膀胱是存储尿液的囊状肌性器官,可分为体、底、尖和颈 4 部分。膀胱三角位于两输尿管口与尿道内口之间,膀胱三角的两后外侧角处,各有一裂隙状的开口,称为输尿管口。膀胱三角的前下角为尿道口。

2）泌尿系统的常见疾病

①泌尿系统结石(urinary lithiasis):泌尿系统结石可发生于尿路的任何部位。泌尿系统结石由多种成分组成,包括草酸钙、磷酸钙、胱氨酸盐、尿酸盐和碳酸钙等,多以某一种成分为主。

肾结石(renal lithiasis)在尿路结石中最常见,较小的结石位于肾盏穹窿处,较大结石可充满整个肾盂,称为铸形结石或鹿角状结石。疼痛和血尿为常见的临床症状。血尿多为镜下血尿。

输尿管结石(ureteral lithiasis)绝大多数为肾结石下移而来,且易停留在生理狭窄处。临床主要症状为突发性的下腹部绞痛并向会阴放射,同时伴有血尿。

膀胱结石(vesical calculus)相对少见,结石分原发和继发两种,前者形成于膀胱,后者由肾结石或输尿管结石下降而成。临床主要症状为尿频、尿痛、血尿、尿流中断等。

肾结石:CT平扫可很好地显示肾盏和/或肾盂内的高密度结石影(图5-4-14);肾盂输尿管结合部或肾大盏体部的结石,可导致结石近侧的肾盂或肾盏积水扩张;积水严重时可影响肾功能,增强扫描显示患侧肾皮质增强后的密度低于对侧。

输尿管结石:CT平扫可见输尿管内的高密度影,周围输尿管壁可肿胀;上方的输尿管常有不同程度的扩张(图5-4-15)。

膀胱结石:CT平扫可见膀胱腔内高密度影(图5-4-16)。

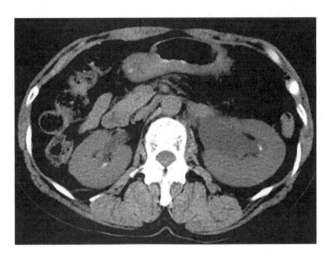

图5-4-14　双肾结石

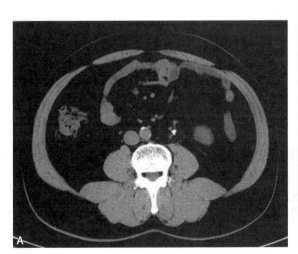
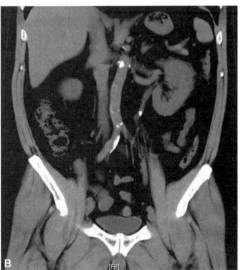

图5-4-15　左侧输尿管结石

②肾细胞癌(renal cell carcinoma,RCC):肾细胞癌是肾最常见的恶性肿瘤,其中透明细胞癌最常见。临床上,常表现为无痛性肉眼血尿、下腹部痛和腹部包块。肿瘤晚期可有下肢水肿、腹水等下腔静脉梗阻的症状,以及远处转移的相应表现。

CT平扫:肾实质内类圆形或分叶状肿块,边界清楚,常造成局部肾脏轮廓外突。肿块呈不均匀的略低、等或略高密度影,内可见出血和坏死密度区。

CT增强:在动脉期,肿瘤的实质部分呈明显强化,强化程度类似于肾皮质,延迟期强化程度迅速减低。肿瘤内的坏死、液化区无增强(图5-4-17)。

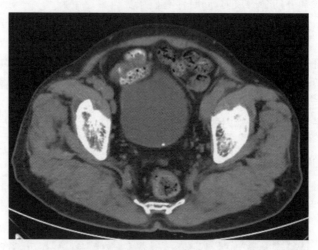

图 5-4-16　膀胱结石

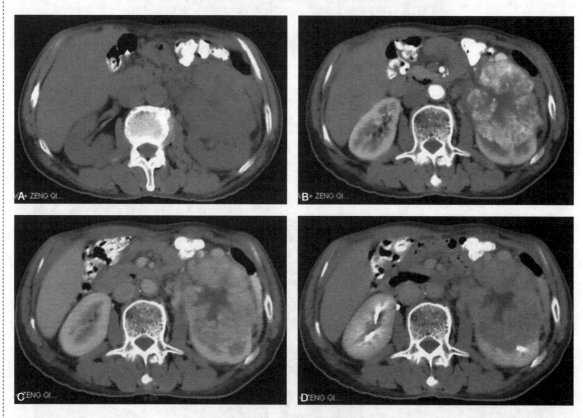

图 5-4-17　左肾透明细胞癌

4. 胃

（1）扫描体位：受检者常规取仰卧位，头先进，身体正中矢状面垂直于扫描床平面并与床面长轴中线重合，双上肢自然上举抱头。可根据具体病变部位选择特殊的扫描体位。对受检者敏感腺体进行防护。

（2）扫描方法

1）常规平扫

①定位像扫描：扫描获取正位定位像。

②扫描范围：剑突平面至脐平面，需要对肿瘤分期或要了解病因、并发症者应扩大扫描范围。

③扫描参数：胃扫描采用螺旋扫描、标准或软组织算法。扫描参数详见表 5-4-4。

表 5-4-4　胃扫描及重建参数

项目	参数
扫描类型	螺旋扫描
扫描范围	剑突平面至脐平面
呼吸方式	吸气后屏气
定位像	正位像
管电压	120~140kV
管电流	200~300mAs
螺距因子	0.986~1.375
采集矩阵	512×512,1 024×1 024
显示矩阵	512×512,1 024×1 024
显示野(DFOV)	30~40cm
采集层厚	0.625~1.25mm
重建层厚	3.0~5.0mm
重建间距	3.0~5.0mm
重建算法	标准算法、软组织算法
窗宽、窗位	平扫:窗宽 300~350Hu,窗位 45~55Hu; 增强:窗宽 300~350Hu,窗位 50~60Hu

胃 CT 平扫图像见图 5-4-18。

2）增强扫描

①在胃平扫的基础上,设置增强扫描的扫描范围与扫描参数。

②对比剂的浓度及用量:采用非离子型对比剂,对比剂浓度为 300~370mgI/ml,成人用量为 80~100ml(1.5~2.0ml/kg),生理盐水 30ml,儿童对比剂用量为 50~70ml(1.0~1.5ml/kg)。

③注射方式及流率:双筒高压注射器,静脉团注给药,注射速率为 3.0~3.5ml/s。

④扫描方式及扫描时间:胃增强扫描通常采用"双期扫描",扫描延迟时间动脉期为 30~35s,静脉期为 70~80s。

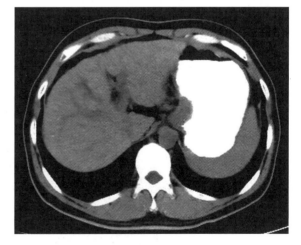

图 5-4-18　胃 CT 平扫

（3）胃的相关解剖和常见疾病

1）胃的相关解剖:胃分为贲门部、胃底、胃体及幽门部。胃的近端与食管相连处为贲门,远端连接十二指肠,称为幽门。胃的形状与体型、张力及神经有关,一般分为钩型、牛角型、瀑布型和长钩型。

2）胃癌(carcinoma of stomach)是胃内最常见的恶性肿瘤,也是我国主要的恶性肿瘤之一。早期可无明显临床症状,晚期则会出现上腹不适、疼痛等,进一步发展可在上腹部扪及肿块。

CT 检查对进展期胃癌的主要价值是肿瘤分期的确定、治疗计划的制订与出院后随访。

CT 平扫:胃内见软组织肿块影,也可见胃壁增厚、僵直硬化,呈凹凸不平状。肿瘤可突破浆膜浸润邻近的脏器,也可有淋巴结转移。

CT 增强:肿瘤呈显著强化(图 5-4-19)。

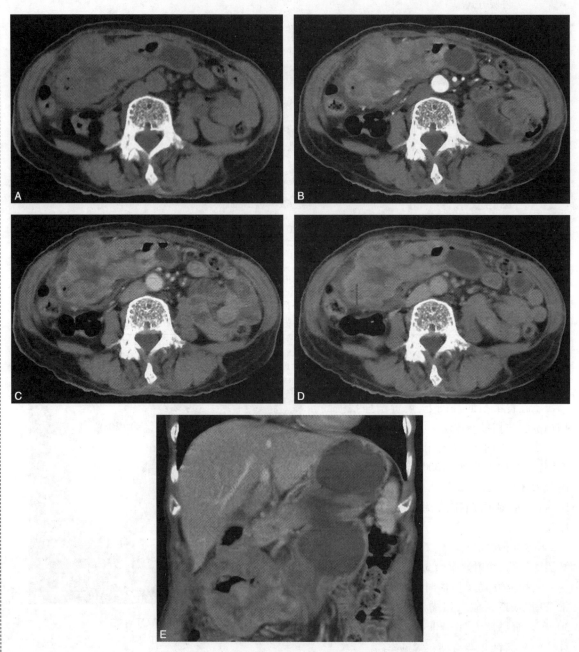

图 5-4-19　胃癌 CT

5. 小肠及结肠

（1）扫描体位:受检者常规取仰卧位,头先进,身体正中矢状面垂直于扫描床平面并与床面长轴中线重合,双上肢自然上举抱头。

（2）扫描方法

1）常规平扫

①定位像扫描:扫描狄取正位定位像。

②扫描范围:膈下平面至耻骨联合平面(图 5-4-20)。

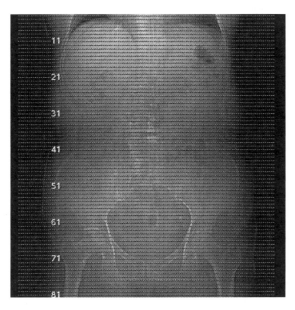

图 5-4-20　小肠及结肠 CT 扫描定位像

③扫描参数:采用螺旋扫描、标准或软组织算法。扫描参数详见表 5-4-5。

表 5-4-5　小肠及结肠扫描及重建参数

项目	参数
扫描类型	螺旋扫描
扫描范围	膈下平面至耻骨联合平面
呼吸方式	吸气后屏气
定位像	正位像
管电压	100~120kV
管电流	200~300mAs
螺距因子	0.986~1.375
采集矩阵	512×512,1 024×1 024
显示矩阵	512×512,1 024×1 024
显示野(DFOV)	30~40cm
采集层厚	0.625~1.25mm
重建层厚	4.0~5.0mm
重建间距	4.0~5.0mm
重建算法	标准算法、软组织算法
窗宽、窗位	平扫:窗宽 300~450Hu,窗位 35~45Hu; 增强:窗宽 300~350Hu,窗位 40~45Hu

2）增强扫描

①在小肠和结肠平扫的基础上，设置增强扫描的扫描范围与扫描参数。

②对比剂的浓度及用量：采用非离子型对比剂，浓度为 300~370mgI/ml，成人用量为 80~100ml，生理盐水 30ml，儿童对比剂用量为 50~70ml。

③注射方式及流率：双筒高压注射器，静脉团注给药，注射速率为 3.0~4.5ml/s。

④扫描方式及扫描时间：小肠及结肠增强通常采用"三期扫描"，扫描延迟时间动脉期为 30~35s，静脉期为 70~80s，延迟期为 120~150s。

（3）小肠及结肠的相关解剖和常见疾病

1）小肠及结肠的相关解剖：小肠是消化管中最长的一段，起自幽门，下连盲肠，包括十二指肠、空肠和回肠。十二指肠大部分位于腹腔的上部，呈 C 形，包绕胰头，十二指肠分为上段、降段、水平段及升段 4 部分。空肠主要位于左中上腹，回肠主要位于右中下腹，两者间无明确的分界，空肠向回肠逐渐移行，肠腔逐渐变细，肠壁逐渐变薄。结肠起于回肠止于肛门，包括盲肠、阑尾、结肠、直肠和肛管 5 部分。其中结肠包括升结肠、横结肠、降结肠和乙状结肠 4 部分，升结肠和横结肠交界处称为肝曲，横结肠和降结肠交界处称为脾曲。结肠管腔自近端向远端逐渐变细。

2）肠道的常见疾病：结肠癌是常见的恶性肿瘤，而且近年发病率有上升的趋势。发病年龄以 40~50 岁最多，男性患者多于女性。患者早期多无临床症状，随着病情的发展可出现大便形状改变、腹泻、便血、腹部肿块、肠梗阻等临床症状。

CT 检查对于结肠癌的主要价值在于肿瘤的分期、治疗计划的制订及随访。

CT 平扫：肠腔内见软组织肿块影，不规则的管壁增厚及管腔狭窄。肿瘤可向腔外侵犯，并发生淋巴结转移。

CT 增强：肿瘤呈显著强化（图 5-4-21）。

（三）腹部 CT 扫描注意事项

1. 所需检查的腹部脏器的数据采集需在一次容积采集范围内。

2. 扫描时采用薄层采集，重建层厚为 2~7mm，重建间隔为 2~7mm。

3. 采用较小螺距，宜小于或等于 1。

三、腹部 CT 图像处理与后处理和排版打印

（一）图像处理与后处理

1. 窗口技术　窗宽、窗位图像显示以软组织窗为主，病变累及骨骼时需使用骨窗进行观察。平扫图像软组织窗宽为 200~250Hu，窗位为 35~45Hu，增强图像窗宽为 250~300Hu，窗宽为 40~50Hu。对于病变组织与软组织密度相近时，可根据实际情况慢慢调节，选择最佳的窗宽和窗位进行观察。

2. 图像重组技术　使用原始数据进行薄层图像重建，通常以层厚的 40%~60% 进行重叠重建，在重建的薄层图像基础上进行必要的重组。通常使用 MPR、MIP、VR 等方式进行后处理（图 5-4-22），对空腔器官还可以进行 CT 仿真内镜（CTVE）重组，以对病变的结构、位置进行多角度、多维度的观察。

采集 CTA 图像的动脉期或静脉期原始数据，进行薄层重建后使用多种后处理方式进行重组，可以直观观察血管。MPR 及 CPR 为二维图像，MPR 能从不同的层面观察血管及其分支的空间结构或管壁及管腔情况；CPR 适用于走行复杂且不在同一平面的扭曲血管；VR 可以多方位立体显示血管的空间结构。

灌注影像数据传输至图像后处理工作站，应用灌注软件包（去卷积算法）处理数据。经灌注软件处理得到器官 CT 灌注伪彩图，并分别得到器官的血流量（BF）、血容量（BV）、表面通透性（PS）和平均通过时间（MTT）等参数。

3. 测量标注　测量病灶层面 CT 值及大小，病变部位需标注病变大小、测量相关径线。必要时测量病灶层面增强前后的 CT 值。平扫和增强扫描后测量 CT 值时，原则上应在同一层面上测量，以便对照分析。

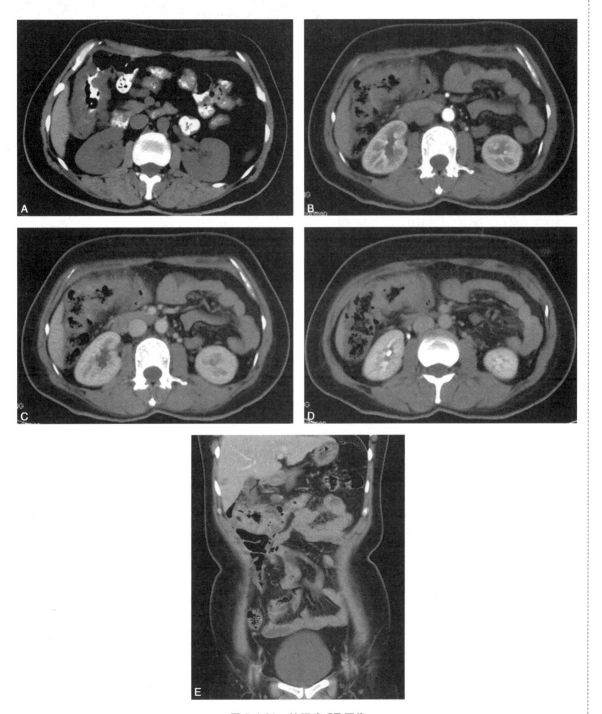

图 5-4-21　结肠癌 CT 图像

笔记

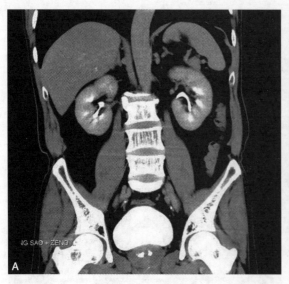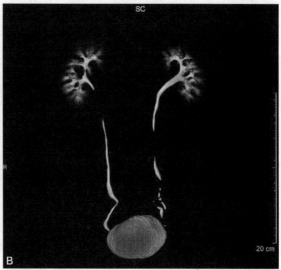

图 5-4-22　泌尿系统 CT 重组图像

（二）CT 图像排版与打印

1. 需调节适合的窗宽、窗位,腹部 CT 常规选用软组织窗图像。对于较小器官或小病灶可进行局部放大处理。除了常规打印横断面图像外,还需打印冠状面、矢状面重组或其他重组的图像,以便对病变进行直观、多维度的观察。必要时在图像上添加标注。

2. 图像排版时根据图像总数计算窗格（行×列）,先将定位像输入打印窗格,然后按照人体的解剖顺序从上到下,依次输入平扫图像、增强图像和/或后处理图像,使图像位于窗格中间位置。

3. 通过与 CT 工作站联网的打印机打印图像胶片。

4. 利用影像存储与传输系统（PACS）进行数字化存储和管理,来实现影像信息本地及远程查询、浏览、打印等功能。

视频:腹部
CT 扫描技术

本节小结

本节介绍了腹部 CT 检查的适应证及禁忌证、相关准备、扫描部位、扫描方法、相关解剖、常见疾病诊断及图像处理与后处理等。详细介绍了腹部各脏器的常规扫描、增强扫描等扫描方法、扫描参数。

腹部 CT 检查对肝脏、胆囊、胰腺、脾脏、泌尿系统、胃、肠等部位的良恶性肿瘤、炎症、结石、外伤均有较好的显示能力;多平面重组、容积重组等后处理技术可以全方位反映病变密度、形态、大小、位置及相邻组织器官的改变,对病变的显示可靠、清晰、逼真,可以更有效地指导临床。

腹部 CT 检查时要注意融合解剖、临床、设备等方面的知识,熟练掌握、灵活运用 CT 检查技术,具备人文关怀精神,与受检者良好沟通,准确、迅速地完成腹部检查项目。

（徐　惠）

思考题

1. 腹部 CT 扫描的适应证是什么?

2. 肝脏、肾脏增强扫描时相如何确定?

3. 腹部 CT 的后处理技术有哪些?

扫一扫,测一测

第五节　脊柱 CT 检查技术

第五章第五
节　课件

学习目标

1. 知识:掌握脊柱 CT 检查的适应证、禁忌证、注意事项、相关准备及扫描方法;熟悉脊柱 CT 检查的图像处理与后处理;了解脊柱 CT 的图像排版及打印。

2. 技能:熟练掌握脊柱 CT 检查技术,学会运用 CT 检查技术中的相关知识解读脊柱 CT 影像资料,能够通过病例分析脊柱 CT 检查技术的优势。

3. 素质:树立全心全意为受检者服务的理念,具有高度的责任感。

病例导学

患者,女性,49 岁,主诉腰痛伴下肢放射痛 1 个多月,活动不便。X 线检查显示椎间隙变窄、椎体边缘增生,为进一步明确诊断,拟进行 CT 检查。

问题:

1. 应采用哪种扫描方法进行 CT 检查?

2. 检查过程中有哪些注意事项?

一、脊柱 CT 检查适应证与禁忌证

(一)适应证

1. 椎骨外伤,如骨折、关节滑脱等,特别是观察骨片的情况、金属异物的位置以及脊髓的损伤情况(图 5-5-1)。

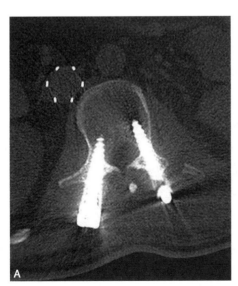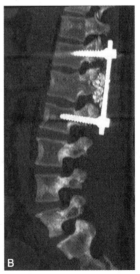

图 5-5-1　腰椎内固定术后
A. 横断位;B. 矢状位。

2. 椎间盘疾病,如椎间盘退行变性;脊椎及附件骨质有无增生、硬化,椎间隙是否增宽或变窄;椎间盘有无真空现象,有无膨出、突出及脱出,以及椎间盘膨出、突出、脱出的分型。

3. 各种原因引起的椎管狭窄及椎管内占位性病变。

4. 脊柱发育变异,如先天性侧弯畸形、后凸畸形等。

5. 脊柱感染性疾病,包括特异性及非特异性感染,如脊柱化脓性感染、脊柱结核、强直性脊柱炎等。

6. 脊柱良恶性肿瘤,如椎体血管瘤、软骨瘤、骨髓瘤及转移性肿瘤等。

（二）禁忌证

CT检查没有绝对禁忌证。但是有些情况不宜做CT检查,如妊娠妇女、婴幼儿与病情极其危重随时有生命危险的受检者等。另外,急性出血性病变不宜进行增强或CT造影检查。对碘对比剂有禁忌的受检者不能进行CT增强检查。

二、相关准备与扫描部位、扫描方法

（一）相关准备

1. 知悉检查目的和意义,确定检查部位及扫描方式。

2. 解释检查全过程,消除受检者的紧张情绪。

3. 去除扫描区域内的外在金属饰物和异物,以减少产生伪影（图5-5-2）。

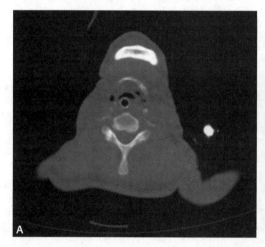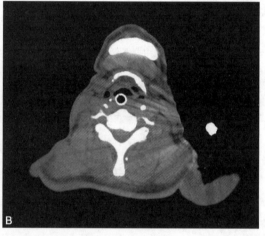

图5-5-2 异物产生的伪影
A. 骨窗；B. 软窗。

4. 借助辅助棉垫、束缚带等相关器材固定受检者体位,对不配合受检者,可给予相应的镇静药物。

5. 对比剂增强受检者,应详细询问病史,确定有无对比剂过敏史及禁忌证。

6. 做好受检者及陪护人员的辐射防护。

（二）扫描方法

1. 椎体扫描 扫描范围要包括整个病变部位,采用螺旋扫描,层厚3.0~5.0mm,FOV 150~200mm。脊柱结核性病变扫描视野要大,对整个扫描范围进行无间隔连续扫描,以利于观察椎旁脓肿等。视病变范围的大小与患者体形情况,可选用较高的扫描条件。

2. 椎间盘扫描 扫描时可采用两种方式:仅对各椎间盘部位进行非螺旋薄层靶扫描,或对整个病变区域脊柱进行薄层螺旋扫描后对各椎间盘进行重建。FOV 150~200mm,扫描层面须与椎间盘平行,一般每个椎间盘扫3~5层,包括椎间盘及其上下椎体的终板上缘或下缘,中间至少一个层面穿过椎间盘,且不包括上下椎体。颈椎、胸椎椎间盘较薄,可选用层厚、层距为2.0mm,逐层连续扫描;腰椎椎间盘较厚,层距为2~3mm,常规扫描 $L_1~L_2$、$L_2~L_3$、$L_3~L_4$、$L_4~L_5$、$L_5~S_1$ 五个椎间盘。

3. 常规扫描 受检者取仰卧位、头先进。根据具体检查部位,扫描获取相应侧位定位像,再在定位像上确定扫描范围和扫描参数（图5-5-3）。为了减少脊柱正常生理弯曲形成的曲度,颈段扫描取前屈位,胸段、腰段扫描取双膝屈位。注意对受检者敏感腺体进行防护。观察骨小梁等细微结构时,必须采用高分辨力扫描。扫描及重建参数见表 5-5-1。

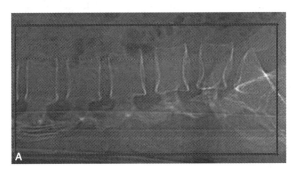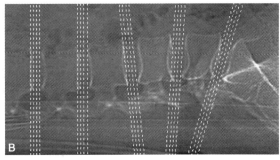

图 5-5-3　腰椎扫描定位像
A. 螺旋扫描定位像;B. 非螺旋扫描定位像。

表 5-5-1　脊柱 CT 扫描及重建参数

项目	参数
扫描类型	椎体选用螺旋扫描 椎间盘选用螺旋扫描或非螺旋扫描(平行椎间盘轴位扫描)
扫描范围	颈椎:从鼻根平面至颈静脉切迹平面 胸椎:从颈静脉切迹平面至剑突与脐连线中点(第 1 腰椎)平面 腰椎:从剑突平面至耻骨联合上缘平面 骶尾椎:从脐与耻骨联合中点(第 5 腰椎)平面至尾椎下缘 2~3cm 平面
呼吸方式	平静呼吸
定位像	侧位
管电流	200~300mAs
管电压	120~140kV
螺距因子	0.986~1.375
采集矩阵	512×512,1 024×1 024
显示矩阵	512×512,1 024×1 024
显示野(DFOV)	120~150mm
采集层厚	0.625~1.0mm
重建层厚	椎体及附件为 3~5mm 椎间盘为 2~3mm
重建间距	椎体及附件为 3~5mm 椎间盘为 2~3mm
重建算法	椎体及附件采用骨算法和软组织算法; 椎间盘采用软组织算法
窗宽、窗位	骨组织:窗宽 1 200~1 500Hu,窗位 500~700Hu; 软组织:窗宽 300~350Hu,窗位 40~45Hu; 椎间盘:窗宽 250~300Hu,窗位 35~40Hu

4. 增强扫描

(1)对比剂的浓度及用量:常选用规格为 300~370mgI/ml 的非离子型对比剂,成人用量为 2.0ml/kg(婴幼儿用量不超过 1.5ml/kg)。

(2)注射方式及流率:使用高压注射器,经肘正中浅静脉注射对比剂,注射方法采用团注,注射速

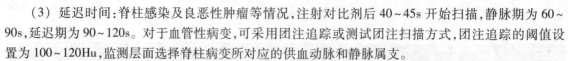

率为3.0~3.5ml/s。

（3）延迟时间:脊柱感染及良恶性肿瘤等情况,注射对比剂后40~45s开始扫描,静脉期为60~90s,延迟期为90~120s。对于血管性病变,可采用团注追踪或测试团注扫描方式,团注追踪的阈值设置为100~120Hu,监测层面选择脊柱病变所对应的供血动脉和静脉属支。

（4）螺距参数(P)小于1,管电压120~140kV,管电流250~350mAs。

（三）相关解剖

1. 颈椎椎体较小,椎孔较大呈三角形;横突根部有横突孔,内有椎动脉及椎静脉通过;第2~6颈椎棘突较短,末端分叉;第6颈椎横突的前方较隆起,称颈动脉结节,颈总动脉行经其前方;第3~7颈椎椎体上面的侧缘向上突起,称椎体钩。椎体钩若与上位椎体侧缘相接,则可形成钩椎关节,又称"Lus-chka关节",如过度增生肥大,可使椎间孔狭窄,压迫脊神经,产生相应症状。关节突关节面近于水平位。

第1颈椎又名寰椎(atlas),呈环形,无椎体、棘突和关节突,由前弓、后弓及侧块构成。前弓短,后面正中有齿突凹,与枢椎的齿突相关节。侧块的上面有上关节凹,与枕髁相关节;侧块的下面有下关节面与枢椎的上关节面相关节。

第2颈椎又名枢椎(axis),特点是椎体向上伸出齿突。齿突与寰椎前弓后面的齿突凹相关节。齿突原为寰椎椎体,发育过程中与枢椎椎体融合。

第7颈椎又名隆椎(prominent vertebra),棘突较长,末端不分叉,呈结节状。活体易触及,为计数椎骨的重要标志。

2. 胸椎椎体自上向下逐渐增大。椎体侧面后份接近上缘和下缘处各有一个半圆形肋凹,横突末端的前面有横突肋凹,它们分别与肋头及肋结节构成关节。棘突较长,斜向后下方,呈叠瓦状排列。关节突关节面几乎呈冠状位,上关节突关节面向后,下关节突关节面朝前。

3. 腰椎椎体粗壮,棘突宽厚呈板状,水平后伸。棘突间空隙较宽,临床上常选取上下位腰椎棘突间作穿刺部位。关节突关节面几乎呈矢状位,上关节突关节面朝内,下关节突关节面向外。

4. 骶骨由5块骶椎融合而成,分骶骨底、侧部、骶骨尖、盆面和背侧面,呈倒三角形,构成盆腔的后上壁,其下端为骶骨尖,与尾骨相关节,上端宽阔的底与第5腰椎联合形成腰骶角。骶骨盆面凹陷,背侧面后凸,以增加骨盆容量。骶骨具有明显的性别差异,男性长而窄,女性短而宽,以适应女性分娩的需要。

5. 尾骨由3~4块尾椎融合而成,略呈三角形,底朝上与骶骨相接,尖向前下游离,是人体退化的一块骨。

（四）常见疾病诊断

1. 脊椎退行性变 多为生理性老化过程,一般不引起明显症状。遗传性、自身免疫性、急性创伤或慢性劳损等原因,也可促使脊椎发生退行性变(图5-5-4)。

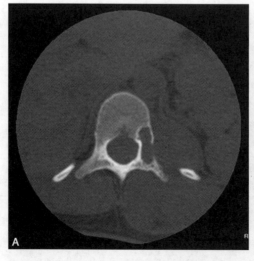
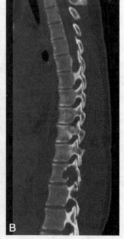

图5-5-4 胸椎骨质破坏
A.横断位;B.矢状位。

2. 椎间盘突出 可发生于脊柱的任何部位,以活动度较大的部位多见,其中腰椎间盘突出最多见(约占90%)(图5-5-5),其次为颈椎间盘,胸椎间盘突出少见。

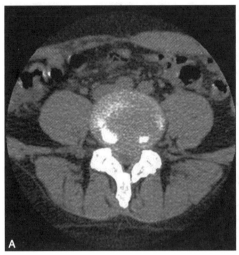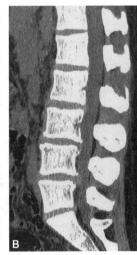

图 5-5-5 腰椎间盘突出
A.横断位;B.矢状位。

3. 椎管狭窄 指构成椎管的脊椎、软骨和软组织异常,引起椎管有效容积减少,压迫脊髓、神经和血管等结构而引起一系列的临床症状和体征。

4. 脊柱畸形 脊柱畸形包括分节不良、移行椎、脊柱裂、侧弯畸形、椎体融合、Klippel-Feil 综合征、椎弓峡部不连与脊椎滑脱等(图5-5-6)。

5. 脊椎骨折 脊椎损伤常见,约占全身骨关节创伤的5%~6%,损伤后易引起神经功能障碍,甚至截瘫、死亡。脊椎骨折分为次要损伤和重要损伤,前者包括单纯的横突、棘突、关节突和椎弓峡部骨折,这类骨折极少引起神经损伤与脊柱畸形;后者包括压缩骨折、楔形骨折、爆裂骨折、安全带型损伤及骨折、脱位(图5-5-7)。

（五）注意事项

1. 脊椎检查务必了解外伤经过,仔细查体,小心移动摆位,防止检查过程的二次伤害与截瘫风险。

2. 对于侧弯与后凸畸形受检者,位置不易固定,为避免运动伪影,应尽量采用辅助设备让受检者处于舒适位置,必要时可采用侧卧位及俯卧位扫描。

3. 椎体螺旋扫描范围尽量包括一端具有特征或易于辨认的椎体。

4. 椎间盘采用螺旋扫描方式重建,为降低噪声,增加密度分辨力,在辐射防护许可内,螺旋扫描时可适度增加管电流、延长扫描时间或减小螺距。

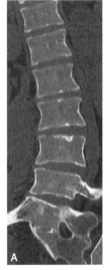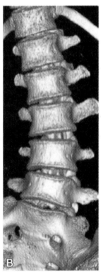

图 5-5-6 脊柱侧凸
A.骨窗冠状位;B.椎体 VR。

三、脊柱 CT 图像处理与后处理和排版打印

（一）图像处理与后处理

1. 窗宽、窗位调节 脊柱 CT 扫描图像可采用骨窗和软组织窗显示,骨窗的窗宽为 1 200~1 500Hu,窗位为 500~700Hu,软组织的窗宽为 300~350Hu,窗位为 40~45Hu;椎间盘采用软组织窗显示,其窗宽为 250~300Hu,窗位为 35~40Hu(图5-5-8)。

2. 图像重组 将脊柱容积采集的原始数据,重组层厚为 2~5mm,重组间隔为 2~5mm,用骨、软组

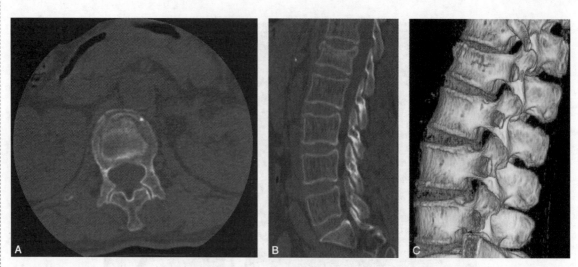

图 5-5-7 腰椎骨折
A. 骨窗横断位;B. 骨窗矢状位;C. 椎体 VR。

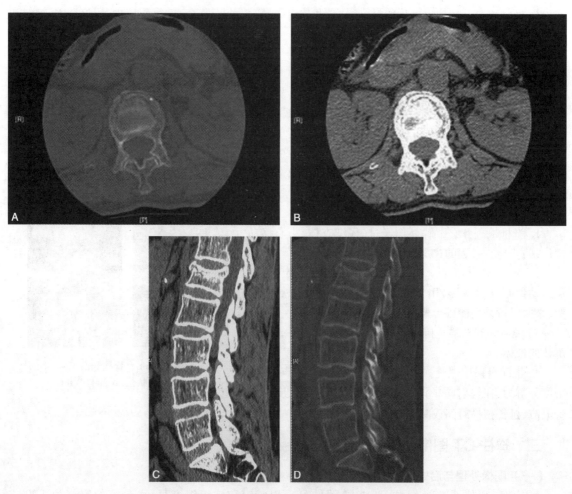

图 5-5-8 窗口技术
A. 骨窗横断位;B. 软窗横断位;C. 软窗矢状位;D. 骨窗矢状位。

144

织函数分别重建,以 MPR、CPR 及 VR 等后处理分别重组,MPR 可显示脊柱冠状、矢状及任意斜面图像,显示病变周围关系,确定有无侧弯与后凸畸形;CPR 可显示病变不在同一平面的毗邻与受侵关系;VR 可显示椎体及附件的立体构象、精确定位骨折及骨折片的对位对线关系,对选择手术方案具有指导价值(图 5-5-9)。

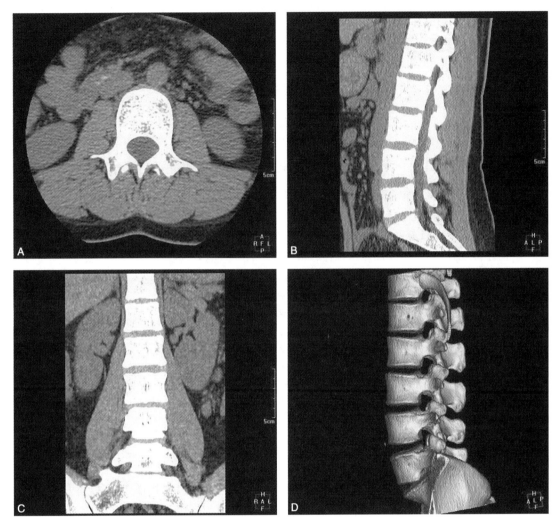

图 5-5-9　多平面重组
A. 横断位;B. 矢状位;C. 冠状位;D. VR。

3. 测量与标注　图像的测量技术包括 CT 值、距离、大小和角度等,是图像后处理中常用的技术;标注也是图像处理的重要环节,如病变大小、位置、形态、测量相关径线等多种标注方式。脊柱的侧弯程度、兴趣区的出血情况、病变部位的 CT 值测量、骨片形状及大小的测量,加入相关的标注,可以为临床诊断与手术治疗提供切实的资料。

（二）图像排版与打印
脊柱图像打印的范围包括椎体与椎间盘。
1. 椎体　打印范围要包括整个病变部位,常规采集骨窗图像排版打印,横断位图像为主,可重组矢状位、冠状位及 VR 图像进行排版打印。
2. 椎间盘　打印范围要包括被检部位的椎间盘,常规以横断位图像为主,可重建矢状位进行排版打印。

0519

病例讨论

本节小结

本节介绍了颈椎、胸椎、腰椎及骶尾椎 CT 检查的适应证、禁忌证、相关准备、扫描方法、相关解剖与常见疾病诊断、CT 图像处理与后处理。

脊柱 CT 检查对脊椎退行性变、椎间盘突出、椎管狭窄、脊柱畸形、脊椎骨折等均有较好的显示能力。对脊柱肿瘤或复杂骨折患者,多平面重组、容积重组等后处理技术可以全方位反映病变密度、形态、大小、位置及相邻组织器官的改变,对外伤、肿瘤等病变的显示可靠、清晰、逼真,可以更有效地指导手术。

（暴云锋）

思考题

1. 简述各脊椎 CT 检查常规的扫描方式。
2. 椎体骨折患者检查时有哪些注意事项?
3. 腰椎间盘突出患者采用哪种影像检查方式?
4. 简述常规脊柱 CT 检查图像及椎体骨折图像的打印排版方式。

扫一扫,测一测

第六节　盆腔 CT 检查技术

学习目标

1. 知识:掌握盆腔 CT 检查适应证、禁忌证、注意事项、相关准备与扫描部位、扫描方法;熟悉盆腔 CT 检查的图像处理与后处理;了解盆腔 CT 的图像排版与打印。
2. 技能:能够准确、规范地使用盆腔 CT 检查技术,结合实际情况,恰当选择并灵活运用盆腔 CT 检查技术。
3. 素质:树立全心全意为受检者服务的理念,爱岗敬业、勤于奉献,具有高度的责任感。

病例导学

患者,女性,50 岁,有心脏起搏器植入史。3 个月前发现下腹部膨隆,月经正常,一般情况良好,妇科检查子宫前位,大小正常。超声显示腹盆腔内囊性肿块,大小为 16cm×12cm×20cm,边界清。

问题:

该患者需要做什么影像检查以进一步明确诊断?

一、盆腔 CT 检查适应证与禁忌证

（一）适应证

1. 男性生殖系统病变　观察膀胱、前列腺、睾丸的良、恶性肿瘤与其他病变等。

2. 女性生殖系统病变　观察子宫、双侧卵巢的良、恶性肿瘤与其他病变等。

3. 观察骨盆骨质情况　如骨折、良恶性骨肿瘤等。

4. 大血管病变　诊断盆腔髂血管及其分支的病变，包括动脉瘤、动脉夹层、动脉栓塞、动静脉畸形等。

（二）禁忌证

1. 有严重的心、肝、肾衰竭的受检者不宜进行 CT 增强检查。

2. 对碘对比剂过敏的受检者不宜进行 CT 增强检查。

3. 患重症甲状腺疾病与哮喘的患者不宜进行 CT 增强检查。

4. 妊娠期妇女慎行 CT 检查。

二、相关准备与扫描部位、扫描方法

（一）相关准备

1. 认真阅读申请单，明确检查部位，了解检查目的和要求，对检查目的、要求不清的申请单，应与临床医师核准确认。

2. 去除盆腔所有金属物及各种饰物及外敷药物等，防止产生伪影。

3. 扫描中受检者体位须保持不动，婴幼儿及不配合的成人应视情况给予镇静药物。

4. 检查前 1 周内禁服原子序数高或者含重金属成分的药物，禁做消化道造影。

5. 检查前做好肠道清洁准备，检查前 6～10h 分次口服 1%～2% 的含碘对比剂水溶液 1 000～1 500ml，使远、近端小肠和结肠充盈，检查前大量饮水，以保持膀胱充盈。

6. 怀疑有直肠或乙状结肠病变，可经直肠注入 1%～2% 的含碘对比剂水溶液或空气 300ml。

7. 向受检者说明检查床移动和扫描间噪声属于正常情况，并告知扫描所需时间，以消除受检者紧张心理。

8. 对眼球、甲状腺、性腺等进行必要的防护，扫描过程需要陪同人员时，同时应注意陪同人员的防护。

9. 增强扫描前，需了解受检者有无碘对比剂禁忌证，有无其他药物过敏史，肾毒性药物使用情况，哮喘等。签署对比剂过敏反应告知书。需禁食 4h 以上。护士做好对比剂注入前的准备工作，建立外周静脉通道，并与高压注射器连接。

（二）扫描部位、扫描方法

1. 扫描体位　受检者常规取仰卧位，头先进，身体正中矢状面垂直于扫描床平面并与床面长轴中线重合，双上肢自然上举抱头。对受检查者敏感腺体进行防护。

2. 扫描方法

（1）常规平扫

1）扫描定位像，常规扫描获取盆腔前后位正位像。

2）扫描范围自双侧髂嵴至耻骨联合下缘（图 5-6-1）。

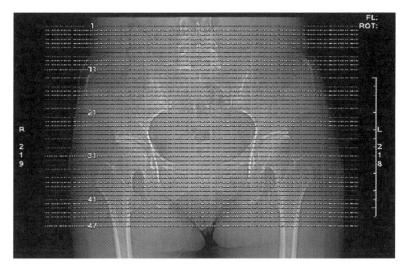

图 5-6-1　盆腔 CT 扫描定位像

3）盆腔 CT 检查采用螺旋扫描、标准算法或软组织算法,其扫描参数见表 5-6-1。检查精囊和前列腺时层厚为 2~3mm。

表 5-6-1　盆腔扫描及重建参数

项目	参数
扫描类型	螺旋扫描
扫描范围	自双侧髂嵴至耻骨联合下缘
呼吸方式	平静呼吸
定位像	正位像
管电压	100~140kV
管电流	200~300mAs
螺距因子	0.986~1.375
采集矩阵	512×512,1 024×1 024
显示矩阵	512×512,1 024×1 024
显示野(DFOV)	30~40cm
采集层厚	0.625~1.25mm
重建层厚	5.0mm
重建间距	5.0mm
重建算法	标准算法、软组织算法
窗宽、窗位	子宫或前列腺平扫:窗宽 300~350Hu,窗位 40~50Hu; 子宫或前列腺增强:窗宽 300~350Hu,窗位 40~55Hu; 乙状结肠或直肠:窗宽 350~450Hu,窗位 40~55Hu; 骨窗:窗宽 1 200~1 500Hu,窗位 500~700Hu

（2）增强扫描

1）在盆腔平扫的基础上,设置增强扫描的扫描范围与扫描参数。

2）对比剂浓度与用量的使用原则是:采用非离子型对比剂,浓度为 300~370mgI/ml,成人用量为 80~100ml,生理盐水 30ml;儿童对比剂用量为 50~70ml。

3）注射方式及流率:双筒高压注射器,静脉团注给药,注射速率为 2.5~3.0ml/s。

4）扫描时间一般为:盆腔增强通常采用“三期扫描”,扫描延迟时间动脉期为 30~35s,静脉期为 60~75s,延迟期为 3~5min。延迟期用于观察膀胱病变。

（三）盆腔相关解剖与常见疾病诊断

1. 盆腔的相关解剖

（1）男性生殖系统:包括内生殖器和外生殖器,其中内生殖器包括睾丸、附睾、输精管、射精管、精索、精囊、前列腺及尿道球腺;外生殖器包括阴囊、阴茎及尿道。前列腺紧邻膀胱下缘,呈栗子形,分为移行带、中央带、周围带及前纤维基质。精囊位于膀胱后方,邻近前列腺上缘,呈长椭圆形的囊状器官。

（2）女性生殖系统:包括内生殖器和外生殖器,其中内生殖器位于盆腔内包括子宫、卵巢、输卵管;外生殖器包括阴阜、大阴唇、小阴唇、阴道前庭、前庭球等。子宫位于盆腔内,呈倒置的梨形,底边在上,为子宫底;底的两侧为子宫角,与输卵管相通;下端与子宫颈管相连。两侧的输卵管由子宫角向外下走行,管腔迂曲、纤细。卵巢左右各一,呈扁卵圆形,一端靠近输卵管伞,为输卵管端,一端附于子宫底部,为子宫端。

2. 盆腔常见疾病诊断

（1）子宫平滑肌瘤(uterine leiomyoma):子宫平滑肌瘤又称为子宫肌瘤,由平滑肌及纤维间质所组成,是女性生殖系统中最常见的良性肿瘤,多发生于30~50岁的育龄期女性,绝经后肌瘤可以萎缩。子宫肌瘤常为多发,可发生在黏膜下、肌层内、浆膜下和宫颈处。临床上,肌层内肌瘤最常见,黏膜下肌瘤产生的临床症状最明显,常见的症状为腹痛、月经过多、白带过多、经期长且间隔短、不孕和习惯性流产等。

CT平扫:子宫体积增大,病灶位于肌层内或浆膜下时,子宫轮廓可呈分叶状。子宫肌瘤密度可等于或略低于周围正常子宫平滑肌密度,部分肌瘤内可见发生钙化。

CT增强:子宫肌瘤可有不同程度的均匀强化,多略低于子宫平滑肌的强化程度(图5-6-2)。

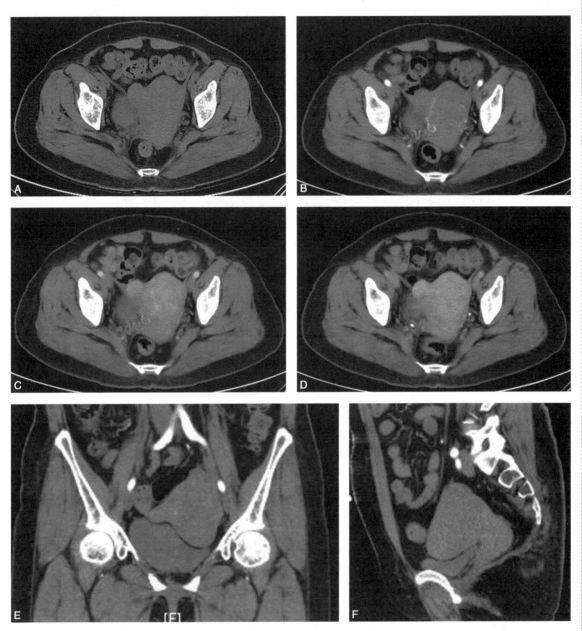

图5-6-2 子宫肌瘤CT图像

(2)卵巢囊腺瘤(ovarian cystadenoma):卵巢囊腺瘤属于上皮性来源的卵巢良性肿瘤,包括浆液性囊腺瘤(serous cystadenoma)和黏液性囊腺瘤(mucinous cystadenoma)。发病年龄以20~50岁多见。早期可无临床症状,后期可有下腹部不适或隐痛,下腹部包块,肿瘤较大时可出现压迫症状。

CT平扫:盆腔内见较大的肿块影,边界清楚,肿块呈单房或多房水样低密度影,各房密度可略有差异。肿瘤壁与内间隔较薄,少数可有较小的乳头状软组织突起影。

CT增强:肿瘤壁、内间隔及乳头状突起可发生明显强化(图5-6-3)。

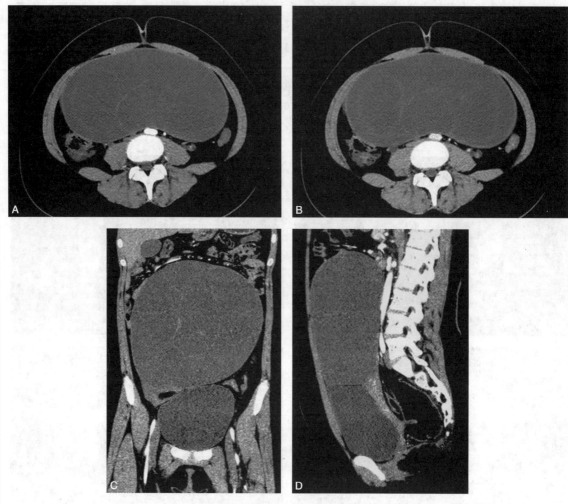

图 5-6-3　卵巢囊腺瘤 CT 图像

（四）盆腔 CT 扫描注意事项

1. 盆腔的数据采集需在一次容积采集范围内。

2. 薄层采集，重建间隔为采集层厚的 50%。

3. 采用较小螺距，宜小于或等于 1。

三、盆腔 CT 图像处理与后处理和排版打印

（一）图像处理与后处理

1. 窗口技术　图像显示以软组织窗为主，子宫或前列腺平扫图像窗宽为 300~350Hu，窗位为 40~50Hu，增强图像窗宽为 300~350Hu，窗位为 40~55Hu。乙状结肠或直肠窗宽为 350~450Hu，窗位为 40~55Hu；若观察骨质情况，图像可调节为骨窗，窗宽为 1 200~1 500Hu，窗位为 500~700Hu（图 5-6-4）。

2. 图像重组技术　将原始数据以采集层厚、50%重建间隔进行重叠重建，在重建后的图像基础上进行 MPR、MIP、VR 及 CTVE 等后处理重组。通过重组图像可多方位观察病灶和组织结构的形态、范围、大小及与周围组织的关系（图 5-6-5）。

3. 测量与标注　测量病灶层面的 CT 值，病变部位需标注病变大小并测量相关径线。必要时测量病灶层面增强前后的 CT 值。平扫和增强扫描测量 CT 值时，原则上应在同一层面上测量，以便对照分析。

（二）盆腔 CT 图像排版与打印

1. 排版打印时，需调节适合的窗宽、窗位，盆腔 CT 常规选用软组织窗图像。对于较小器官或小病灶可进行局部放大处理。除了常规横断面图像之外，还需打印冠状面、矢状面重组或其他重组的图

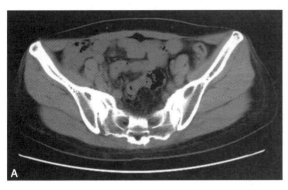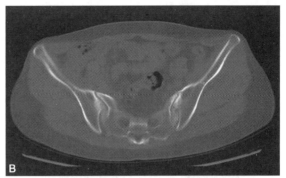

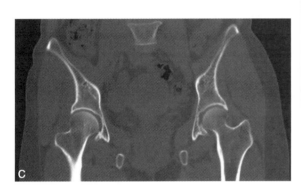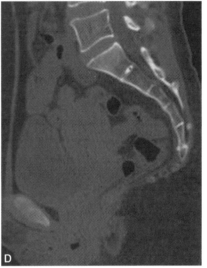

图 5-6-4　盆腔 CT 图像

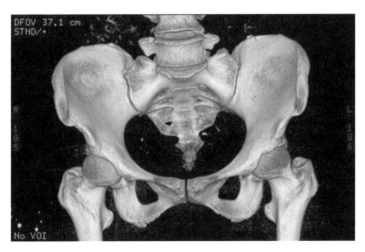

图 5-6-5　骨盆 VR 图像

像,以便对病变进行更直观、多维度的观察。必要时在图像上添加标注。

2. 图像排版时根据图像总数计算窗格(行×列),先将定位像输入打印窗格,然后按照人体的解剖顺序从上到下,依次输入平扫图像、增强图像和/或后处理图像。使图像位于窗格中间位置。

3. 通过与 CT 工作站联网的打印机打印图像胶片。

4. 利用影像存储与传输系统(PACS)进行数字化存储和管理,来实现影像信息本地及远程查询、浏览、打印等功能。

视频:盆腔
CT 扫描技术

本节小结

　　本节介绍了盆腔 CT 检查的适应证及禁忌证、相关准备、扫描部位、扫描方法、相关解剖、常见疾病诊断及图像处理与后处理等。详细介绍了盆腔脏器常规扫描、增强扫描的扫描方法、扫描参数等。

　　盆腔 CT 检查对子宫、卵巢、前列腺、膀胱、结肠等部位的良恶性肿瘤、结石等病变有较好的显示能力;多平面重组、容积重组等后处理技术可以全方位反映病变的密度、形态、大小、位置及相邻组织器官的改变,对病变的显示可靠、清晰、逼真,可以更有效地指导临床工作。

　　盆腔 CT 检查时要注意融合解剖、临床、设备等方面的知识,熟练掌握、灵活运用 CT 检查技术,具备人文关怀精神,与受检者良好沟通,准确、迅速地完成 CT 检查项目。

（徐　惠）

思考题

　　1. 盆腔 CT 扫描的适应证有哪些?
　　2. 盆腔增强扫描的时相如何确定?
　　3. 盆腔 CT 的图像后处理技术有哪些?

扫一扫,测一测

第五章第七
节　课件

第七节　四肢骨关节及软组织 CT 检查技术

学习目标

　　1. 知识:掌握四肢骨关节及软组织 CT 检查的适应证与扫描方法;熟悉四肢骨关节及软组织 CT 检查注意事项;了解四肢骨关节及软组织 CT 检查图像处理。

　　2. 技能:能够运用所学知识,对患者进行四肢骨关节及软组织 CT 检查,学会有针对的设置参数处理不同的检查案例。

　　3. 素质:树立个性化检查理念,具有高度的责任感。

病例导学

　　患者,男性,70 岁,主诉下楼梯时滑倒,腰疼,坐立位时加重。既往体健;糖尿病 7 年;临床申请腰椎及骶尾椎 CT 检查。

　　问题:
　　1. 应采用哪种 CT 扫描方式? 后处理应采取哪些方式?
　　2. 检查过程中有哪些注意事项?

笔记

一、四肢骨关节及软组织 CT 检查适应证与禁忌证

（一）适应证

1. 骨折及关节脱位 CT 扫描对骨折可以显示碎片及移位情况,同时还能显示出血、血肿、异物以及相邻组织的有关情况,CT 的三维重建可以多方位显示骨折情况。

2. 退行性关节病 CT 扫描可以观察退变关节的骨质及关节间隙,三维重建可以多方位显示关节形态。

3. 骨肿瘤 CT 平扫及增强科观察和显示肿瘤病变的部位、形态、大小、范围及血供等情况,有助于对肿瘤进行定性诊断。

4. 软组织病变 CT 扫描可以确定病变部位、大小、形态及与周围组织结构的关系。

5. 其他病变 如骨髓炎、骨结核、骨缺血坏死等,CT 扫描可显示骨皮质和骨髓质的形态与密度的改变,同时可观察病变与周围组织的关系。

（二）禁忌证

无特殊禁忌证。

二、相关准备与扫描部位、扫描方法

（一）相关准备

1. 机器准备 保证机器状态良好,磁盘空间充足。

2. 患者准备

（1）CT 检查前,患者需携带相关的检查资料,如以前的影像学资料,近期的化验资料。

（2）检查前去除检查部位的金属异物,如带金属的衣服,金属饰物,防止产生伪影。

（3）不合作的受检者,如婴幼儿、昏迷的受检者,应事先给予镇静药。

（4）告知受检者检查过程中可能出现的情况或感觉,消除其紧张情绪,取得受检者的配合。

（二）扫描部位、扫描方法

1. 肩关节与肘关节 采用仰卧位扫描,双上臂自然平伸置于身体两侧,双手手心向上,一般扫描单侧,身体向对侧偏移,尽量使患侧肩关节靠近检查床面正中。对受检者敏感腺体进行防护。具体扫描及重建参数见表 5-7-1。

表 5-7-1 肩关节及肘关节扫描及重建参数

项目	参数
扫描类型	螺旋扫描
扫描范围	肩关节:肩峰上缘到肩胛骨下缘 肘关节:包全肘关节及病变
呼吸方式	屏气扫描
定位像	正侧位
管电压	120kV
管电流	200~250mAs
螺距因子	0.9~1.5
采集矩阵	512×512
显示矩阵	512×512
显示野(DFOV)	20~25cm
采集层厚	0.5~1.25mm
重建层厚	2.5~5mm
重建间距	2.5~5mm
重建算法	骨算法、标准算法
窗宽、窗位	软组织窗:窗宽 350~450Hu,窗位 25~45Hu; 骨窗:窗宽 1 500~2 000Hu,窗位 350~700Hu

2. 腕关节及手 采用仰卧位扫描,双手或单手上举置于头上,上臂尽量伸直,手心向上。如果受检者不能手臂上举,也可以自然平伸置于身体两侧,双手手心向上,但这样会有图像伪影,扫描辐射剂量也会较大。对受检者敏感腺体进行防护。具体扫描及重建参数见表5-7-2。

表5-7-2 腕关节或手扫描及重建参数

项目	参数
扫描类型	螺旋扫描
扫描范围	包全腕关节或手及病变
呼吸方式	平静呼吸
定位像	正侧位
管电压	120kV
管电流	200~250mAs,如果双手上举,管电流为50~100mAs
螺距因子	0.9~1.5
采集矩阵	512×512
显示矩阵	512×512
显示野(DFOV)	20~25cm
采集层厚	0.5~1.25mm
重建层厚	2.5~5mm
重建间距	2.5~5mm
重建算法	骨算法、标准算法
窗宽、窗位	软组织窗:窗宽350~450Hu,窗位25~45Hu; 骨窗:窗宽1 500~2 000Hu,窗位350~700Hu

3. 骶髂关节及髋关节 采用仰卧位扫描,为防止双手在扫描动床时夹伤,应将双手置于胸前,双脚尽量并拢,脚尖朝上。对受检者敏感腺体进行防护。具体扫描及重建参数见表5-7-3。

表5-7-3 骶髂关节或髋关节扫描及重建参数

项目	参数
扫描类型	螺旋扫描
扫描范围	包全骶髂关节或髋关节及病变
呼吸方式	平静呼吸
定位像	正侧位
管电压	120kV
管电流	200~250mAs
螺距因子	0.9~1.5
采集矩阵	512×512
显示矩阵	512×512
显示野(DFOV)	20~25cm
采集层厚	0.5~1.25mm
重建层厚	2.5~5mm
重建间距	2.5~5mm
重建算法	骨算法、标准算法
窗宽、窗位	软组织窗:窗宽350~450Hu,窗位25~45Hu; 骨窗:窗宽1 500~2 000Hu,窗位350~700Hu

4. 膝关节、踝关节及足　采用仰卧位扫描,为防止双手在扫描动床时夹伤,应将双手置于胸前,双脚尽量并拢,脚尖朝上。对受检者敏感腺体进行防护。具体扫描及重建参数见表5-7-4。

表5-7-4　膝关节、踝关节及足扫描及重建参数

项目	参数
扫描类型	螺旋扫描
扫描范围	包全膝关节、踝关节、足以及病变
呼吸方式	平静呼吸
定位像	正侧位
管电压	120kV
管电流	100~150mAs
螺距因子	0.9~1.5
采集矩阵	512×512
显示矩阵	512×512
显示野(DFOV)	20~25cm
采集层厚	0.5~1.25mm
重建层厚	2.5~5mm
重建间距	2.5~5mm
重建算法	骨算法、标准算法
窗宽、窗位	软组织窗:窗宽350~450Hu,窗位25~45Hu; 骨窗:窗宽1 500~2 000Hu,窗位350~700Hu

5. 肢体　肢体扫描一般是因为软组织病变,病变位置不确定,扫描时根据病变厚度确定扫描条件,扫描范围要包全病变。具体扫描及重建参数见表5-7-5。

表5-7-5　肢体扫描及重建参数

项目	参数
扫描类型	螺旋扫描
扫描范围	包全病变
呼吸方式	平静呼吸
定位像	正侧位
管电压	120kV
管电流	100~150mAs
螺距因子	1~1.5
采集矩阵	512×512
显示矩阵	512×512
显示野(DFOV)	20~25cm
采集层厚	0.5~1.25mm
重建层厚	2.5~5mm
重建间距	2.5~5mm
重建算法	骨算法、标准算法
窗宽、窗位	软组织窗:窗宽350~450Hu,窗位25~45Hu; 骨窗:窗宽1 500~2 000Hu,窗位350~700Hu

四肢骨关节选择平扫即可,软组织病变如果在平扫时不能定性,一般还需要做增强扫描。增强扫描的参数与平扫的参数相同,为观察病变血供特点,一般需要扫描动脉期和静脉期。四肢骨关节还可以进行容积扫描,所得数据能够进行三维重建。CT检查时,有些组织是完全对称的,如四肢、大脑两侧半球,对这些组织进行检查时,可以双侧同时扫描,所得图像包括患侧和健侧组织,图像是对称的,双侧对照可以更好地观察患侧病变。另外,还有能量与能谱扫描,该扫描方法可以比常规CT检查提供更多的信息。在骨关节系统中的应用现在主要是检出痛风石和显示骨髓挫伤。

（三）四肢骨关节及软组织相关解剖与常见疾病诊断

1. 相关解剖

（1）肩关节:肩关节指上肢与躯干连接的部分,包括前臂上部、腋窝、胸前区及肩胛骨所在的背部区域等部分。由肩胛骨关节盂和肱骨头构成,属球窝关节,是上肢最大、最灵活的关节。关节囊较松弛,附着于关节盂周缘和解剖颈。

（2）肘关节:由肱骨远侧端和桡尺骨近端关节面组成。在结构上包括三个关节。①肱尺关节:由肱骨滑车与尺骨滑车切迹构成的滑车关节;②肱桡关节:由肱骨小头与桡骨头关节凹构成的球窝关节;③桡尺近侧关节:由桡骨的环状关节面与尺骨的桡骨切迹构成的圆柱关节。它们共同被包在一个关节囊内。

（3）腕关节:腕关节是一由多关节组成的复杂关节,包括桡腕关节、腕骨间关节和腕掌关节,三个关节都相互关联(除拇指的腕掌关节外),统称为腕关节。手:手骨由腕骨、掌骨、指骨构成。腕骨由8块骨组成,排成近远两列,每列4块,掌骨有5块。

（4）骶髂关节:骶髂关节由髂骨的耳状面与骶骨的耳状面构成。关节面扁平,彼此对合非常紧密,属于平面关节。关节囊紧张,紧贴于关节面周缘,其周围有许多强韧的韧带加强,关节腔狭小,呈裂隙状,因而骶髂关节活动性很小,有利于支持体重和传递重力。

（5）髋关节:由股骨头与髋臼构成,属球窝关节。

（6）膝关节:膝关节由股骨下端、胫骨上端和髌骨构成,是人体最大最复杂的关节。髌骨与股骨的髌面相接,股骨的内、外侧髁分别与胫骨的内、外侧髁相对。

（7）踝关节:踝关节,由胫、腓骨下端的关节面与距骨滑车构成,故又名距骨小腿关节。

（8）足:足骨包括跗骨7块,跖骨5块,趾骨14块。共26块。

2. 相关疾病

（1）骨折:骨折是指骨结构的连续性完全或部分断裂,影像表现为病变处骨皮质不连续或形态发生改变。

（2）关节脱位:关节脱位又称为脱臼,是指构成关节的上下两个骨端失去了正常的位置,发生了错位。多暴力作用所致,以肩、肘、下颌及手指关节最易发生脱位。关节脱位的表现,一是关节处疼痛剧烈,二是关节的正常活动丧失,三是关节部位出现畸形。

（3）关节退行性改变:关节退行性改变又称为骨质增生,即骨的退行性病变,是关节炎的一种表现。本病的致病因素主要是由于机械应力分布失衡或负载过度引起软骨磨损所致。早期阶段,X线片大多正常,中晚期可见关节间隙不对称性狭窄、关节面下骨硬化和变形、关节边缘骨赘形成,关节面下囊性变和关节腔游离气体。CT和核磁检查对关节退行性该病诊断更有帮助。

（4）肿瘤病变:骨关节系统及软组织均可发生肿瘤病变。表现为骨性或软组织占位性病变,影像学检查可以显示肿瘤病变的位置、大小、血供特点及毗邻关系等,对病变的诊断及治疗有很大帮助。

（四）四肢骨关节及软组织CT扫描注意事项

1. 保证受检者安全,尤其是外伤的受检者,在搬动受检者及扫描床移动时注意观察其反应,避免二次伤害。

2. 骨关节扫描一定要包全病变,尤其是对骨折及骨肿瘤的受检者。

3. 一般需要重建骨算法及标准算法,骨算法可以观察病变细节,标准算法图像可以进行三维重建。

三、四肢骨关节及软组织 CT 图像处理与后处理和排版打印

（一）图像处理与后处理

1. 窗口技术　图像显示以骨组织窗为主，窗宽为 1 500～2 500Hu，窗位为 500～700Hu，常规需骨算法重建。

2. CT 图像处理与后处理　包括测量图像径线与角度、标注、测量 CT 值、窗口技术、重组技术等（图 5-7-1）。

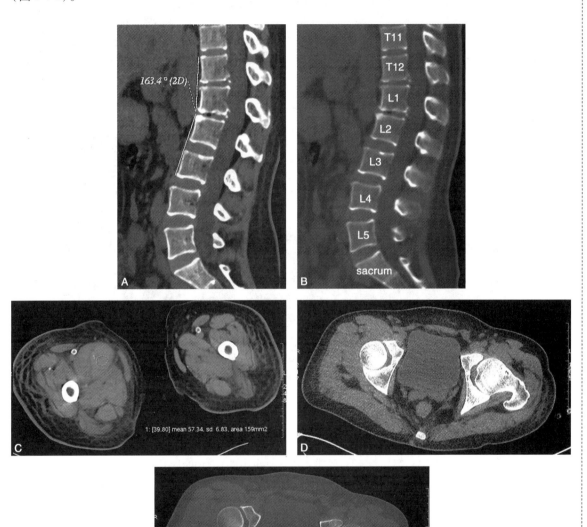

图 5-7-1　CT 图像后处理

A. 利用测量工具可以测量脊柱弯曲角度；B. 利用标注工具可以在图像上进行标注，图中标出腰椎名称，便于诊断定位；C. 对病变 CT 值进行测量，有助于病变性质的诊断，图中病变 CT 值为 57.34Hu，高度怀疑急性出血，最后证实为血肿；D、E. 合适的窗口技术，有利于病变的观察，图 D 中窗宽为 400Hu，窗位为40Hu，左侧股骨颈病变未显示；图 E 中窗宽为 2 000Hu，窗位为 700Hu，左侧股骨颈病变清晰显示，为陈旧性骨折。

骨关节检查一般需要进行二维及三维重建，尤其是对于外伤患者。二维重建可以从不同角度观察病变（图 5-7-2），三维重建显示病变更有立体感，尤其是对于复杂骨折的关节处病变（图 5-7-3）。

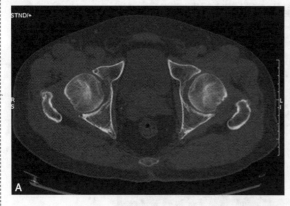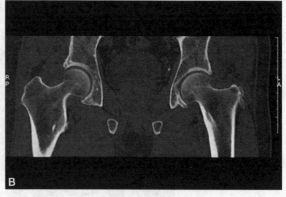

图 5-7-2 二维重建
A.髋关节横断位图像,常规扫描所得;B.髋关节二维重建冠状位,显示股骨颈更直观。

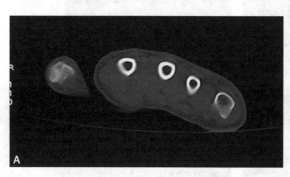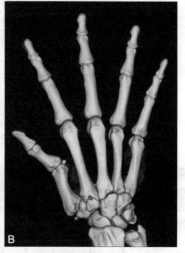

图 5-7-3 三维重建
A.手横轴位,CT 直接扫描所得;B.手三维重建图,显示立体效果更好。

（二）四肢骨关节及软组织 CT 图像排版与打印

应该遵循包含全部组织和突出重点的要求,对于一些小的病灶可采用局部放大,或进行冠状面、矢状面重组,以便进行定位描述。

本节小结

本节介绍了骨关节及软组织 CT 检查技术,包括骨折、关节脱位、退行性关节病、肿瘤等,现在 CT 设备发展很快,可以显示细微的骨折及病变。结合三维重建技术,可以从整体显示病变形态。对肿瘤性病变,可以采用增强检查,确定病变性质。本节还介绍了骨关节系统的相关解剖及相关疾病。

（李锋坦）

思考题

1. 简述骨关节及软组织 CT 检查的适应证。

2. 简述三维重建技术在骨关节 CT 检查中的应用。

扫一扫,测一测

第八节　心脏与血管 CT 检查技术

第五章第八节　课件

学习目标

1. 知识:掌握心脏及各部位血管 CT 检查的扫描方法;碘对比剂的应用;熟悉心脏及各部位血管 CT 检查的注意事项与后处理方式;了解冠状动脉及各部位血管 CT 检查原理。

2. 技能:能够运用所学知识,对患者进行心血管 CT 检查,学会有针对的设置参数处理不同的检查案例。

3. 素质:树立个性化检查理念,具有高度的责任感。

病例导学

患者,男性,50 岁,主诉活动后心前区疼痛 1 个多月,既往高血压病病史 10 年,糖尿病病史 7 年;近期发现甘油三酯偏高。临床申请心脏冠状动脉 CT 检查,检查时心率 75 次/min,设备为 64 层螺旋 CT,管球转速 0.35s/转。

问题:

1. 应采用哪种 CT 扫描方式? 后处理应该采取哪些方式?

2. 检查过程中有哪些注意事项?

CT 血管检查(CT angiography,CTA)是经周围静脉快速注入水溶性有机对比剂,在靶血管对比剂充盈的高峰期,用螺旋 CT 对其进行快速容积数据采集,由此获得的容积数据再经计算机后处理,即利用 3D 成像技术对血管进行重组,通常采用 MIP、SSD 和 VR,重组成 3D 血管影像,为血管性疾病的诊断提供依据。CTA 实质也是一种增强扫描,特点是仅在靶血管对比剂充盈的高峰期扫描,并采用了 3D 成像技术。CTA 是一种微创性血管造影术,可清楚显示较大血管的主干和分支的形态;清晰地显示血管与肿瘤的关系;从不同角度观察动脉瘤的形态、大小、位置、蒂部和血栓等情况,血管的 3D 重组图像立体结构清楚。

一、心脏与血管 CT 检查适应证与禁忌证

(一)适应证

1. 冠状动脉疾患,临床怀疑冠状动脉病变,症状不典型,可在行冠状动脉造影前作为筛查。CTA 诊断冠状动脉发育异常比冠状动脉造影有优势。

2. 冠状动脉支架或搭桥术后复查。

3. 全身大血管疾患,如主动脉夹层、肺动脉栓塞、动脉瘤、血管狭窄、发育异常等。现在由于 CT 性能的提高,一般直径 2mm 以上的血管均能清晰显示。

(二)禁忌证

1. 对碘对比剂有禁忌者不能行此检查,如碘对比剂过敏、肾功能不全、心功能不全,不能注射大量液体者也不能进行此项检查。

2. 不适合做 CT 检查的危重患者,如患者躁动。

3. 妊娠妇女。

笔记

二、相关准备与扫描部位、扫描方法

（一）相关准备

1. 机器准备 保证机器状态良好,磁盘空间充足,高压注射器能正常使用。

2. 受检者准备

（1）检查前,受检者需携带相关的检查资料,如以前的影像学资料,近期的化验资料,便于比较诊断。

（2）因为需要注射碘对比剂,要求患者禁食 4h,但是不禁水,并且为了保护肾功能,应该鼓励受检者多饮水。

（3）冠状动脉检查需要控制心率,一般要求检查时受检者心率在 70 次/min 以下,一些高端 CT 由于时间分辨力提高,可以不用控制心率。

（二）扫描部位、扫描方法

心脏冠状动脉检查前受检者准备:心脏冠状动脉检查属于特殊检查,影像因素较多,包括机器性能、患者心跳、呼吸以及情绪等,检查前准备很重要。一般主要包括受检者心率的控制及呼吸训练,高端设备可以不用控制心率,一般设备心率需要控制在 70 次/min 以下。

扫描时相的选择,是心脏冠状动脉扫描特有的图像采集方式。就是把图像数据采集和受检者心电图关联起来。数据采集时间由设备的时间分辨力决定,一般小于一个心动周期时间,所以我们可以选择在心电图的某个阶段进行图像采集。一般把一个心动周期的时间分成一百份,也就是前一个 R 波为 0,后一个 R 波为 100%。中间这个 RR 间期为 0 到 100%。以哪个时间点为采集数据的中心时间,这个点在 RR 间期的百分数就是采集时相,这就是采集时相的概念(图 5-8-1)。

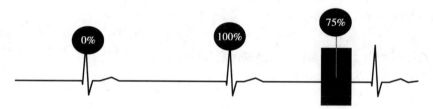

图 5-8-1 扫描时相示意图
一个心动周期定义其时相为从 0 到 100%,以 75% 为中心时间点采集数据,所得数据为 75% 时相,图中黑框的宽度即采集时间,就是本次数据采集的时间分辨力。

由于心电图可以表示心脏处于什么状态,所以可以在心脏搏动的特定阶段进行图像采集或重建。由于心脏不停地搏动,在一个心动周期内,冠状动脉各个分支的运动速度是不同的,而 CT 扫描时由于时间分辨力不够,还做不到任意心率成像,只能选择在心脏搏动速度相对较慢的时刻进行图像数据采集。冠状动脉有两个阶段运动速度相对较慢,一个是心脏舒张后期,在心电图上即 TP 段的后半段,此阶段心室压力和心房压力基本不变,心室容积轻度增加,心房和心室处于相对稳定状态。一般在心率 70 次/min 以下时选择这个时相。另一个是心室的等容舒张期,即 T 波的后半段,此阶段心房压力基本不变,心室压力变化轻微,心室容积不变。心房和心室也处于相对稳定状态,一般心率大于 70 次/min 选择这个时相进行数据采集。

扫描模式的选择,这也是心脏冠状动脉扫描特有的,由于心脏冠状动脉扫描是与心电图关联的,可以选择扫描时相,因此根据受检者心率,结合设备特点及扫描要求,扫描的模式可有多种选择。一般从大的方面分有两种:

一是回顾性扫描方式,这种扫描方式采用的是全心动周期数据采集,采用小螺距,采集数据量很大,采集完成后可以任意时相重建,这种采集方式的优点是成功率较高,由于是全时相采集,后期可以任意时相重建,也可以做心功能分析。缺点是辐射剂量较高,因为它是全时相采集、小螺距,所以辐射剂量非常高。早期,由于 CT 机器性能所限,心脏冠状动脉最初的采集方式均采用这种。现在这种方式也有应用,但针对其辐射剂量较高的缺点,进行了改进,也就是在整个心动周期虽然都进行数据采集,但采用了动态管电流模式,也就是并不是全部采用较高的毫安,而是选择一定的范围使用高毫安,一般为心脏运动幅度较小的时相。其他时相采用低毫安,因为一般很少用到其他时相,这样就可以降低整体的辐射剂量。

另一种是前瞻性扫描方式,这种扫描方式是根据既往规律,结合当时受检者心电图,假定在一定范围采集数据,可以得到较好的冠状动脉图像。扫描时根据心电图提前预判扫描时 R 波出现后的心电图规律,然后按照预设扫描时相范围进行数据采集。这种方式的优点就是辐射剂量较低,如果心率比较低,而且规律,甚至可以设定绝对时相进行数据采集,也就是只采集一个时相的数据,扫描完成后不能重建其他时相。缺点是成功率不如回顾性扫描方式,尤其是心律不齐,或者心率突然出现变动。前瞻性扫描由于辐射剂量较低,现在应用较多,各公司也根据自家设备特点研发了很多新技术。如大螺距扫描或者宽探测器扫描。

检查体位:仰卧位,双手上举,前胸部放置心电极片,连接 CT 机自带的心电导联线。对受检者敏感腺体进行防护。

具体扫描及重建参数见表 5-8-1。

表 5-8-1　心脏冠状动脉扫描及重建参数

项目	参数
扫描类型	加心电门控的螺旋扫描或轴位扫描
扫描范围	气管隆嵴下 1cm 至心脏膈面下方,心脏搭桥患者应该包全桥血管,使用内乳动脉搭桥患者扫描上限包括锁骨下动脉
呼吸方式	屏气扫描
定位像	正侧位
管电压	70～120kV
管电流	100～500mAs
螺距因子	0.2～1.5
采集矩阵	512×512
显示矩阵	512×512
显示野(DFOV)	17～20cm
采集层厚	0.5～1.25mm
重建层厚	0.5～1.25mm
重建间距	0.5～1.25mm
重建算法	标准算法
窗宽、窗位	窗宽 700～1 000Hu,窗位 100～150Hu

注:表中以碘对比剂浓度为 370mgI/ml 为例,其他碘浓度对比剂可以按比例换算。

对比剂注射方案要与扫描参数匹配,一般随着管电压降低,对比剂注射速率下降(表 5-8-2)。对比剂注射持续时间为扫描曝光时间加 5～8s。扫描延迟时间可以采用经验法或者智能监控。

表 5-8-2　对比剂注射速率

体重指数/(kg·m⁻²)	管电压/kV	注射速度/(ml·s⁻¹)
BMI≤20	70	3.0
20<BMI≤25	70 或 80	3.0～3.5
25<BMI≤28	80 或 90	3.5～4.0
BMI>28	90～120	4.0～5.0

（三）心脏与血管相关解剖与常见疾病诊断

1. 心脏与血管相关解剖 心脏的形状如一个倒置的、前后略扁的圆锥体。冠状动脉是供给心脏血液的动脉，起于主动脉根部主动脉窦内，分左右两支，行于心脏表面。左冠状动脉为一个短干，发自左主动脉窦，经肺动脉起始部和左心耳之间，沿冠状沟向左前方行 3~5mm 后，立即分为前室间支和旋支。前室间支沿前室间沟下行，绕过心尖切迹至心的膈面。右冠状动脉起自右主动脉窦，经肺动脉根部及右心耳之间，沿右冠状沟走行，绕过心右缘，继续在膈面的冠状沟内走行，在房室交点附近发出后降支，即后室间支。冠状动脉的分布分为三型：右优势型、均衡型与左优势型。

（1）右优势型：右冠状动脉在膈面除发出后降支外，还有分支分布于左心室膈面的部分或全部。

（2）均衡型：两侧心室的膈面分别由本侧的冠状动脉供血，它们的分布区域不越过房室交点和后室间沟，后降支为左或右冠状动脉末梢，或同时来自两侧冠状动脉。

（3）左优势型：左冠状动脉除发出后降支外，还发出分支供应右心室膈面的一部分。

2. 常见疾病诊断 血管病变从病因上分类包括：

（1）退行性变性血管疾病：动脉粥样硬化、动脉中层硬化、小动脉硬化。

（2）炎症性血管疾病：感染性动脉炎、梅毒性动脉炎、巨细胞性动脉炎、血栓闭塞性脉管炎、风湿性动脉炎。

（3）功能性血管疾病：雷诺氏病、手足发绀、红斑肢痛症。

（4）先天性血管疾病：先天性动脉瘤、先天性动静脉瘘、各类先天性血管肿瘤。

（5）损伤性血管疾患：损伤性动脉瘤、损伤性动静脉瘘。

（6）肿瘤性血管疾患：血管肉瘤、血管内皮细胞瘤、血管外皮细胞瘤。

血管病变从形态上分类包括狭窄、扩张、发育畸形等。CTA 检查一般都是形态学检查，可以显示血管形态。

（四）心脏与血管 CT 检查的注意事项

1. 检查安全 除了常规 CT 扫描需要注意的安全注意事项，心血管检查需要注射碘对比剂，而且注射速率比增强检查还要快，因此，需要注意使用碘对比剂引起的安全隐患，包括碘对比剂引起的不良反应、对比剂高速注射的外渗风险。

2. 图像质量控制 心血管 CTA 检查不同于其他检查，诊断的准确与否，严重依赖检查所得图像的质量。因此，检查时图像的质控非常关键，一般要求靶血管 CT 值不低于 300Hu，没有或尽可能少的运动伪影。操作人员要有一定的诊断知识，扫描结束能够快速判断图像是否达到诊断要求。

三、心脏与血管 CT 图像处理与后处理和排版打印

（一）图像处理与后处理

1. 窗口技术 图像显示以软组织窗为主，平扫图像窗宽为 250~300Hu，窗位为 40~50Hu，增强图像窗宽为 400~800Hu，窗位为 100~150Hu。

2. 图像重组 将采集的动脉期图像进行 MPR、CPR、VR 及 MIP 等后处理重组技术（图 5-8-2）。MPR 及 CPR 为二维图像，MPR 能实时反映腹部动脉、静脉及其分支的空间结构或血管局部的管壁及管腔情况；CPR 适用于观察走行复杂且不在同一平面的血管。VR 可以多方位立体显示心脏血管的整体结构。MIP 有利于增强显示血管的密度差，特别是小血管。

3. 测量标注 对病变部位进行测量，标注病灶层面 CT 值及大小与相关径线。

（二）心脏与血管 CT 图像排版与打印

心脏与血管 CT 图像排版与打印应遵循全面排版与重点突出的原则，一是要拍摄合适层厚的原始图像，包全检查部位；二是要将病变部位突出显示，便于临床医生观察。注意调节窗宽、窗位，常规选用软组织窗图像。对一些小的病灶可采用局部放大或进行冠状面、矢状面重组，以便进行定位描述。

图像排版时根据图像总数计算窗格（行×列），先将定位像输入打印窗格，然后按照人体的解剖顺序从上到下，依次输入图像和/或后处理图像，使图像位于窗格中间位置。

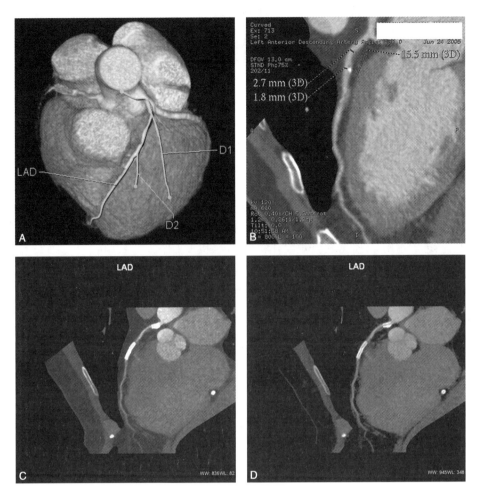

图 5-8-2　心脏冠状动脉后处理图像

A. 心脏冠状动脉 VR 重建图像,利用标注工具可以在图像上标示各支冠状动脉名;B. 心脏冠状动脉左前降支曲面重建图像,可以清晰显示斑块位置、大小,并且可以测量狭窄程度;C、D. 窗宽和窗位的调节可以影响图像观察,图 C 由于窗宽太窄,窗位过低,支架内部情况不能显示;图 D加大窗宽,升高窗位,支架内部情况可以显示。

病例讨论

本节小结

　　本节介绍了心血管系统的 CT 检查方法。CT 检查在心血管系统具有很大优势。已成为临床检查心血管疾病的首选方法。本节介绍了影响 CTA 检查的两个方面:一是扫描参数的设置,包括探测器宽度、转速、螺距、管电压、管电流等;二是碘对比剂的使用,包括注药后的扫描延迟、对比剂的注射速度、注射持续时间。这些都与扫描参数有关,也与要检查的血管有关。

　　本节还介绍了各个部位的 CTA 检查,其中心脏冠状动脉检查最为复杂,对设备的要求也最高。其他部位的血管检查原理基本相同,关键是看要检查的血管处于循环系统的位置,以及血管的直径,这些决定了对比剂的使用与扫描延迟时间的确定。

(李锋坦)

思考题

1. CT 心血管检查的适应证有哪些?
2. 心脏冠状动脉 CT 检查扫描模式有哪些?

扫一扫,测一测

第五章第九
节　课件

第九节　CT 介入检查技术

学习目标

1. 知识:掌握 CT 介入检查技术的概念、适应证与禁忌证;熟悉 CT 介入检查的准备工作、基本方法、并发症与注意事项;了解 CT 介入检查所需的设备与器械。
2. 技能:能够运用 CT 介入检查规程开展 CT 介入检查工作。
3. 素质:学会理论指导实践;做到爱岗敬业,为受检者服务。

病例导学

患者,女性,63 岁,半个月前无明显诱因出现咯血、痰中带血、伴腰痛。查胸部 CT 提示:右肺中叶占位。

问题:

为明确诊断,应该做哪项影像检查?

CT 介入检查技术是非血管性介入的重要组成部分,是指在 CT 导引下经皮穿刺活检,获取细胞学资料和病理诊断的一种检查技术。

经皮穿刺活检始于 19 世纪 80 年代,由 Leyden 首先用于肺炎受检者的诊断性活检。由于是盲穿,并发症较多,之后相继应用剖腹探查直视下细针穿刺活检、X 线透视下经皮穿刺活检、超声引导下经皮穿刺活检等。1976 年 Haaga 等首先采用 CT 引导下对胸、腹部病变进行穿刺活检,这比其他引导下穿刺活检更具有安全、准确、方便等优点,从此开创了 CT 导引下诊断性穿刺活检技术。近年来随着多层螺旋 CT 的问世及其配置的 Pinpoint 系统的广泛应用,大大提高了 CT 引导下经皮穿刺活检的诊断准确率,且并发症较少,使 CT 在介入放射学领域内的作用和地位得到了明显的提高。

CT 密度分辨力高,可清晰显示病变位置、大小、形态、有无明显坏死和空洞,病变及周围组织结构的关系,并可精确确定穿刺点、进针角度和深度,避免损伤血管、神经和邻近的重要结构。因此,在 CT 引导下进行穿刺活检,定位准确,安全方便,成功率高,并发症少,已广泛地应用于脊髓、甲状腺、胸部(包括肺、纵隔和胸壁)、腹部(包括肝、胆、脾、胰、肾、肾上腺和淋巴结)、盆腔、肌肉和骨骼。活检的正确率可达 86%~95%,极大地提高了诊断疾病和鉴别诊断的准确度,对疾病的治疗方案的制订、病情的预后具有重要的参考价值,越来越多地受到临床医生的重视。

一、CT 介入检查适应证与禁忌证

(一) 设备与器械

1. CT 机　目前在临床上广泛应用的是高档多层螺旋 CT,可以快速进行各方位的立体三维重建,确定进针方向,避开大血管和一些重要结构,减少了 CT 介入操作时间,提高了活检正确率,并减少了并发症和 X 线辐射剂量。高档多层螺旋 CT 上可配置 Pinpoint 系统,它是近年来应用于 CT 介入技术的先进定位设施。Pinpoint 系统主要由激光定位、机械臂和重建三维图像立体定位等组成,使 CT 介入操作更精确,成功率更高,损伤更小。

笔记

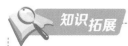

CT-Pinpoint 系统

CT-Pinpoint 系统是激光立体定位设备,由激光三维立体重建定位、机械手、监视器等组成。其优越性有:

1. 定位、定点准确。术者操纵 Pinpoint 系统机械臂,根据监视屏中显示的原储存图像资料,调节激光点的位置,而监视器可同步显示穿刺进针轨道,这样可以选择最佳的、安全的穿刺层面和穿刺点,大大提高了刺中率和安全系数。尤其对小病灶和深部病灶穿刺,Pinpoint 系统导引更显示出其优越的特性,拓宽了穿刺的范围。

2. 操作方便。利用 Pinpoint 系统激光导引作穿刺,提高了 CT 介入技术的正确率和成功率,相对于以前用常规方法所做的 CT 穿刺,减少了穿刺的次数和假阴性率。

3. 术者和助手,甚至患者可免受或减少 X 线的损伤。

4. 应用 Pinpoint 系统可进一步开展 CT 介入技术的课题,使 CT 介入技术向深度和广度发展。

2. 穿刺针 穿刺抽吸活检的器械,除必备的手术包和无菌试管、标本瓶、玻璃片之外,穿刺针是最主要的器械,一般与介入放射的穿刺针相似(图 5-9-1)。穿刺针因其管径大小、针尖构型和取材机制的不同,大致可以分为三类:抽吸针、切割针及骨钻针。

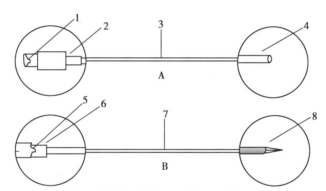

A.套针:1.针座上的缺凹;2.针座;3.针管;4.针头;
B.针芯:5.针座上的凸起;6.针座;7.针干;8.针头。

图 5-9-1 穿刺针示意图

(1) 抽吸针:大多数抽吸针属细针,用于获取细胞学标本,偶尔获取小片组织供组织学检查。这类穿刺针引起的并发症少,可穿过胃肠道、肝、胰和肾等组织,甚至穿过小血管也不会增加危险。

(2) 切割针:是较粗的活检针,多为针芯带有缺口或针梢有缺口和倒钩,便于获取组织块。一般侧面切割适用于软组织病变,尖端切割适用于较坚硬的组织。切割针中还包括自动或弹射式活检枪,其是将针芯和针管用弹簧连接成联动装置,所取组织无挤压,标本内混入的血液成分少,减少了穿刺次数,相应地缩短了操作时间,减轻了受检者的不适。

(3) 骨钻针:骨钻针又称环钻针,针芯呈螺旋状,转动针芯可获取组织块,多用于脊柱和管状骨以及成骨型病变的活检或用于打通骨组织与外界之间的工作通道。

穿刺针的针座与外套管部分基本相同,而针芯头端具有多种形态,应根据穿刺的部位和组织器官进行选用(图 5-9-2),根据不同脏器、病变位置、邻近结构、拟获取的标本量来选择穿刺针头端形状。一般应考虑下列各种因素:病灶的部位和大小、病灶的血供情况以及和邻近血管解剖的关系、进针途径、肿瘤的良恶性、出血参数、操作医生的水平及病理科的诊断水平。在尽可能获取更多的组织标本而不增加并发症的情况下,应选择大口径切割针,反之,应选择细针。图 5-9-2 中 1 用于肝脏、肺、胸腹腔淋巴结穿刺,主要用于获取细胞学和细菌学材料。而图 5-9-2 中 2~5 多用于骨骼穿刺。

3. 定位器械 最常用的是自制栅格(图 5-9-3),推荐使用的材料是废旧的聚乙烯导管,将其剪断拉直,排列成每根之间间隔 1cm 的栅格,固定在胶布上。操作时将其贴在与病灶相对应的皮肤表面,然

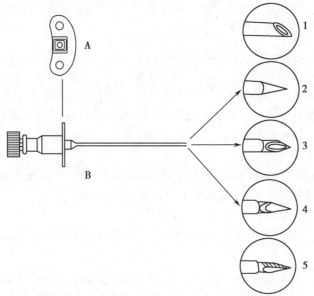

A. 基板；B. 套合后的穿刺针：1. 套针与针芯等长,呈斜面状
针尖；2. 针芯的针头呈圆锥形,突出于套针成针尖；3. 针芯
针头呈单斜面；4. 针芯针头呈双斜面；5. 针芯针头呈菱形。

图 5-9-2　套合后穿刺针

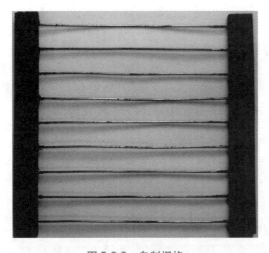

图 5-9-3　自制栅格

后行 CT 扫描,根据图像上所示的导管截点,选择合适的穿刺点进行穿刺。Pinpoint 系统需用与之配套的基准标记。此外还有立体定向仪,主要用于脑部疾病的介入性诊断与治疗,一般包括固定器、定位架、导向器和 CT 定位适配器四个部分。

4. 其他器械与药物　其他器械包括连接导管、5ml 针管、20ml 针管、30ml 针管、无水乙醇、器皿和 10% 甲醛溶液的小试管、载玻片、溶血素等。

药物包括明胶海绵、无水乙醇、肝素、尿激酶、局麻药、生理盐水等。

CT 室内需安装氧气管及吸引器,配备急救药品。

（二）适应证

CT 引导下进行穿刺活检的适应证和禁忌证是相对的,不是绝对的。扩大活检部位、突破以前部分穿刺禁区是近年来穿刺活检新进展之一,原先认为血管瘤、血管性病变、凝血障碍性病变和棘球蚴病等是活检的禁忌证,现已突破此禁区。海绵状血管瘤和有凝血机制障碍者活检时应用明胶微粒栓塞穿刺路径,可有效降低出血的危险性。

CT 引导下穿刺活检的适应证有：

1. 待证实的良恶性病变。

2. 待证实的转移性肿瘤。

3. 疑为无切除指征的恶性肿瘤,但需明确细胞类型以便进行化疗和放疗。

4. 其他检查无法明确诊断时。

5. 转移性肿瘤的分期和分类。

6. 纤维支气管镜或者肠镜无法明确诊断时。

（三）禁忌证

CT 引导下穿刺活检的禁忌证有：

1. 有严重出血倾向的受检者。

2. 受检者一般状况极差,不能耐受本技术检查者。

3. 疑血管性病变,如患有动脉、静脉血管畸形、动脉瘤的受检者。

4. 受检者不能保持安静或有无法控制的咳嗽,不宜行经皮穿刺肺活检术。

5. 严重肺气肿、肺纤维化、肺循环高压者、肺淤血、严重心功能不全者,不宜行经皮穿刺肺活检术。

6. 肿块与大血管关系密切,而穿刺又无安全进针途径者。

二、CT 介入检查准备与方法

(一)检查准备

1. 了解受检者的一般情况,仔细阅读相关资料,包括 CT 片、X 线平片与 B 超检查,明确病灶与周围结构的关系。

2. 必要时应行 CT 增强扫描,以了解病灶血供情况及与周围血管间的关系。

3. 术前检查受检者血小板和凝血酶原时间。

4. 术前禁食 4~6h,以防术中患者呕吐。

5. 穿刺前向受检者详细说明穿刺过程以取得受检者的合作,其中包括训练受检者的呼吸方式。

(二)基本操作方法

1. 取合适的体位,便于穿刺进针取材,同时考虑受检者的舒适性。

2. 做 CT 靶扫描,即针对病灶(感兴趣区)扫描,选择最佳穿刺层面,即方便穿刺进针和最少引起并发症的层面。

3. 确定穿刺层面后,在体表上放置自制的栅格,然后打开指示灯重新扫描该层面,确定穿刺点,用色笔作标记(图 5-9-4)。在 CT 显示屏上测量穿刺点至病灶中心点的距离和角度(图 5-9-5),制订穿刺方案,了解进针的方向、角度和深度,做到心中有数。

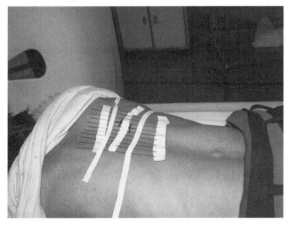
图 5-9-4　椎体穿刺定位过程

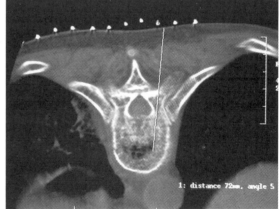
图 5-9-5　模拟进针过程

4. 确认穿刺点后在相应栅格的点做好标记(图 5-9-6),取掉自制栅格。以穿刺点为中心进行常规皮肤消毒、铺单、穿刺点局部麻醉生效后用穿刺针进行病灶穿刺,到达预定深度后,再经 CT 扫描核准穿刺针尖是否位于病灶内(图 5-9-7)。

5. 根据病变性质进行病灶组织活检或介入治疗。

6. 术后再次行 CT 扫描,观察有无并发症发生。

三、CT 介入注意事项

(一)并发症及处理

完善术前检查,认真分析影像学检查资

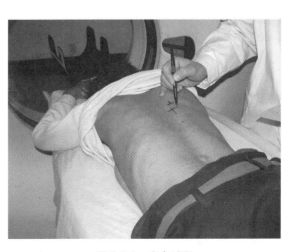
图 5-9-6　定点过程

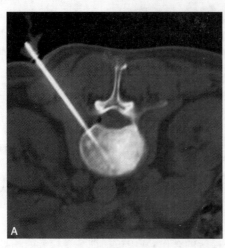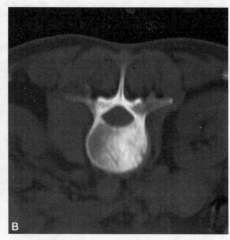

图 5-9-7 穿刺活检过程
A. 用骨环钻针钻入椎体病变区；B. 取出病变骨组织后遗留隧道。

料,排除穿刺禁忌证,确立最佳穿刺部位和穿刺途径。经皮穿刺活检术安全可靠,并发症极少,诊断正确率高,属于微创检查,但不可避免会引起某些并发症,常见并发症如下。

1. 疼痛 穿刺活检术后疼痛多为轻度,1~2d 内消失,可不处理。术前必须耐心与受检者交流,说明穿刺的方法和目的,减轻其精神负担。术前充分麻醉,术后若出现剧烈疼痛,应考虑血管或神经损伤,应给予镇痛、止血和抗生素治疗。

2. 出血和血肿 多见于腹部和颅脑的穿刺,亦可见于胸部穿刺(表现为咯血或血胸),少量出血可自行停止。术前常规查,把握好适应证与禁忌证,对有出血倾向者应用介入技术时要慎重,采取有效的预防措施或治疗措施纠正出血性疾病。穿刺前做增强扫描是很必要的,避免损伤血管。介入手术过程中有较多量出血时,穿刺途径可用明胶微粒栓塞,并使用止血药,无效时应采用手术处理。术后严密观察 4h,追踪观察至少 3d。

3. 肿瘤扩散 多数研究认为穿刺介入技术不会发生肿瘤播散和种植。通常恶性肿瘤一经病理证实应及时手术切除,可不必顾及肿瘤沿针道种植的危险。

4. 气胸 气胸是胸部病变穿刺活检常见的并发症之一,亦可见于上腹部膈区病变和胸椎病变的穿刺。气胸发生率高低与病部位、穿刺针型号、穿刺技术熟练程度等因素有关。少量气胸时,不需外科处理,严密观察保守处理,可自然吸收。大量气胸时,需请胸外科医生会诊处理。

5. 胆汁漏和胆汁性腹膜炎 临床表现为右上腹剧烈疼痛,伴肌紧张。影像引导下细针穿刺中已很少发生,多发生于上腹部盲目性的肝门周围区域和外胆管粗针穿刺。一般情况下,经皮经肝胆囊、胆道和胆道周围病变穿刺活检时,很少发生胆汁漏或胆汁性腹膜炎。

6. 胰腺炎 1978 年,Mcloughlin 报道细针穿刺胰腺病变 28 例,有 1 例壶腹癌受检者,原有慢性胰腺炎病史,穿刺后腹痛,血清淀粉酶升高,急性胰腺炎发作,也有对 94 例胰腺肿块行细针穿刺活检,无一例诱发急性胰腺炎。总之,胰腺病变的细针穿刺活检并发胰腺炎较为罕见,但对有慢性胰腺炎病史的受检者则须谨慎。

7. 感染 穿刺活检并发感染或感染扩散的病例极罕见,Smith 所调查的 63 108 例中并发感染者 16 例,仅占所穿刺病例数的 0.025%。受检者术后一旦出现感染症状或体征应及时使用抗生素治疗。为了预防感染的发生,术前要注意机房和器械消毒;术中操作者应注意无菌操作;穿刺途径尽可能避开消化管,尤其是结肠;减少对感染性病灶的穿刺次数等。经皮穿刺活检操作前一般不需服用抗生素药物,个别病例视具体情况决定服用与否。

8. 血压下降 极为罕见,多与穿刺针刺激交感神经节、神经丛,反射性引起周围血管扩张,回心血量减少有关,发生率可达 30%~40%。治疗可采用多巴胺或麻黄碱静脉滴注或静脉注射。

总之,对待穿刺活检术的并发症应以预防为主,而预防的关键在于术前准确定位和术中熟练操作。相信随着 CT 定位、穿刺设备的不断改进以及操作技术的日益成熟,并发症的发生率会越来越低。

（二）注意事项

1. 穿刺层面和穿刺点的选择很重要,于病变区做 5mm 层厚和间隔的扫描,如病变直径小于 2cm,需做 1~2mm 层厚和间隔的扫描。穿刺层面的选择以病变中央为好;穿刺点的选择为皮肤到病变的最短距离,以垂直方向为好。

2. 多点多方向穿刺即针尖做扇形移动,并配合快速上下穿刺。穿刺抽吸时抽吸针管需持续负压吸引,保证取得足量的标本。

3. 在定点、定层面和做穿刺时,要求受检者保持相同的呼吸状态,一般以平静呼吸后屏气即可。

4. 穿刺时应避免损伤邻近的血管、神经和内脏器官。穿刺前增强扫描是非常重要的,它可清楚显示病变与邻近血管的关系、病变的供血情况以及病灶与血管的区别,这样能尽量减少或避免发生并发症。

5. 选择好穿刺针的型号可以提高穿刺活检的安全性和阳性率。

本节小结

　　本节阐明了 CT 介入检查技术的概念、适应证、禁忌证;介绍了 CT 引导下穿刺的准备和方法、并发症及注意事项;阐述了 CT 介入检查使用的设备与器械。

　　随着医学的不断发展,CT 介入检查的诊断准确率也不断提高。CT 密度分辨力高,可清晰显示病变位置、大小、形态、有无明显坏死和空洞,病变及周围组织结构的关系,并可精确确定穿刺点、进针角度和深度,避免损伤血管、神经或邻近的重要结构。因此并发症较少,使 CT 在介入放射学领域内的作用和地位得到了明显的提高,极大地提高了病变的诊断和鉴别诊断的准确度,对制订疾病的治疗方案和判断病情的预后具有重要的参考价值,因而越来越多地受到临床医生的重视。

（韩　豆）

思考题

1. 简述 CT 介入检查技术的注意事项。
2. 简述 CT 介入检查的基本操作方法。

扫一扫,测一测

第十节　CT 岗位技术在临床的综合应用

学习目标

　　1. 知识:掌握胸痛与卒中患者检查的适应证、注意事项及扫描方法。熟悉多部位联合增强 CT 成像技术。

　　2. 技能:运用所学知识对患者进行相应的检查,并做出后期的图像处理。

　　3. 素质:合理的检查方式,为受检者达到最满意的检查效果。

患者,男,45岁,15d前开始出现胸闷气短的症状,于今天进行性加重,并伴有胸部疼痛撕裂感,为进一步明确诊断,遂就诊于我院。

问题:

1. 为明确诊断应采用哪种CT检查方式?

2. 该项检查有什么技术优势?

一、融合知识与岗位技术结合的应用

(一)胸痛中心的临床应用

胸痛中心是整合120急救医疗系统、急诊科、心内科、心外科、胸外科、影像科、检验科、消化科和呼吸科等医疗资源的诊疗单元。胸痛中心的目标是规范急性胸痛患者的早期诊疗,减少误诊和漏诊,降低胸痛患者的病死率,改善患者的预后。

急性胸痛起病急,发病快,病因复杂,症状缺乏特异性,病情进展迅速,患者病死率高。心血管源性急性胸痛主要包括急性冠脉综合征、急性主动脉综合征、肺动脉栓塞,称为胸痛三联征。较早和迅速地确定病因,及时对症救治,对于患者来说有重大意义。因胸痛患者需要进行心电图、超声和CT等检查来逐个排除肺动脉栓塞、急性心肌梗死和主动脉夹层等病因,但以上病变进展快而诊断过程相对烦琐,容易延误抢救时机。短时间内完成CTA检查,可迅速准确地确定病因,为及时救治患者节省大量宝贵时间。

随着CT设备硬件和软件系统的发展,多部位联合扫描成为了可能。胸痛三联征CTA一站式扫描可以节省患者检查的时间,并且一次检查能提供很多临床医师所需要的信息。对于主动脉夹层患者,能清晰地显示破裂口位置、数目、大小、累及范围。对于急性肺动脉栓塞患者,可清晰显示栓子大小、位置、肺动脉扩张程度以及并发的肺梗死及胸腔积液。对于急性冠状动脉综合征的患者,能显示左冠状动脉主干、左前降支、旋支、右冠状动脉以及主要分支血管的起源、走行、形态及管腔狭窄程度。一次注射对比剂,即可完成肺动脉、冠状动脉和主动脉成像的胸痛三联CTA检查为早期确诊胸痛病因提供较为便捷和准确的手段。

1. 扫描体位　受检者仰卧于检查床上,身体正中矢状面与检查床长轴平齐,两侧腋中线与床等距,足先进,头置于头垫上,双手上举,置于头侧,避开胸部,连接心电导联,观察患者的心率情况。

2. 扫描方式及参数详见表5-10-1,以大螺距扫描为例。

表5-10-1　胸痛三联CTA扫描及重建参数

项目	参数
扫描设备	64层及以上螺旋CT
扫描类型	采用心电门控螺旋扫描
扫描范围	从胸廓入口到肋膈角
呼吸方式	平静吸气后屏气
静脉对比剂	以4.5~5.5ml/s的速率注射55ml对比剂,然后再以2.5~3.0ml/s的速率注射35~40ml,随后用相同的速率注射40ml盐水
扫描延迟	一般15~25s,应用团注跟踪技术,ROI设于升主动脉或降主动脉内,阈值60~120Hu
定位像	正位
管电流	自动管电流调制,参考值100~350mAs
管电压	自动管电压调制,参考值70~120kV
螺距因子	2.0~3.0

续表

项目	参数
采集矩阵	1 024×1 024
显示矩阵	1 024×1 024
显示野(DFOV)	300~400mm
采集层厚	0.5~1.0mm
重建层厚	2.5~5.0mm
重建间距	2.5~5.0mm
重建算法	标准算法
窗宽、窗位	软组织窗:窗宽 300~400Hu,窗位 35~50Hu; 肺窗:窗宽 1 000~1 500Hu,窗位-650~-500Hu

　　扫描完成后,在工作站分别重建不同的视野和范围,显示冠状动脉、肺动脉和主动脉的情况(图5-10-1、图5-10-2)。当设备无法满足一站式扫描时,应根据受检者实际情况安排检查项目。由于涉及三组不同脏器血管,扫描方案的设置可以根据受检者的临床情况不同而有所侧重。

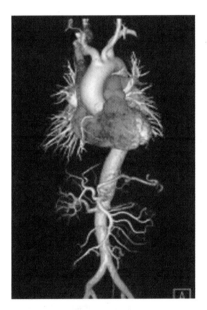

图 5-10-1　胸痛三联扫描 VR 图

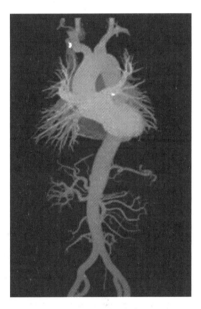

图 5-10-2　胸痛三联扫描 MIP 图

（二）卒中中心的临床应用

　　卒中中心(脑血管疾病急性期多学科联合协助医疗救治及规范化诊疗服务体系)是整合神经内科、神经外科、神经介入科、急诊科、重症科、影像科、康复科及护理等医疗资源,实现对卒中特别是急性期卒中进行高效、规范救治的相对独立的诊疗单元。全国的卒中中心网络体系为脑卒中患者提供高效的急诊救治、标准化诊疗、康复随诊等全流程医疗服务,达到规范卒中医疗服务流程,改善卒中医疗服务质量,最终实现显著降低卒中发病率、致残率和病死率的目的。

　　脑卒中(cerebral stroke)又称"中风""脑血管意外"(cerebral vascular accident,CVA),属于急性脑血管疾病,是由于脑部血管突然破裂或因血管阻塞导致血液不能流入大脑而引起脑组织损伤的一组疾病,包括缺血性和出血性卒中。缺血性卒中的发病率高于出血性卒中,占脑卒中总数的60%~70%。颈内动脉和椎动脉闭塞和狭窄可引起缺血性脑卒中,年龄多在40岁以上,男性较女性多,严重者可引起死亡。脑卒中已成为我国第一位死亡原因,也是中国成年人残疾的首要原因,脑卒中具有发病率高、致残率高和病死率高的特点。

　　头颅 CTA 能显示头部供血动脉的情况,是否存在狭窄、血管狭窄的部位和狭窄程度(图 5-10-3)。CT 灌注成像(CTPI)作为一种功能成像可显示缺血灶的部位、范围和程度,判定急性期脑梗死的缺血半暗带,评估梗死区脑组织的预后(图 5-10-4);在临床上,头颅 CTA 与 CTPI 的联合检查可在一次注射对比剂后,更好地评价脑组织的缺血情况与病因,指导临床治疗方案的选择并进行疗效评价。

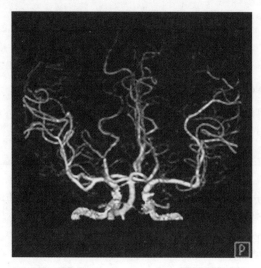

图 5-10-3　头颅 CTA 图

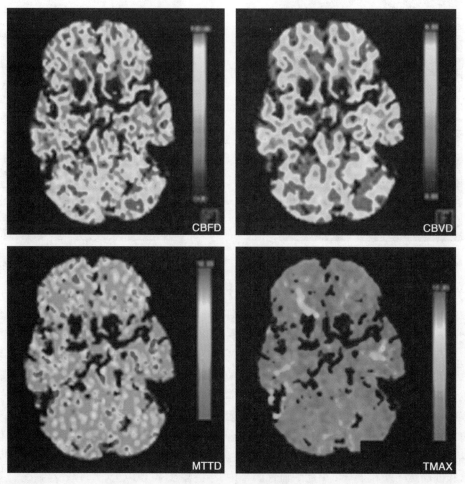

图 5-10-4　全脑灌注图

1. 扫描体位　受检者仰卧于检查床上,头置于头架中,下颌内收,听眦线垂直于床面,两侧外耳门与台面等距。头部正中矢状面与正中定位线重合,水平定位线与外耳门平齐。体位要摆正对称,使每层图像两侧对称,以准确地反映该层面的解剖结构且便于双侧对照。

2. 扫描方式与参数　扫描方式与参数详见表 5-10-2。

表 5-10-2　头颅 CTA+CTPI 联合扫描及重建参数

项目	参数
扫描设备	64 层及以上螺旋 CT
扫描类型	螺旋扫描或宽探测器轴位扫描
扫描范围	从枕骨大孔至颅顶
呼吸方式	平静呼吸,但需固定头颅
静脉对比剂	以 5.0~6.0ml/s 的速率注射 50ml 对比剂,随后用相同的速率注射 40ml 盐水
扫描延迟	常规延迟 5s 后进行扫描,扫描时间 40s 左右
定位像	侧位
管电流	自动管电流调制,参考值 100~250mAs
管电压	自动管电压调制,参考值 70~120kV
采集矩阵	1 024×1 024
显示矩阵	1 024×1 024
显示野(DFOV)	200~250mm
采集层厚	0.5~1.0mm
重建层厚	2.5~5.0mm
重建间距	2.5~5.0mm
重建算法	标准算法
窗宽、窗位	软组织窗:窗宽 300~400Hu,窗位 35~50Hu

头颅 CTA+CTPI 联合扫描,除得到常规灌注图像数据外,还可将每期图像数据进行单独薄层重建,选取动脉血管充盈良好的一期(动脉期)图像与第一遍图像(无造影剂图像)相减得到 CTA 减影数据。通过一次扫描,迅速得到 CTA 和 CTPI 两组数据。

二、解决临床岗位技术难点的应用

(一)多部位联合增强 CT 成像

1. 头颈与冠状动脉 CTA 联合扫描　头颈部动脉和冠状动脉都是动脉硬化的常见受累部位,两者存在密切的联系,尤其缺血性脑卒中的患者常伴有头颈血管的受累。准确评价头颈血管与冠状动脉粥样硬化的程度,对患者的早期干预及后期的预后显得尤为重要。在进行冠状动脉 CTA 检查的同时进行头颈血管 CTA 检查,可以很好地显示脑内及颈部血管的形态,评价其血管的阻塞程度及其毗邻关系。

宽体检测器或大螺距快速扫描,可以在一次注射对比剂的较窄时间窗内完成头颈部动脉和冠状动脉 CTA 的全部检查过程,结合低 kV 成像技术,减少对比剂用量。在临床实际工作中,头颈与冠状动脉 CTA 联合扫描有效地解决了以往需要两次单独检查时重复注射对比剂的弊端。扫描方式与参数详见表 5-10-3,以大螺距扫描为例。

表 5-10-3 头颈与冠状动脉 CTA 联合扫描及重建参数

项目	参数
扫描设备	64 层及以上螺旋 CT
扫描类型	采用心电门控螺旋扫描
扫描范围	从心脏膈面水平至颅顶
呼吸方式	吸气后屏气
静脉对比剂	以 4.5~5ml/s 的速率注射 60ml 对比剂,随后用相同的速率注射 40ml 盐水
扫描延迟	一般 15~25s,团注跟踪技术,ROI 设于升主动脉或降主动脉内,阈值 60~120Hu,手动或自动触发启动扫描
定位像	正位
管电流	自动管电流调制,参考值 100~150mAs
管电压	自动管电压调制,参考值 70~120kV
螺距因子	2.0~3.0
采集矩阵	1 024×1 024
显示矩阵	1 024×1 024
显示野(DFOV)	200~350mm
采集层厚	0.5~1.0mm
重建层厚	2.5~5.0mm
重建间距	2.5~5.0mm
重建算法	标准算法
窗宽、窗位	软组织窗:窗宽 300~400Hu,窗位 35~50Hu

需注意达到触发阈值后,还需要 6s 左右的延迟时间才开始扫描,此时间用于提示患者吸气后屏气,同时能够使对比剂充分充盈冠状动脉各支。扫描完成后,分别进行头颈与冠状动脉 CTA 的重建,将重建图像传至工作站,在工作站进行图像的三维立体重组,采用多平面重组、曲面重组、容积再现等方式进行头颈与冠状动脉的血管分析(图 5-10-5、图 5-10-6)。

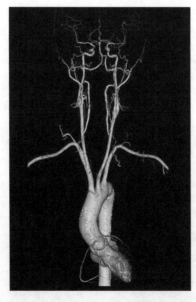

图 5-10-5 头颈与冠状动脉联合扫描 VR 图

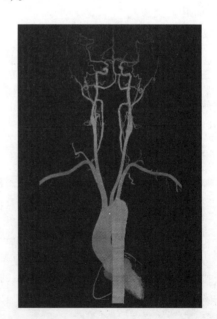

图 5-10-6 头颈与冠状动脉联合扫描 MIP 图

2. 主动脉与冠状动脉 CTA 联合扫描 对于主动脉疾病,如主动脉瘤、主动脉夹层或壁间血肿,具有发病突然、进展迅速、病死率高的特点,有时临床症状很难和急性心肌梗死区分。因此,临床怀疑主动脉或冠状动脉病变时,常需要进行主动脉或冠状动脉 CTA 的联合检查。

174

主动脉和冠状动脉 CTA 联合检查时,因为需要观察包括冠状动脉在内的自主动脉弓至髂血管分叉在内的主动脉情况,所以扫描范围大。由于心脏冠状动脉扫描可以采用大范围的单心跳扫描方式,极大地降低了冠状动脉的扫描时间,使注射一次对比剂后同时做主动脉 CTA 和冠状动脉 CTA 检查成为了可能(表 5-10-4)。

表 5-10-4　主动脉与冠状动脉 CTA 联合扫描及重建参数

项目	参数
扫描设备	64 层及以上螺旋 CT
扫描类型	采用心电门控螺旋扫描
扫描范围	从胸廓入口至髂血管内、外动脉分叉以远水平
呼吸方式	吸气后屏气
静脉对比剂	以 4.5~5ml/s 的速率注射 70~80ml 对比剂,随后用相同的速率注射 40ml 盐水
扫描延迟	一般 15~25s,团注跟踪技术,ROI 设于升主动脉或降主动脉内,阈值 60~120Hu,手动或自动触发启动扫描
定位像	正位
管电流	自动管电流调制,参考值 100~350mAs
管电压	自动管电压调制,参考值 70~120kV
螺距因子	1.5~3.0
采集矩阵	1 024×1 024
显示矩阵	1 024×1 024
显示野(DFOV)	300~400mm
采集层厚	0.5~1.0mm
重建层厚	2.5~5.0mm
重建间距	2.5~5.0mm
重建算法	标准算法
窗宽、窗位	软组织窗:窗宽 300~400Hu,窗位 35~50Hu

检查完成后,在工作站对图像分别作三维重组,采用多平面重组、容积再现等方式进行主动脉与冠状动脉的血管分析(图 5-10-7、图 5-10-8)。对于冠状动脉搭桥术后患者的复查与大范围冠状动脉 CTA 检查,保证了扫描野内桥血管全程的强化程度基本一致,能清晰、直观和整体地显示桥血管及其连接关系以及桥血管管腔是否存在狭窄。

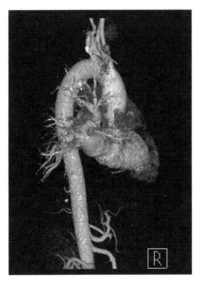

图 5-10-7　主动脉与冠状动脉联合扫描 VR 图

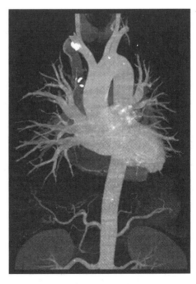

图 5-10-8　主动脉与冠状动脉联合扫描 MIP 图

3. 全身血管与冠状动脉 CTA 联合扫描　由于动脉粥样硬化是全身性疾病,患冠状动脉粥样硬化的受检者往往存在其他部位的动脉硬化。因此,临床上可能需要评估更多血管的狭窄情况,即在进行冠状动脉 CTA 的同时,进行头颈部动脉或腹部动脉、髂动脉、双下肢动脉的 CTA,这需要在一次注射对比剂后,完成冠状动脉和全身大血管的 CTA。合理的检查方案可以在一次注射对比剂的时间内完成包括冠状动脉 CTA、头颈 CTA、胸腹部 CTA 及下肢动脉 CTA 的全身动脉检查,同时结合迭代技术,可以减少受检者所接受的辐射剂量(表 5-10-5)。

表 5-10-5　全身血管与冠状动脉 CTA 联合扫描及重建参数

项目	参数
扫描设备	64 层及以上螺旋 CT
扫描类型	采用心电门控螺旋扫描
扫描范围	颅顶至足底水平,可根据不同情况设置相应的扫描范围
呼吸方式	吸气后屏气
静脉对比剂	对比剂总用量为 80~100ml,先注射 60ml,注射速度为 4.5~5.0ml/s;再注射 40ml,注射速度为 3ml/s,随后用相同的速率注射 20~40ml 盐水
扫描延迟	一般 15~25s,团注跟踪技术,ROI 设于升主动脉或降主动脉内,阈值 60~120Hu,采用心电门控技术,手动或自动触发启动扫描
定位像	正位
管电流	自动管电流调制,参考值 100~350mAs
管电压	自动管电压调制,参考值 70~120kV
螺距因子	1.5~3.0
采集矩阵	1 024×1 024
显示矩阵	1 024×1 024
显示野(DFOV)	300~400mm
采集层厚	0.5~1.0mm
重建层厚	2.5~5.0mm
重建间距	2.5~5.0mm
重建算法	标准算法
窗宽、窗位	软组织窗:窗宽 300~400Hu,窗位 35~50Hu

因血液在不同血管内的流动速度不同,所以当扫描下肢血管时应适当减小螺距,保证小腿血管也可充盈良好。采集完成后在工作站进行三维重组,通过多平面重组、容积再现技术进行冠状动脉和全身血管分析,为影像和临床诊断提供依据(图 5-10-9、图 5-10-10)。

（二）特殊 CT 检查的临床应用

1. 痛风的双能量 CT 扫描　痛风是因嘌呤代谢紊乱和尿酸排泄障碍所导致的代谢性疾病,以高尿酸血症,反复发作的急慢性关节炎,慢性痛风石形成及关节畸形为其主要的临床表现。血尿酸升高有助于痛风的诊断,但高尿酸血症不一定会导致痛风,而部分痛风患者急性发作时血尿酸水平是正常的(表 5-10-6)。

诊断痛风的金标准是从受累关节滑液中或痛风石内容物中找到特征性的尿酸盐结晶,然而关节穿刺属于有创性检查,加之受检者配合程度等多方面因素的限制,使该种方法的普及受到限制。同时穿刺提取物结晶数量少,技术水平不到位也会出现假阴性结果。近些年来开发的双能量 CT 基于物质分离的原理,采用高低不同的管电压进行扫描,因为尿酸盐结晶存在不同的 X 线衰减特征,能够检测出体内沉积的尿酸盐结晶,为痛风的诊断提供了一种新的无创性检查方法。

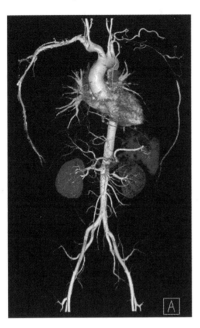

图 5-10-9　冠状动脉与全身血管联
合扫描 VR 图

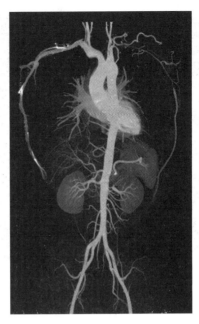

图 5-10-10　冠状动脉与全身血管联
合扫描 MIP 图

表 5-10-6　痛风的双能量 CT 扫描及重建参数

项目	参数
扫描类型	螺旋扫描
扫描范围	手、足、腕、膝、足任选其一
呼吸方式	平静呼吸
定位像	正位、侧位
管电流	A 球管有效管电流 70mAs，B 球有效管电流 300mAs，开启实时动态曝光剂量调节（CARE Dose4D）
管电压	A 球管电压 140kV，B 球管电压 80kV 或 100kV，开启实时动态曝光剂量调节（CARE Dose4D）
螺距因子	0.5~0.9
采集矩阵	512×512
显示矩阵	512×512
显示野（DFOV）	260~350mm
采集层厚	0.5~1.0mm
重建层厚	2.5~5.0mm
重建间距	2.5~5.0mm
重建算法	软组织算法
窗宽、窗位	软组织窗：窗宽 300~400Hu，窗位 35~50Hu； 骨组织窗：窗宽 1 500~3 000Hu，窗位 300~600Hu

　　扫描结束后，将数据传输至后处理工作站。将双能量数据调入并启动应用程序内的痛风（gout）分析软件处理。该软件通过调节 3 个组织（软组织、尿酸及骨骼）的 CT 值进行处理，并以容积再现图像的形式显示痛风结晶（图 5-10-11）。在后处理重组图像上，绿色所示为尿酸盐结晶，蓝色所示为密质骨，粉红色所示为松质骨。

　　2. 金属植入物的双能量 CT 扫描　现代临床骨科工作使用的金属固定装置如外固定支架、钢板和

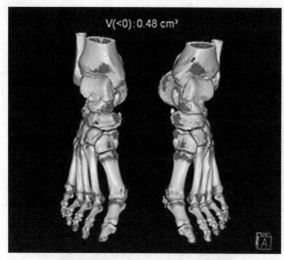

图 5-10-11　双能量 CT 显示痛风结晶

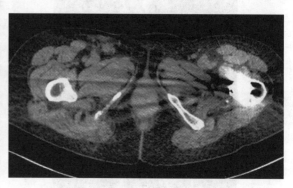

图 5-10-12　64 层 CT 图像伪影

螺钉等越来越多,对于固定术后的监测和随访,影像学检查成为一种必不可少的手段。常规的 CT 检查产生金属周围大量的线束硬化伪影(图 5-10-12),MRI 检查对骨关节比较敏感,但对金属显示效果不好,无法观察相应区域骨质结构及周围组织情况。因此,金属内固定装置(异物)影响图像质量的最大问题就是其周围的所谓金属伪影。双能量 CT 扫描为这一问题的解决带来了希望。

　　双能量 CT 虚拟单能谱成像技术通过特殊计算后得到不同能量水平下的虚拟单能谱图像,可有效地减少线束硬化伪影的影响,并且随着 keV 增加,在一定范围内能提高组织的空间和密度分辨力,降低图像噪声。这样获得的虚拟单能谱图像能最大限度地消除线束硬化伪影,从而获得优质的图像。扫描参数详见表 5-10-7(以双源 CT 为例)。

表 5-10-7　双能 CT 虚拟单能谱扫描及重建参数

项目	参数
扫描类型	螺旋扫描
扫描范围	相应的检查部位
呼吸方式	平静呼吸
定位像	正位、侧位
管电流	采用管电流自动调制技术,参考值分别为 86mAs 和 468mAs
管电压	两个球管电压分别为 140kV 和 80kV
螺距因子	0.5~0.9
采集矩阵	512×512
显示矩阵	512×512
显示野(DFOV)	300~400mm
采集层厚	0.5~1.0mm
重建层厚	2.5~5.0mm
重建间距	2.5~5.0mm
重建算法	标准算法
窗宽、窗位	软组织窗:窗宽 300~400Hu,窗位 35~50Hu; 骨组织窗:窗宽 1 500~3 000Hu,窗位 300~600Hu

应用双能量 CT 去除金属伪影技术可以有效地去除金属伪影,最大限度降低线束硬化伪影又保留了精细解剖结构,明显改善图像质量(图 5-10-13)。

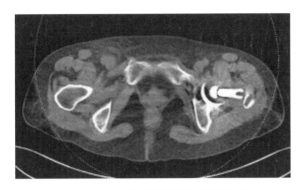

图 5-10-13 双能量 CT 图像(伪影消失)

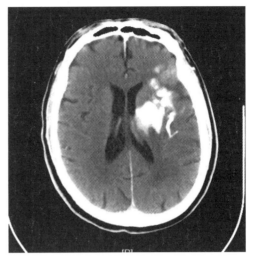

图 5-10-14 CT 平扫图像

3. 颅内出血与对比剂渗漏的鉴别 对于急性缺血性脑卒中受检者,在最佳时间窗内取栓是治疗大面积脑梗死的常用方法,可明显降低病死率,但动脉再通后颅内出血概率也时有发生,临床上发现术后梗死部位常出现高密度区,其原因有脑出血或对比剂外渗。鉴别颅内出血与对比剂外渗,对诊断脑卒中患者血管再通后是否有活动性出血意义重大。由于出血和对比剂外渗二者均为高密度,常规 CT 扫描难以区分,只能依靠连续随访监测。双能 CT 利用不同球管电压下 X 线衰减差异,可有效地鉴别颅内出血与对比剂外渗,这对于诊断脑卒中患者血管再通后是否有活动性出血意义重大。

双能 CT 扫描之后将数据传到后处理工作站进行脑出血处理,在双能量 CT 虚拟平扫中低密度的是出血,碘图呈高密度、虚拟平扫图像呈低密度的是外渗的对比剂(图 5-10-14~图 5-10-16)。

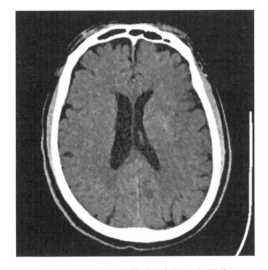

图 5-10-15 双能量 CT 虚拟平扫图像

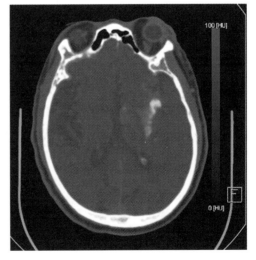

图 5-10-16 双能量 CT 碘图的图像

病例讨论

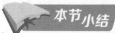

本节小结

本节介绍了胸痛中心、卒中中心的临床应用及解决临床岗位技术难点问题。

胸痛中心的临床应用:胸痛三联征一站式扫描在极短时间内,一次注射对比剂后,完成肺动脉、冠状动脉和主动脉的 CTA 检查为早期确诊胸痛病因提供较便捷、准确的手段。

卒中中心的临床应用:头颅 CTA 与 CTPI 联合检查综合头部 CTA 血管情况与脑组织灌注改变,能够更好地评价脑组织的缺血情况与病因,指导临床治疗方案的选择并进行疗效评价。多部位联合增强 CT 成像,有效地解决了以往需要两次单独检查时重复注射对比剂的弊端。

特殊 CT 检查的临床应用:①痛风的双能量 CT 成像,尿酸盐结晶存在不同的 X 线衰减特征,能够检测出体内沉积的尿酸盐结晶,为痛风的诊断提供了一种新的无创性检查方法。②金属植入物的双能量 CT 成像:去除金属伪影技术可以有效地去除金属伪影,可调节最佳的单能量水平,使原本受金属伪影影响的图像区域得到清晰显示,明显改善图像质量。③双能 CT 扫描可用于鉴别颅内出血与对比剂渗漏,对于检测脑卒中患者血管再通后是否有活动性出血意义重大。

(暴云锋)

思考题

1. 简述胸痛三联征检查扫描方案的选择。
2. 简述几种特殊 CT 检查的临床应用。

扫一扫,测一测

1. 知识:掌握影像存储与传输系统的概念(相关术语)、影像存储与传输系统的分类、CT 图像质量的指标及其影响因素、CT 图像质量管理的原则、CT 图像质量控制措施、CT 扫描技术参数选择原则;熟悉影像存储与传输系统的组成、工作站硬件配置、CT 图像质量管理相关的概念;了解影像存储与传输系统的发展历程;影像存储与传输系统技术的保障内容。

2. 技能:运用 CT 评价标准对 CT 图像质量进行评价。

3. 素质:养成质量第一的职业理念与乐于奉献的职业精神,为受检者服务。

第一节　医学影像图像存储与传输

一、影像存储与传输系统概述

(一)影像存储与传输系统的建立与发展

随着计算机技术的进步和信息系统的飞速发展,以及医学影像成像方式向数字化技术转化,数字化放射学、数字化影像科乃至数字化医院已成为医疗卫生信息化的发展方向,这就增加了影像数据的存储量。随着计算机网络技术的发展,出现了既能存储海量数据又能进行影像后处理的影像存储与传输系统(picture archiving and communication system,PACS)。影像存储与传输系统是用来专门管理医学图像的,包括图像存储、检索、传输、显示、处理和打印的硬件和软件系统,其目标是为了有效地管理和利用医学图像资源。

1982 年 1 月,国际光学工程协会(SPIE)在美国主办的第一届国际 PACS 研讨会上正式提出了 PACS 这一术语。PACS 基本要求有:①数字化影像设备(如 CT 设备)的出现,使得数字医学影像能够直接从检查设备中获取;②计算机技术的发展,使得大容量数字信息的存储、通信和显示都能够实现。20 世纪 80 年代初期,基于大型计算机的医院管理信息系统在欧美和日本等发达国家已经基本形成并投入使用,20 世纪 80 年代中后期,逐步转为医疗服务系统,如临床信息系统(clinical information system,CIS)、PACS 等方面。通过 30 多年的发展,PACS 已从第一代进化到第二代,从某一特定或少量成像设备到涵盖医院所有(数字)影像设备、病理学科及临床学科。现在的 PACS 强调系统的标准化、开放性、可连接性、可扩展性,使用工业标准技术、协议和体系结构构建的 PACS,并考虑 PACS 与相关的医院信息系统(hospital information system,HIS)、放射学信息系统(radiology information system,RIS)间的接口集成,实现远程会诊功能。

从 PACS 的技术发展来看,分为 3 个阶段:

1. 第一阶段从 20 世纪 80 年代中期至 90 年代中期,由于当时计算机技术的局限性,CPU 主频仅几十兆,内存只有 64MB,研究主攻方向是如何利用有限的计算机资源处理大容量的数字影像,如何改进硬件与如何优化各种算法(软件)等。在这个阶段显示技术也不能确保影像显示的一致性,因为标准和协议不同,不同设备的图像交换困难,医学数字成像和通信(digital imaging and communication in medicine,DICOM)标准应运而生。这个阶段的 PACS 主要是将放射科的一些影像设备进行连接,以照片的数字化为目标,实现医学影像传输、管理和显示。由于显示质量不高,人们普遍认为不可能用软拷贝代替胶片,PACS 依然不能满足临床的需要。

2. 第二阶段从 20 世纪 90 年代中期至 90 年代末期,随着计算机和网络技术的发展,特别是 PC 机性能的提高,使 PACS 用户终端的速度加快,功能进一步优化。DICOM 标准的商用进程加快,促进了大型 PACS 的发展。显示质量控制软件的出现,使显示技术取得长足进步,图像显示质量基本达到临床读片要求,PACS 的诊断价值逐渐得到临床认同。广泛的临床应用使人们关注工作流程问题,即在检查登记、图像获取、存储、分发(传输)、诊断等步骤中,PACS 如何与 RIS 沟通,提高工作效率。

3. 第三阶段从 21 世纪(2001 年)开始,DICOM 标准被广泛接受,PACS、RIS 开始与 HIS 全面整合,PACS 被用于远程诊断。质量控制软件的进一步发展,新的显示设备出现,降低了温度、寿命对显示器显示质量的影响。PACS 系统中引入了临床专用软件,以利于辅助诊断和治疗。无胶片化的进程,促使人们开始研究 PACS 系统的安全性。

CT 扫描技术中,薄层 CT 扫描的数据量明显多于普通 CT 扫描,这就要求 PACS 的内存和存储空间要大,以满足处理和储存现代医学影像数据的需要。图像处理是一个被影像技术界广泛关注的应用技术,未来的图像处理技术不仅是简单的窗宽、窗位调整,而是更先进的操作技术。这些后处理方法在成像设备和采集工作站上是可用可调的,并可在显示工作站上进行实时操作。影像压缩技术目前仍存在争议,影像过度压缩可影响图像质量,适当压缩可减少成像设备的图像传输时间和存储空间。

（二）PACS 的分类

PACS 由影像、通信、网络、计算机等多学科、多领域的技术集合而成。伴随着相关信息技术的发展,人们对 PACS 的需求、认识也在不断变化,因此 PACS 本身的概念和外延也在发生变化。着眼于不同的系统目标、应用需求和系统结构,PACS 分类如下:

1. 设备级 PACS 这是一种纯图像的 PACS,实现几台影像设备图像的数字化存储和传输,系统只包含患者的基本信息、设备信息、位图信息等,尚未满足影像科室的数字化工作流程,也称为小型 PACS。

2. 部门级 PACS 这一层次的 PACS 连接一个影像科室内所有的影像设备,对其图像集中存储,实现科室内影像数字化诊断,实现不同设备的图像资源及相关信息的共享。为保证系统的实用性,PACS 与患者相关信息管理结合起来,具有患者的信息登录、预约、查询、统计等功能,即 PACS 与 RIS 融合,或者说这一层次的 PACS 本身就包含 RIS 所有的功能。科室级 PACS 主要以放射科室为主,兼顾及其他影像科室。

3. 院级 PACS 满足以数字化诊断为核心的医院整体影像工作过程的 PACS,称为完整 PACS。系统将医院所有影像设备连接互动,实现全院不同影像设备的图像资源及相关信息的共享,医院各个科室围绕影像数据互相配合协同工作。此阶段的 PACS 是以数字化影像诊断(无纸化、无胶片化)为核心的大型网络系统,它涉及放射科、超声科、内镜室、病理科、导管室、核医学科等相关影像科室,将全院影像设备资源和人力资源进行更合理有效的配置。系统使影像科室医生通过 PACS 提高影像诊断水平和工作效率,通过网络为临床医生提供受检者影像图像及诊断报告。使临床医生通过网络快速调阅患者图像及诊断报告,在网络中为影像科医生提供受检者其他病历和病程信息,实现诊治资源的最大化共享。为实现上述功能,系统至少应包括数字影像采集子系统、数字化诊断工作站、影像会诊中心、网络影像打印管理子系统、网络影像传输子系统、网络影像显示计算机、网络综合布线和数据交换子系统等部分。此外,系统还必须和医院其他系统融合,尤其是与 HIS 系统融合。

4. 区域级 PACS 随着医院集团和区域医疗信息化的发展,在医疗机构之间共享影像信息资源,并开展异地诊断和远程会诊的需求日益凸显。对 PACS 的体系结构、传输、存储以及安全认证、授权等方面提出了新的挑战,出现了集中式的区域影像数据中心和以跨区域影像文档共享为代表的分布式解决方案。

二、影像存储与传输系统的组成

（一）影像存储与传输系统（PACS）的构架

PACS 基础设计规定了必需的构架，包括不同种类成像设备的集成、所有患者信息的数据库管理，以及为显示、分析、归档诊断结果提供有效的方法。PACS 的底层结构包括基本的硬件部分（影像设备接口、主机、存储设备、网络通信、显示系统等），用符合标准的软件系统将其集成，用于通信、数据库管理、存储管理、工作流程优化及网络监控等，实现系统的完整功能。作为完整的系统，在底层结构基础上加入其他功能，不但可以完成基本的 PACS 管理工作，还可实现更复杂的研究、临床服务和教学服务。基础结构的软件模块作用是使整个系统保持良好的协作，让各部分作为一个系统而不是单一的网络终端主机。

PACS 的硬件包括受检者数据服务器、成像设备、数据与设备的连接、数据库和归档文件的 PACS 控制器、连接在网络中的显示工作站。为了使 PACS 内的 CT、MRI、X 线影像可以从存储服务器中提取并传送到应用服务器内，所有服务器、客户端和工作站计算机均由网络通信互联。这种模式的影像数据和资料信息分别存储在不同的计算机内，这些数据可以被网络中的用户合法共享。由于采用了分布式管理和多点存储，此管理模式具有较高的系统可靠性、稳定性和网络输出能力，但增加了系统复杂性，其实现和维护需要较高的费用（图 6-1-1）。因此一套完整的 PACS 网络硬件构架需要由数字化采集部分、图像存储部分、图像显示部分、网络部分、RIS/HIS 集成接口、PACS 服务器以及网络交换机和数据备份存储设备等组成（图 6-1-2）。

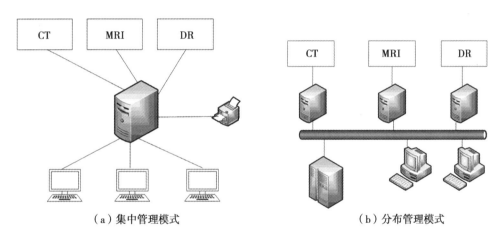

（a）集中管理模式　　　　　　　　（b）分布管理模式

图 6-1-1　PACS 的系统结构分类

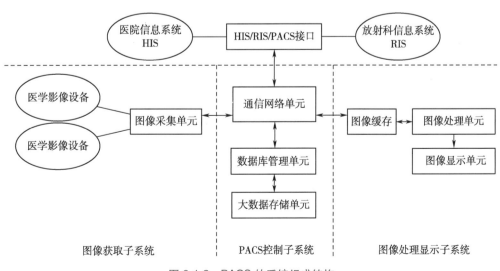

图 6-1-2　PACS 的系统组成结构

PACS 的工作流程从受检者到医疗机构就诊挂号开始,医院信息系统(HIS)开始对患者的基本信息(姓名、性别、年龄、身份证号等)进行录入,这是受检者电子病历的基础部分,也是 PACS 数据流的起始部分。受检者到临床科室就诊,临床医生发出包括医嘱的影像检查申请,受检者到影像科室后,由放射学信息系统(RIS)根据临床发送的检查申请进行检查安排,系统通过成像设备工作列表将相关信息(基本信息、医嘱、检查申请)发送到成像设备和 PACS。技师根据工作列表信息完成影像检查,检查完毕后将影像发送到 PACS。影像科医生通过影像诊断工作站从 PACS 读取影像进行诊断,审核医师完成诊断报告后,发送到 PACS 归档。临床医生可以从临床工作站读取影像和诊断报告。受检者可以从相关科室领取影像照片和诊断报告,或从自助打印机上打印照片和诊断报告。这样,从临床科室发出检查申请,直至临床科室可以读取患者的影像和诊断报告信息,形成了一个封闭的信息环。这个信息环包括患者的基本信息、医嘱信息、检查信息、影像信息、诊断信息、存储信息、影像照片和诊断报告信息,其中成像设备和影像存储在整个工作流程中起着重要的作用。

数字影像采集是 PACS 的数据输入前端,数字成像设备包括目前使用的各种成像设备(如 CT、MRI、DSA、DR、CR 等),为了使医学影像信息在不同的设备和系统之间进行信息传输、交流和共享,必须制定通信接口和数据存储格式的标准,成像设备厂商必须遵从一些标准或协议,目前标准协议是 DICOM 3.0,其规定了医学影像及其相关信息的传输、存取方式和文件格式。

（二）工作站硬件配置和作用

图像显示工作站硬件由图像缓存与处理器、图像存储器、图像显示器三个部分组成。图像缓存与处理器用于实现图像数据到显示器的可视化转换。图像存储器要满足大容量、高性能的图像显示需要。图像显示器须配置高分辨率显示器和独立显卡,影像工作站通常配置有专业的高分辨率显示器,达 10～12bit(1 024～4 096 个灰阶)的医用显示器,以满足临床诊断的要求。若要显示 CT、MRI 图像,可以使用 2MP 的显示器;显示 CR、DR 图像需要采用 3MP 的显示器;显示乳腺钼靶片,则需要配置 5MP 的显示器。用于放射科医生或临床医生浏览病案及相关的诊断报告,对图像显示精度要求较低,可使用 1MP 显示器。

显示工作站的存储设备不仅要求容量大,而且需要很高的数据输出能力,以满足图像处理和显示速度要求。为了加速从存储介质到视频显示的图像传输速度,图像显示工作站常采用大容量随机存储器(RAM)和磁盘阵列。RAM 具有非常高的 I/O 速度,一般作为显示工作站缓存使用,但价格贵。磁盘阵列允许多个磁盘同时进行读写操作,其 I/O 速度大大提高。

（三）常用的存储介质

常用的存储介质有硬盘、磁盘阵列、光盘与光盘库、磁带与磁带库等多种。

1. 硬盘和磁盘阵列　硬盘和磁盘阵列是常用的在线存储设备。硬盘有多种规格、容量。磁盘阵列技术将若干个硬盘组合起来作为一个硬盘来使用,可以达到 4T 级的存储容量,满足医学影像大容量在线存储的要求。由于应用了数据冗余技术,磁盘阵列增强了数据安全性,在单个硬盘出现故障的情况下,不影响数据的使用。磁盘阵列的另一个显著优点是提高了数据的存取速度,改善了磁盘的性能。

2. 光盘与磁光盘　光盘存储技术在医学影像上应用已有多年,早期使用的是一次写入多次读出的 WORM 技术,记录的信息一旦写入便无法更改。磁光盘(MO)的外形与 3.5 英寸软盘大体相同,磁光盘盘片主要是由用于记录信息的磁光薄膜组成。向磁光盘写入数据时,激光束照射加热垂直磁化的记录层,通过外加磁场的作用改变记录层的磁化方向,从而在盘片上写入数据。磁光盘有较大的容量(可达 14G),常用的是每张盘为 5.2G,有较高的性价比。CD-ROM 单张存储容量为 650～700MB,可一次或多次写入,但是不能擦除。蓝光(blue ray)技术更是达到了单面 25G 的容量。

3. 磁带和磁带库　磁带是一种低成本、可移动、顺序读写的存储介质。磁带介质不仅能提供高容量、高可靠性以及可管理性的特征,而且价格比光盘、磁盘便宜得多,磁带有多种类型,如 4mm、8mm 等,较先进的技术有数字线性磁带(DLT)、可扩充线性记录磁带(SLR)、开放线性磁带(LTO)、先进智能磁带(AIT)等。单盘磁带容量为数 10G 到数 100G,AIT 技术甚至可达 TB 级的存储容量。磁带库由一个或多个磁带驱动器和一组磁带盘柜组成,可自动加载柜中磁带的海量存储设备,容量可达数百 TB。

（四）网络连接设备及介质

1. 常用网络连接设备有 3 种

（1）集线器：集线器是一种中枢网络的连接设备和解决服务器直接到桌面的最简洁的方案，是对网络进行集中管理的最小单元，具有同时活动的多个输入和输出端口，集线器依据其总线带宽不同可分为 10MB、100MB 和 10MB/100MB 三种，常见的集线器模式主要有 8 口、16 口、24 口等。

（2）网络交换机：网络交换机是一个扩大网络的重要交换器材，能为子网络提供更多的连接端口，以便连接更多的计算机。它具有高度灵活、性价比高、相对简单、易于实现的特点。所以，以太网技术已成为当今最重要的一种局域网组技术，网络交换机也就成为了最普及的交换机。通常情况下，一个局域网的交换机可采用两种交换技术，即直通式交换和存储转发交换。网络交换应用技术的最常见用途之一是在以太网上减少冲突并改善带宽，其能够经济地将网络分成小的冲突域（collision domain），为每个工作站提供更高的带宽。由于每个交换器端口都通过其唯一的一个结点与一个段相连，并没有其他结点，所以结点和段享有完全的百兆或千兆的带宽，这样就减少了发生冲突的可能。

（3）路由器：路由器是一种网络连接设备，能够利用一种或几种网络协议，将本地或远程的一些独立的网络连接起来，每个网络都可以有自己的逻辑标识，路由器通过逻辑标识将指定类型的包（如 IP）从一个逻辑网络中的某个节点进行路由选择，传输到另一个网络上的某个节点。路由器具有过滤、转发等功能，还具有内置的智能装置来指导数据包流向特定的网络，可以研究网络流量并快速适应在网络中检测到的变化。还具有连接相邻、远程的网络或不同的异构网络、隔离网络的局部，以防止网络瓶颈通道出现或保护网络免于受侵等功能。

2. 常用的网络连接介质有 3 种

（1）双绞线：双绞线分为屏蔽双绞线（shielded twisted pair，STP）与非屏蔽双绞线（unshielded twisted pair，UTP）。目前 5 类（Cat）非屏蔽双绞线因性价比高，能够支持以太网，因此得到广泛应用。

（2）同轴电缆：同轴电缆在 PACS 中已很少应用。

（3）光纤：光纤的完整名称是光导纤维（optic fiber），是用纯石英以特别的工艺拉成细丝，光纤的直径比头发丝还要细。光纤的特点有：传输速度快，传输距离远，不受电磁干扰，不怕雷击，保密性可靠，不导电，传输带宽已达 50 000GHz，设备之间不需接地等。

（五）工作站软件和支持相关软件

PACS 工作站软件通过通信网络与 PACS 控制器通信，实现图像到显示工作站的数据传送。常用软件和支持相关软件有：①医学数字成像和通信（digital imaging and communication in medicine，DICOM）；②医院信息系统（hospital information system，HIS）；③放射学信息系统（radiology information system，RIS）；④卫生信息交换标准（health level 7，HL7）；⑤传输控制协议/互联网协议（transmission control protocol/internet protocol，TCI/IP）；⑥开放系统互连（open system interconnection，OSI）。

1. DICOM 服务器软件　它是 PACS 服务器的主要软件与核心部分。其主要功能是用 DICOM 3.0 标准的存储服务和其他相关服务来接收从影像设备、采集工作站、HIS/RIS 和终端送来的影像图片和其他信息。各种显示工作站可以向服务器索取影像资料，因此 DICOM 服务器软件必须支持相关服务，包括查询/检索图像（query/retrieve）、存储提交（storage commitment）、设备工作清单（modality worklist）、结构化报告（structured reporting）、灰阶图像显示状态（grayscale softcopy presentation sate）、悬片协议（hanging protocol）等。

2. HIS 软件　它是医院管理和医疗活动中进行信息管理和联机操作的计算机应用系统。HIS 是覆盖医院所有业务和业务全过程的信息管理系统。按照学术界公认的 Morris F. Collen 所给的定义，它利用计算机和通信设备，为医院所属各部门提供患者诊疗信息（patient care Information）和行政管理信息（administration information）的收集（collect）、存储（store）、处理（process）、提取（retrieve）与数据交换（communicate）服务，并满足授权用户（authorized user）的各种需求。

3. RIS 软件　它的主要功能和应用包括患者检查预约、影像设备管理与预定、医嘱的输入与管理、患者与设备预约的管理、影像诊断报告的生成与管理、划价、收费等。

4. HL7 标准　它是标准化的卫生信息传输协议，是医疗领域不同应用之间电子传输的协议。HL7 汇集了不同厂商用来设计应用软件之间接口的标准格式，它将允许各个医疗机构在异构系统之间,进行数据交互。

5. 传输控制协议/互联网协议(TCP/IP)　TCP/IP 是 Internet 最基本的协议,在 Internet 国际互联网络的基础上由网络层的 IP 协议和传输层的 TCP 协议组成。TCP/IP 定义了电子设备如何连入因特网,以及数据如何在它们之间传输的标准。协议采用了 4 层的层级结构,每一层都呼叫它的下一层所提供的协议来完成自己的需求。通俗而言:TCP 负责发现传输的问题,一有问题就发出信号,要求重新传输,直到所有数据安全正确地传输到目的地。而 IP 是给因特网的每一台联网设备规定一个地址。

6. 开放系统互连(OSI)　它是 ISO(国际标准化组织)和 CCITT(国际电报电话咨询委员会)联合制定的开放系统互连参考模型,为开放式互连信息系统提供了一种功能结构的框架,它从低到高分别是:物理层、数据链路层、网络层、传输层、会话层、表示层和应用层。各对应层均有不同的协议内容,这些协议的集合,就是 OSI 协议集。

三、影像存储与传输系统的临床应用

在医疗服务过程中,影像存储与传输系统(PACS)给医务工作者和医疗管理工作者为受检者带来专业、高效和低成本的优质服务。PACS 的临床应用有:①面向专业部门的科室,如 CT 室、MRI 科室、放射科、超声、核医学以及一切产生医学影像的部门;②面向医疗机构临床部门,如门诊、急诊、住院等;③面向医疗管理部门。

(一) PACS 在 CT 技术方面的应用

PACS 在 CT 技术方面的应用有:①预约登记功能(登记受检者信息,并进行预约);②分诊功能(患者的基本信息、检查设备、检查部位、检查方法、划价收费);③诊断报告功能(生成检查报告,支持二级医生审核,支持典型病例管理);④模板功能(用户可以方便灵活的定义模板,提高报告生成速度);⑤查询功能(支持姓名、影像号等多种形式的组合查询);⑥统计功能(可以统计用户工作量、门诊量、胶片量以及费用信息)。

在使用 CT 设备检查疾病的过程中,影像信息被数字流取代。在减少人工工作量的情况下,CT 技师利用 PACS 为临床提供高质量的 CT 影像,减少受检者的等待时间,完成 CT 检查流程。技师在 PACS 帮助下,减少不必要的重复操作,提高工作效率。如在 PACS 中存储原始数据和重组数据,减少纸质片的应用和保管,获取电子医嘱和检查要求及临床资料,获取患者历史检查资料和个人工作日志等信息,从而实现质控。

(二) PACS 在 CT 诊断方面的应用

CT 工作流程中需要诸多的医务工作人员和相应的工作流程完成影像学检查,对于急诊患者能较快做出诊断,对争取时间抢救患者起到重要作用。CT 可以对急症在短期内重复检查,有利于观察病变的演变。与传统 CT 检查(获得 CT 照片后,用观片灯进行阅片诊断的工作模式)的工作方法不同,在数字化的环境中,CT 室医生不需要技师发送 CT 检查完成通知单,无需在观片灯前观察拷贝,可以在科内随时利用 PACS 提供的高清晰影像,通过列表显示的已完成检查信息即时完成影像诊断工作。诊断医生可以在工作站读取 PACS 系统的影像,或在 CT 检查终端完成影像的诊断工作,并将影像报告存储在 PACS 系统中,影像拷贝和诊断报告可由 CT 医师打印或通过自助打印机打印。如果受检者需要补办影像检查资料,CT 医师可在受检者补交手续费的情况下,从 PACS 系统中调取影像信息,重新排版打印照片和 CT 诊断报告。

传统 CT 检查约为 16 个步骤,在医院 PACS 构建后整合了大部分流程,使 CT 检查过程减少到 9 个步骤:①临床医师在电脑上申请;②受检者到门诊交费或记账,或用手机 APP 交费;③受检者到 CT 室登记处确认,登记处分诊;④患者去检查室检查;⑤技师完成检查后对图像进行处理并上传 PACS 存储和传输;⑥CT 诊断医师根据影像信息进行后处理,在影像显示和报告终端进行报告书写,初级报告书写完成后上传至上级医师进行审阅;⑦上级医师审核后完成诊断报告,并上传至 PACS;⑧受检者可去登记处取报告及照片,也可在自助打印机上打印诊断报告和相关检查照片;⑨受检者去临床医师处进一步治疗,临床医师也可调阅检查照片。

(三) PACS 在 CT 管理工作中应用

CT 检查在为受检者和临床医师提供及时、高质量和高效服务的前提下,分析和优化科室工作流程

和整体工作能力,选择和获取及集成医学影像设备和信息。在数字化的环境中,使 CT 检查过程按协议执行,技术人员按程序操作,影像准确完整永久保存在 PACS 系统中,并可在各级影像工作站内随时调取读出和传输,保证临床医生从 PACS 系统中得到医学影像信息和影像诊断报告。PACS 提高了工作效率,一是减少了受检者预约、分诊的时间;二是减少了技术人员传输影像信息的时间;三是优化了 CT 检查的工作流程和步骤,减少了每位 CT 技师、每台 CT 设备检查工作无序操作。因此,既可以使 CT 管理人员更好地了解和掌握整个工作流程中的每个工作步骤,又提高了每台 CT 机工作量和技师的工作效率。临床医生可根据不同疾病需要观察原始影像或打印后的影像,受检者可及时打印诊断报告和影像照片。审核医生可以在系统已完成检查和已完成初步诊断列表上读取影像报告进行报告审核。

（四）PACS 在医院临床科室中的应用

PACS 在医院临床科室中应用有:①门急诊、病房的临床医生在各自诊室浏览 PACS 终端的医学影像信息,包括 CT 影像的病灶标注、病灶大小及测量、CT 值的测量和病灶的定量分析均可以浏览。还可实时提前接收在受检者回病室前 CT 检查的影像信息,为需要紧急治疗的受检者提供循证医学,方便临床医师制订治疗方案,减少急诊患者的等待时间,提高治疗效率和减少因延误治疗时间引起的医疗事故和医疗纠纷。②手术室的外科医生通过手术室内临床浏览终端阅读医学影像,尤其是三维 CT 影像的信息,为手术提供立体的影像解剖信息,对提高手术成功率帮助极大。

（五）PACS 在医院管理工作中应用

医院管理部门可以通过 RIS 监控影像管理工作,RIS 的主要功能和应用包括以下内容:

1. 登录、预约自动安排　自动安排登录患者在指定的时间、地点就诊。自动安排医生及其他工作人员在指定的时间、地点工作。

2. 病历管理　进行受检者人数统计及相关病历的获取和管理及特殊病例查询等任务。

3. 资源管理　包括人力资源管理、设备管理、消耗材料管理等资源的管理。

4. 胶片、文件跟踪　管理胶片及相关文件的借出、入库等。

5. 医学影像诊断报告的书写　制作、审阅、打印诊断报告书。

6. 财务和报表管理　财务管理及各类统计报表的管理。

PACS 的医学临床教学作用已受到放射科和各临床部门的关注。典型病例和经病理证实的疾病影像可存放在医学影像教学库中,供放射科医生和临床教学使用。原病例的随访,经 PACS 和病例信息系统集成后,原随访的分析和记录可由信息系统自动完成。

（六）PACS 在远程放射学的应用

1959 年 Jutras 在加拿大蒙特利尔进行了开创性的远程放射学试验,利用同轴电缆在距离 8km 的两家医院之间传输 X 线检查影像,远程会诊试验项目随之展开,采用标准电话线、专用同轴电缆、无线电、微波以及卫星通信将医学影像传输至接收端的显示器上。这是电子及通信技术与临床医学相结合的里程碑。

远程放射学(teleradiology)是利用计算机通信网络技术将医学影像与文字会诊资料从属地输送至权威医疗机构,供会诊使用。远程放射学可提供更方便、更及时、更精准的医学影像学诊断意见;提供组织和实施跨地域的医学影像会诊平台,它在改善和优化医学影像学科技能和诊断水平的提高及继续教育方面任务的实施发挥巨大的作用,也对于改善医学影像诊断服务质量,尤其是提高边远及不发达地区的医学影像学服务和保障能力,都具有重要的意义。远程放射学系统涉及的医学影像学技术因素,包括影像采集、影像压缩操作、后处理及通信网络技术等。

1. 影像采集　影像采集源为数字化成像设备,诸如 CT、MR、DSA、CR、DR 等。现在影像成像设备都遵循 DICOM 协议和影像输出能力,因此,这些数字影像可以为远程放射学提供无衰减的 12bis 以上(≥4 096 灰阶)的原始医学影像数据。DICOM 通信的应用从根本上解决了执行远程放射学两端的系统和设备间的兼容问题。

2. 影像压缩操作与处理　影像压缩技术是远程放射学必不可缺的技术之一,如 DICOM 标准定义的 JPEC 或 Wavelet 压缩方法。DICOM 标准定义的压缩处理包括了无损压缩(lossless compression)和有损压缩(loss compression)两类。无损压缩的压缩率可达 4:1,有损压缩倍率更高。

远程放射学所涉及的影像显示器用于影像软拷贝显示,影像软拷贝显示质量是决定所接收影像应用价值的重要因素,因此必须根据远程放射学影像的应用环境和任务需求,配置合适的远程放射学工作站的硬件显示能力,以保证获得诊断或会诊所必需的影像软拷贝显示分辨率。

3. 传输通信网络 网络传输是将医学影像和相关数据从采集地传送至远程放射学工作站的载体。网络结构大致可分为三种:

(1) 点对点连接:点对点连接是将分处两地的影像发送、影像接收系统直接连接。优点是速度快,传输过程安全,但其只服务于孤立的两点,首期投资大。常用的点对点连接线路有 T-1、T-3 数据专线等。

(2) 局域网:局域网是指多个发送和接收工作站通过局部网络互连,相互间进行数据传输,涵盖面一般不超过半径数千米的范围。常见的局域网采用的是快速的以太网,现在局域网的传输速率可达千兆。

(3) 广域网:广域网通常由两个或多个局域网组成。计算机通过使用运营商提供的设备作为信息传输平台。比如通过公用网络,如电话网、光纤连接到广域网,也可以通过专线或卫星连接。国际互联网是目前最大的广域网,在最需要远程放射学支持的边远和不发达地区,限于资金原因,通常只能应用电话网。

远程放射学操作的对象主要是静态影像,对于多数非实时要求的远程放射学诊断,宽带网络并非必需,通常的操作过程是将需要应用远程诊断或远程会诊的影像序列,通过网络传送至远程放射学工作站,然后再进行影像诊断或会诊。这样,即便是利用低速的网络通信方式,也可在数小时完成影像传输后再进行远程诊断或远程会诊。因此,在现阶段普通电话网仍不失为经济实用的选择。

远程放射学设计的标准有 DICOM 标准和美国放射学院(ACR)发布的《ACR 远程放射学标准》。DICOM 标准中的医学影像及其相关数据的组成格式和交换方法、信息对象定义、服务类别、数据结构预编码、信息交换、网络通信也同样适用于远程放射学。《ACR 远程放射学标准》涵盖远程放射学的各个环节,包括目的宗旨、人员资格、认证许可、医疗责任、设备参数、网络通信质量控制、质量改进等,为远程放射学实际操作的规范化提供了指南。

远程放射学成败的关键在于医学影像的质量,必须建立一套严格、周密的质量控制制度,定期对整个系统及单个组成设备进行质量监控,保证系统运行稳定。评价医学成像设备影像质量的方法有两类,一是运用可供测量和计算的客观参数来描述影像的质量;二是根据观察者的主观测评或模拟临床诊断任务来衡量系统本身的表现。两类方法各有利弊,目前常用的远程放射系统质控方法是对测试物的目测法,即利用肉眼观察采集到的测试物影像。以往的研究建议,有必要每周利用测试图对整个系统进行例行检测,对于远程放射学系统的各个组成环节也应建立相应的定期质控制度。

四、影像存储与传输系统的技术管理

(一)医院计算机信息系统安全管理制度

1. 网络管理制度

(1) 遵守国家的有关法律、法规,严格执行安全保密制度,严格控制和防范计算机病毒的侵入。

(2) 各工作计算机未进行安全配置、未装防火墙或杀毒软件的,不得入网。各计算机终端用户应定期对计算机系统、杀毒软件等进行升级和更新,并定期进行病毒清查,不要下载和使用未经测试的或来历不明的软件、不要打开来历不明的电子邮件,不要随意使用带毒 U 盘。

(3) 禁止未授权用户接入医院计算机网络及访问网络中的资源,禁止未授权用户使用 BT、迅雷等占用大量带宽的下载工具。

(4) 任何员工不得制造或者故意输入、传播计算机病毒和其他有害数据,不得利用非法手段复制、截收、篡改计算机信息系统中的数据。

(5) 医院员工禁止利用扫描、监听、伪装等工具对网络和服务器进行恶意攻击,禁止非法侵入他人网络和服务器系统,禁止利用计算机和网络干扰他人正常工作的行为。

(6) 计算机各终端用户应保管好自己的用户账号和密码。严禁随意向他人泄露、借用自己的账号和密码;严禁不以真实身份登录系统。计算机使用者更应定期更改密码、使用复杂密码。

（7）IP 地址为计算机网络的重要资源,计算机各终端用户应在信息中心的规划下使用这些资源,不得擅自更改。另外,某些系统服务会对网络产生影响,计算机各终端用户应在信息中心的指导下使用系统服务,禁止随意开启计算机中的系统服务,以保证计算机网络运行流畅。医院各部门科室原则上只能使用一台电脑上外网,根据部门内部需要,由部门负责人统一调配。

2. 设备管理制度

（1）凡登记在案的 IT 设备,由信息部门统一管理。

（2）IT 设备安全管理实行"谁使用谁负责"的原则(公用设备责任落实到部门)。凡部门(病区)或合作单位自行购买的设备,原则上由部门(病区)或合作单位自行负责,但若有需要,信息中心可协助处理。

（3）严禁使用假冒伪劣产品;严禁擅自外接电源开关和插座;严禁擅自移动和拆装各类设备及其他辅助设备。

（4）设备出现故障无法维修或维修成本过高,且符合报废条件的,由用户提出申请,并填写《电脑报废申请表》,由相应部门负责人签字后报信息中心。经信息中心对设备使用年限、维修情况等进行鉴定,将报废设备交有关部门处理,如报废设备能出售,将收回的资金交医院财务入账。同时,由信息中心对报废设备登记备案、存档。

3. 数据管理制度

（1）计算机终端用户计算机内的资料涉及医院秘密的,应该为计算机设定开机密码或将文件加密;凡涉及医院机密的数据或文件,非工作需要不得以任何形式转移,更不得透露给他人。

（2）计算机终端用户务必将有价值的数据存放在除系统盘(操作系统所在的硬盘分区,一般是 C 盘)以外的硬盘内。计算机信息系统发生故障,应及时与信息中心联系并采取保护数据安全的措施。

（3）终端用户未做好备份前不得删除任何硬盘数据。对重要的数据应准备双份,存放在不同的地点;对采用 USB 设备或光盘保存的数据,要定期进行检查,定期进行复制,防止由于 USB 设备损坏,而使数据丢失;做好防磁、防火、防潮和防尘工作。

4. 操作管理制度

（1）凡涉及业务的专业软件、IT 设备由部门使用人员自行负责,信息中心协助管理。严禁利用计算机从事与工作无关的事情;严禁除维修人员以外的外部人员操作各类设备;严禁非信息中心人员随意更改设备配置。

（2）信息中心将有针对性地对员工的计算机应用技能进行定期或不定期的培训;由信息中心收集计算机信息系统常见故障及排除方法并整理成册,供医院员工学习参考。

（3）计算机终端用户在工作中遇到计算机信息系统问题,首先要学会自行处理或参照手册处理;若遇到手册中没有此问题,或培训未曾讲过的问题,再与信息中心或软件开发单位、硬件供应商联系,尽快解决问题。

5. 计算机使用管理制度

（1）医院的计算机与网络由网络管理员管理维护、其他部门和个人不得私自更改计算机的各项设置。

（2）各部门工作人员未经许可不可随意删除硬盘上的系统软件。

（3）严禁在上班时间使用计算机与网络做与工作无关的事情。

（4）各部门与工作相关的文件必须统一保存在 D 盘以使用者为姓名的目录中,个人文件必须保存在 E 盘以使用者为姓名的目录中;不得将任何文件存放在 C 盘系统目录中及操作系统桌面与"我的文档"中。未按规定而造成的文件丢失等原因,后果自负。

（5）计算机使用者应经常整理计算机文件,以保持计算机文件的完整。

（6）计算机上不得存放有破坏医院计算机与网络正常运行的软件。

（7）禁止私自拆卸计算机及外设,更不能私自更换计算机硬件。

（8）由于工作疏忽,造成设备丢失,以设备的当前折算价格,责成使用人与该部门负责人等相关人员按比例分摊。

（9）未经网络管理员许可,任何人不得因私借走医院信息设备,不得破坏计算机网络设备。

（10）未经计算机使用人许可,禁止外单位人员使用本医院计算机一旦发生故障,由计算机使用人负责。

（二）医院信息系统安全措施及应急预案

1. 医院信息系统出现故障报告程序　当各工作站发现计算机访问数据库速度迟缓、不能进入相应程序、不能保存数据、不能访问网络、应用程序非连续性工作时,要立即向信息科报告。信息科工作人员对各工作站提出的问题必须高度重视,做好记录,经核实后及时给各工作站反馈故障信息,同时召集有关人员及时进行分析,如果故障原因明确,可以立刻恢复的,应尽快恢复工作;如故障原因不明、情况严重、不能在短期内排除的,应立即报告应急领导小组,在网络不能运转的情况下由应急领导小组协调全院各部门工作,以保障全院医疗工作的正常运转。

2. 医院信息系统故障分级　根据故障发生的原因和性质不同分为3类和其他故障:

（1）一类故障:由于服务器不能正常工作、光纤损坏、主服务器数据丢失、备份硬盘损坏、服务器工作不稳定、局部网络不通、价表目录被人删除或修改、重点终端故障、规律性的整体、局部软件和硬件发生故障等造成的网络瘫痪。这类故障,由信息科主任上报院应急小组领导,由医院应急领导小组组织协调恢复工作。

（2）二类故障:由于单一终端软、硬件故障,单一患者信息丢失、偶然性的数据处理错误、某些科室违反工作流程引起系统故障。这类故障,由系统管理人员上报信息科主任,由信息科集中解决。

（3）三类故障:由于各终端操作不熟练或使用不当造成的错误。这类故障由系统管理员单独解决,并详细登记维护情况。

（4）其他故障:由于医保线路、医保端引起的医保系统故障针对上述故障分类等级,处理原则由财务科、医保办、门诊办公室按医保相关规定协调解决。

3. 发生网络整体故障时的首要工作

（1）当信息科一旦确定为网络整体故障时,首先是立刻报告应急小组领导,同时组织恢复工作,并充分考虑到特殊情况如节假日、病员流量大、人员外出及医院有重大活动等对故障恢复带来的时间影响。

（2）当发现网络整体故障时,各部门根据故障恢复时间的程度将转入手工操作,具体时限明确如下(如受检者因病情需要可随时转入手工操作):30min内不能恢复,门诊挂号、住院登记、门诊医生、药房等部门转入手工操作;6h内不能恢复,住院医生工作站、护士工作站、手术室、医技检查转入手工操作;24h以上不能恢复,全院各种业务转入手工操作。

4. 应急数据恢复工作规定

（1）当服务器确认出现故障时,由网络管理员按《数据备份恢复方案》进行系统恢复。

（2）网络管理员由信息科主任指定专人负责恢复。当人员变动时应有交接手续。

（3）当网络线路不通时,网络管理员应立即到场进行维护,当光纤损坏时应立即使用备用光纤进行恢复,交换机出现故障时,应使用备用交换机。

（4）对每次的恢复细节应做好详细记录。

（5）平时应定期对全系统备份数据要进行模拟恢复一次,以检查数据的可用性。

5. 网络服务器故障应急处理规程　网络服务器故障是因硬件或软件原因致使医院信息管理系统运行停止,一旦发生故障,按下列规程处理。

（1）信息科应设专人管理,监控网络运行。发现问题,在及时处理的同时迅速向科室领导汇报。故障排除后,应完成故障报告,在技术讨论会上汇报。

（2）遇到较大故障,信息科工作人员应迅速集合,集体攻关。具体分为3个组做以下工作:

1）故障检修组:集中系统管理员继续分析故障、查找原因、修复系统。

2）技术联络组:迅速与软、硬件供应商取得联系,采取有效手段获得技术支持。

3）院内协调组:通知全院各科室故障情况,并到关键科室协助数据保存。

4）全院各系统使用科室制订的系统故障数据保护措施,并建立数据抢录小组,发现停机,应保存断点,保护原始数据,断点前后表单分开存放。

5）在停机期间,相关科室应组织数据抢录小组在岗待命,一旦系统恢复,当日应立即完成对重要数据的录入,第 2d 完成全部数据补录。

（3）故障排除后,信息科工作技术组应按制订方案分片包干,协助重要科室进行数据补录工作。

（4）故障排除后 2d 内,信息科应组织技术研讨会,分析故障原因,制定预防措施,完成故障排除报告院领导。

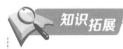

医学影像信息系统的安全规范

为了保证高质量的 CT 数据完整传输不被丢失,对医学影像信息系统功能设置了以下规范。①数据接收功能(接收、获取影像设备的 DICOM3.0 和非 DICOM3.0 格式的影像数据,支持非 DICOM 影像设备的影像转化为 DICOM3.0 标准的数据);②图像处理功能(自定义显示图像的相关信息,如姓名、年龄、设备型号等参数,提供缩放、移动、镜像、反相、旋转、滤波、锐化、伪彩、播放、窗宽窗位调节等功能);③测量功能(提供 ROI 值、长度、角度、面积等数据的测量以及标注、注释功能);④保存功能(支持 JPG、BMP 等多种格式存储,以及转化成 DI-DICOM3.0 格式功能);⑤管理功能(支持设备间影像的传递,提供同时调阅患者不同时期、不同影像设备的影像及报告功能。支持 DICOM3.0 的打印输出,支持海量数据存储、迁移管理);⑥远程医疗功能(支持影像数据的远程发送和接收);⑦系统参数设置功能(支持用户自定义窗宽窗位值、放大镜的放大比例等参数)。

第二节　CT 图像质量管理

一、影像质量有关概念

（一）质量

质量(quality)指产品的特性及满足顾客和其他相关方面要求应具备的性质。CT 图像质量是指 CT 图像本身或者该项检查所固有的特性能否满足临床诊断要求的性质。与"质量"相关联的概念有工程质量和工作质量等。

1. 工程　工程指为保证获得高质量产品(如一幅 CT 图像等)必须具备的全部条件和采取的手段。

2. 工程质量　工程质量指获得产品(如一张 CT 照片影像)实际达到的水平,也称产品质量。影响工程质量的因素包括人、机器、材料、技术方法、检测手段与环境。

3. 工作质量　工作质量指对产品质量、服务质量的保证程度,它取决于人的素质,包括工作人员的品质意识、责任心、业务水平。其中,最高管理者(决策者)的工作质量起主导作用,广大的一般管理层和执行层的工作质量起保证和落实的作用。工作质量与产品质量是既不相同又密切联系的两个概念,产品质量取决于工作质量,工作质量是保证产品质量的前提条件。

（二）管理

管理(management)是指导和控制各个组织的相互协调活动,即制订计划及完成计划所进行的一切活动的总和。

（三）质量管理

质量管理(quality management,QM)是指制订质量计划,并为实现该计划所开展的一切活动的总和。质量管理是结合现代管理理念与方法而形成的理念、质量标准、行为准则,是一种质量文化的体现。质量管理包括质量保证和质量控制两个过程的一切活动。

（四）质量保证

质量保证(quality assurance,QA)是使各种质量管理活动有效地发挥出各自的作用,持续保证医疗质量要求所必需的有计划、有组织的全部活动和组织体系。质量保证是质量管理的一部分,适用于有合同的场合,其主要目的是让受检者确信服务能满足规定的质量要求。

（五）质量控制

质量控制（quality control，QC）是为保证医学影像质量和技术质量达到规定的要求，并使受检者接受的 X 线剂量减到最低所采取的技术活动-计划体系。质量控制是质量保证中的一个独立而完整部分。

（六）全面质量管理

全面质量管理（total quality management，TQM）是指为了以最小的辐射剂量，获得最佳图像质量，而在影像科室内进行的一切协调统一的组织管理活动，包括设备的选购与引进、安装调试与检测、成像介质的购置与性能检测、人员的培训与管理、成像过程的监测与管理等。全面质量管理的重要意义在于"全"，即全面、全员、全过程和全盘采用科学方法，从而取得全面的质量管理。应该指出，质量管理的好坏与用户及受检者利益之间成正相关。

影像质量管理、影像质量保证及影像质量控制三者之间的关系为：影像质量管理包括影像质量保证和影像质量控制两部分，影像质量保证是一个整体性概念，通过制订管理计划，使产生影像的全部流程均能有效地发挥各自的作用，尽可能地减少 X 线辐射剂量和医疗费用的同时，不断改进医学影像技术，获得最佳影像质量来满足临床诊断要求。影像质量控制是一系列独立的技术步骤，以确保影像质量和技术指标达到一定的要求，即通过特定的方法和手段，对影像设备及各项性能指标进行检测和维修，对成像技术参数进行合理组合，获得符合临床诊断需要的影像。

二、CT 图像质量的评价指标及其影响因素

一幅有诊断价值的 CT 图像，必须有较高的空间分辨力、较高的密度分辨力、较少的伪影及较小的噪声，CT 图像质量控制就是通过技术手段，获得符合临床诊断要求的 CT 图像。

（一）空间分辨力

1. 空间分辨力 是从影像中能辨认的组织几何尺寸的最小极限，用每厘米内的线对数（LP/cm）表示。早期 CT 的空间分辨力一般在 10LP/cm 左右，现在高档 CT 的空间分辨力可达 14LP/cm 以上，最新多层螺旋 CT 可达 24LP/cm 或以上。空间分辨力是衡量 CT 图像质量的重要参数，是测试一幅图像质量的量化指标。影响空间分辨力的因素有：①像素尺寸及矩阵大小（影响空间分辨力的主要因素）；②探测器性能（探测器数目、孔径、宽度、探测器之间的距离等）；③X 线管焦点大小；④滤波函数重建算法；⑤采样频率；⑥层厚；⑦物体组织间的密度差异；⑧CT 设备本身的机械精度、设备噪声。

2. 提高空间分辨力的方法

（1）条件允许情况下尽可能选择探测器数目多的 CT 设备（如使用多层螺旋 CT），多层螺旋 CT 大多采用固态稀土陶瓷探测器，在 Z 轴方向上多排分布，空间分辨力明显提高，且实现了各向同性体素。

（2）探测器的孔径要尽量小，孔径越窄，孔径转移函数越宽，空间分辨力越高。

（3）探测器之间距离要尽量小，探测器间距决定了采样间隔，间隔越小，空间分辨力越高。

（4）采样频率要高，采样频率越高，空间分辨力越高。

（5）采用较小的焦点尺寸，产生的 X 线束窄，图像的空间分辨力较高。

（6）采用骨算法，重建图像的空间分辨力高，HRCT 采用骨算法，CT 图像组织边缘清晰锐利。

（7）在 FOV 一定情况下，矩阵越大，像素数目就越多，像素尺寸就越小，则空间分辨力越高；但矩阵大，数据多，对设备存储空间要求高，运算速度受影响。

（8）在 FOV 不变的情况下，减小层厚，体素变小，图像像素尺寸变小，图像空间分辨力提高；但层厚越薄，噪声就越大，低对比分辨力就会降低。

（9）CT 设备本身的机械精度高、设备噪声小，空间分辨力高。

3. 空间分辨力的检测 检测时，用 CT 装置对空间分辨力体模（简称高密度体模，与低密度体模相似，如图 6-2-1 所示）进行扫描，对获得的体模图像进行主观视觉评价，观察影像上的圆孔，可准确识别的最小圆孔孔径，即为空间分辨力，也可有 MTF 法来测定，通过扫描矩形波测试卡，测量出图像对比度随空间频率成函数关系变化曲线，即 MTF。目前，CT 成像系统用高密度体模测得的空间分辨力最高可达到 φ0.35mm，一般可达到 φ0.5~0.6mm，用 MTF 方法测得的空间分辨力为 10~30LP/cm，其换算公式为：5÷空间分辨力（LP/cm）= 空间分辨力（mm）。

传统 X 线片由于采用屏胶组合,其空间分辨力可达 100LP/cm,CT 图像的空间分辨力不如传统的 X 线平片。

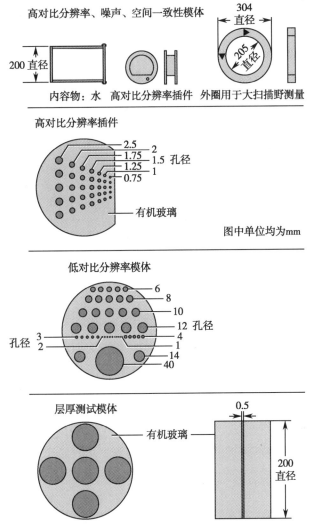

图 6-2-1　CT 图像质量测试体模

（二）密度分辨力

1. 密度分辨力　是从影像中可分辨密度差别的最小极限,常以百分单位毫米数(%/mm), 或毫米百分单位(mm/%)来表示,通常 CT 机密度分辨力为(0.25~0.5)%/(1.5~3)mm。密度 分辨力也是评价 CT 图像质量的一个重要参数。影响密度分辨力的因素有噪声、信噪比和被检 体的几何尺寸等,噪声、信噪比是影响密度分辨力的主要因素,噪声、信噪比是由 X 线剂量和探 测器的灵敏度决定的,X 线剂量(X 线光通量)越大,探测器的灵敏度越高,则信噪比越高,相对 降低了噪声,密度分辨力提高;被检体的几何尺寸越大,产生的噪声越多,信噪比越低,密度分辨 力越低。因此在评价密度分辨力时,一定要了解使用的剂量值,并且要与测量 CT 剂量指数(CT-DI)时的值一致。此外,密度分辨力受扫描层厚等影响,层厚越大,量子噪声越小,密度分辨力越 大;如果采用较大的层厚,虽然可以减少噪声的影响,但是图像会由于部分容积效应的影响而降 低诊断信息的可靠性。如果采用较小的层厚（如 1~2mm）,可以减少部分容积效应,但是（量 子）噪声的影响会增大,使图像的密度分辨力下降。

2. 提高 CT 密度分辨力的方法

（1）增加 X 线剂量,X 线剂量加大,CT 探测器吸收的光子量增加,量子噪声下降,信噪比上升,密 度分辨力提高。

（2）降低噪声,信噪比提高,密度分辨力提高,图像中的颗粒度小,显示的影像"细腻"。

3. 密度分辨力检测　通常使用低密度体模进行检测,低密度体模是在直径 200mm、厚 15mm 的有机玻璃体中,排列若干组圆孔(每组 5 孔),孔内填充低 CT 值液体。对体模进行 CT 扫描,获得断层影像,通过主观视觉评价,可准确识别的最小圆孔孔径,即为密度分辨力,检测中要求单次 X 线剂量 ≤50mGy。

同一台 CT 设备在相同的曝光量下,空间分辨力和密度分辨力密切相关,且互相制约。在 FOV 不变、X 线曝光量不变时,像素尺寸越小、像素数目越多,空间分辨力越大;但当像素尺寸缩小、像素数目增多时,分配到每一个像素的 X 线光通量变小,量子噪声增加,致使影像密度分辨力下降。层厚越大,与被检体作用的 X 线光子数越多,量子噪声越小,图像越细腻,密度分辨力较高,而空间分辨力较低;层厚较薄的图像,则空间分辨力较高,而密度分辨力较低。在实际工作中,根据受检者具体病情及临床需求来调整参数,兼顾空间分辨力和密度分辨力,在两者之间选择一个平衡点。

（三）时间分辨力

时间分辨力越高,同样的检查所需的时间就越短,对运动器官及不能很好合作受检者的 CT 图像就越清晰。高时间分辨力在心脏成像上发挥了重要的作用,高时间分辨力,减少了心脏搏动伪影对图像质量的影响,有助于观察心脏特定的时相,冠状动脉扫描无需屏气可获得满意影像。双源 CT,通过增加 X 线管/探测器的数量来提高时间分辨力;有时也通过多扇区重建、提高机架的旋转速度等措施来提高时间分辨力。

（四）噪声

1. 噪声　可根据 CT 图像呈颗粒状分布来定义噪声,噪声大小有细颗粒及粗颗粒之分,颗粒越细,噪声越小,颗粒越粗,噪声越大。噪声来源于扫描设备(装置)和被扫描组织,主要有:①X 线量子噪声;②电气元件噪声;③测量系统形成的噪声;④重建算法造成的噪声等。噪声水平在实际使用中,通常用一个划定大小的兴趣区来表示,以平均值和标准偏差的方式在图像上显示。

2. 影响噪声因素

（1）X 线剂量:如果 X 线剂量不足,穿透被检体被探测器接收的光子数受限,会造成矩阵内各像素上的分布不均,量子噪声增大。

（2）层厚,扫描层厚越薄,作用的 X 线光子数越少,噪声越大。

（3）像素尺寸大小,像素尺寸越小,接受的 X 线光子越少,噪声越大。

（4）重建算法,高分辨力算法,噪声较大。

（5）探测器及电子元件的性能,其性能下降,噪声增大。

（6）物体厚度,物体厚度厚,吸收 X 线多,穿透被检体的 X 线少,到达探测器上的光子数越少,量子噪声增加,同时,产生的散射线增多。

3. 降低噪声的方法

（1）增加 X 线曝光量(mAs),一般认为 mAs 增加至原来的 4 倍,可使图像的扫描噪声减半。它们有如下的关系:

$$噪声 \approx \sqrt{\frac{1}{剂量}}$$

探测器接受的有效光子数与图像噪声成反比,随着 mAs 的增加,探测器接受的有效光子数增加,图像噪声降低。

（2）增大像素尺寸,像素尺寸与 FOV 及矩阵关系为:像素尺寸=FOV/矩阵,在 FOV 一定时,若减小矩阵,像素尺寸变大,每个像素内所包含的光子数增加,降低图像噪声。

（3）增加扫描层厚,可增大光通量,降低噪声,但空间分辨力亦相应下降。

（4）采用合适的滤波函数(重建算法),重建算法的选择对 CT 图像噪声影响较大,高空间分辨力算法会引起较大的噪声,密度分辨力降低。因此不同检查部位应选用不同的重建算法,例如对于软组织图像重建,可采用软组织算法,图像噪声小,密度分辨力高,但空间分辨力相应降低;而对于骨、肺组织重建,可采用骨算法,图像空间分辨力高,但噪声增大,密度分辨力降低。

（5）尽可能采用高性能的探测器,降低电子噪声（探测器等系统噪声）。

（6）减小物体厚度,随着被检体厚度的变小,被检体对 X 线衰减量减少,到达探测器的光子数越多,噪声随之下降。但对于肥胖的受检者,厚度大,产生的噪声大,检查时要适当地增大扫描条件,提高信噪比,提高图像质量。

（7）螺旋 CT 可采用螺旋 360°线性内插方式,降低噪声水平;曝光量及像素尺寸与噪声水平成反比例关系;平滑过滤算法噪声水平低,高分辨力算法噪声水平高。

噪声检测:扫描一个均匀材料的水模,检测感兴趣区 CT 值的标准差。要求每天检测 CT 值,验收检测为±4Hu,状态检测为±6Hu,稳定性能为基础性偏差（验收检测时,水的 CT 值数据）±3Hu。噪声直接影响空间分辨力、均匀度,同时也决定了系统的量子检出效率 DQE,噪声导致密度分辨力明显下降。

（五）伪影

1. 引起伪影的因素　某些原因造成的图像畸变也是伪影,伪影在图像中表现各异,影响诊断的准确性。根据伪影产生的原因不同,伪影可分成两大类:受检者造成的伪影和设备引起的伪影。常见的伪影有:①运动伪影,指受检者呼吸运动、肠蠕动、心脏搏动等不自主运动,或在扫描过程中受检者的运动、X 线管抖动等运动,这些运动造成在图像中产生粗细不均、黑白相间的条状影;②细条状伪影,指被检组织的相邻组织密度相差大而采集的数据量相对不足时产生的伪影;③放射样条状伪影,主要是被检部位有高密度结构或金属异物所致的伪影;④射线束硬化伪影,指窗口滤过不足造成的伪影;⑤环形条状伪影,指设备数据采集系统故障,如探测器漂移、探测器间隙变大、探测器至主机的信号传递故障、D/A 转换器故障、采样频率低、扫描系统误差、采样或测量系统误差等造成的伪影;⑥指纹状伪影,指 X 线管老化造成的伪影;⑦假皮层灰质伪影,为骨与脑组织交界处出现白雾状伪影;⑧模糊伪影,主要是图像重建中心与旋转中心不重合形成的伪影;⑨其他有噪声引起的伪影、部分容积伪影等。

2. 去除或减少伪影的方法

（1）受检者运动伪影,受检者不自主的运动产生的运动伪影,通过屏气、提高管电流、缩短曝光时间等手段减少其伪影;对于受检者自主运动产生的伪影,利用固定肢体的方法减小其伪影。

（2）受检者引起的细条状伪影,可通过加大扫描剂量,去除或减少其伪影;观察图像时,通过加大窗宽来改善显示效果。

（3）放射样条状伪影,受检者携带的金属物可在扫描前去除,无法取下的义齿可设法采用倾斜机架角度避开,去除或减少其伪影;也可利用某些型号 CT 机上的金属伪影抑制软件改善图像质量。

（4）射线束硬化伪影,增加滤过板的厚度,可减少射线束硬化效应现象,即减小射线束硬化伪影;也通过调节窗宽、窗位,使射线束硬化伪影得到改善;使用射线硬化效应校正软件,也可减少伪影对图像的影响。

（5）扫描时尽量避开骨性结构,避免条状伪影的发生。

（6）定期进行设备校准,定期进行专业的维护保养,CT 机房的温度和湿度保持在稳定、符合设备要求的水平,保证探测器及电路的稳定性,减少环形条状伪影。

（六）部分容积效应

1. 部分容积效应　在 CT 扫描中,凡小于层厚的病变,其 CT 值受层厚内其他组织的影响,所测出的 CT 值不能代表病变真正的 CT 值,如在高密度组织中较小的低密度病灶,其 CT 值偏高;反之,在低密度组织中较小的高密度病灶,其 CT 值偏低,这种现象称为部分容积效应。影响部分容积效应的重要参数是断层厚度,断层厚度越大,部分容积效应越显著。

2. 减小部分容积效应的方法　尽可能减小扫描层厚。为了减少部分容积效应的影响,在必须采用厚层扫描时,可以采用薄层分几次扫描后,求得一个平均图像,既可减小伪影又避免了因层厚减小而引起的噪声增大,从而不损失影像的密度分辨力。

三、CT图像质量管理与控制措施

CT图像质量管理是指以合理的辐射剂量、较高的检查效率，为临床提供具有诊断价值的影像，为受检者提供满意服务的一系列活动，也包括为确保CT扫描装置及其附属设备处于良好的运行状态所开展的设备安装后验收检测、使用过程中状态检测等活动。CT图像质量管理包含CT图像质量保证和CT图像质量控制所采取的各项活动。CT图像质量保证是指按照CT临床诊断要求（标准）扫描重建拍摄CT照片影像的承诺、规范、标准。通过有计划有组织的活动，致力于在合理的辐射剂量控制下，持续不断地改进和完善成像技术，获得符合诊断要求的CT图像，赢得临床医师、影像医师和受检者的充分信任。CT图像质量控制是指通过特定的方法和手段，对CT扫描装置日常维护与保养过程、CT扫描成像过程以及CT图像后处理过程的各个阶段，进行有计划有条理的监视和干预，尽可能消除成像链上各个阶段可能引起的不合格或不满意而造成CT图像效果不佳的情况发生，保证CT图像达到诊断要求，且受检者接受的辐射剂量在合理的范围内。简单地说，CT图像质量控制是基于临床CT诊断要求、CT检查中受检者接受的X线剂量是否符合辐射剂量标准，对CT成像技术条件进行合理选择。

（一）CT诊断要求

在CT检查中，诊断要求的影像标准有解剖学影像标准和物理学影像标准。解剖学影像标准是指CT图像必须满足临床提出的特殊问题的需求，用影像解剖学特征的"可见度"和"清晰显示"来进行定义，也就是说利用一个特定的"可视程度"来表征检查部位内解剖结构成像的特征，可视程度分为：①可见（visualisation），即器官和组织结构在检查范围内可观察到，但细节未显示；②关键结构显示（critical reproduction），即对特殊要求的结构的辨别达到了诊断所需的水平，包含"显示"和"清晰显示"两种情况，"显示（reprodution）"，即解剖结构细节可见（细节显示），但不能清晰辨认；清晰显示（visually sharp reproduction），即解剖细节清晰辨认，细节显示清晰；也有学者将可视程度分成三级，即可见、显示、清晰显示。以解剖学标准为依据的影像质量的评价，应考虑对探查病理改变具有重要意义的检查区域的解剖结构和不同组织间的对比，即要考虑病变组织与相邻组织间要有一定的对比。

用CT装置对测试体模进行扫描而获得的物理量，能客观地评价CT装置性能和CT影像质量，这些物理量称为CT物理学影像标准。这些物理量包括：①图像像素的噪声、图像对比度和空间分辨力；②CT值的均匀性和稳定性；③扫描层厚和剂量参数；④CT装置输出量的线性和一致性等。这些物理参数依赖于CT机的技术性能和所使用的曝光参数，通过测量的数据及显现的不同类型伪影，客观评估CT机性能，对这些参数进行定期测量是CT工作单位实施质量保证的程序，是一种常规检验，其目的是保持CT性能处在最佳状态。

（二）受检者辐射剂量

CT图像密度分辨力高，在临床疾病诊断中发挥重要作用，但CT被认定为是一种辐射剂量相对较高的设备，ICRP已经推荐出医用辐射剂量约束的概念，它包含了诊断放射学的诊断参考水平。辐射剂量约束概念与《计算机体层成像（CT）的质量标准》（欧共体工作文件）中提出的标准体型受检者的参考剂量值一致。CT参考剂量值利用对空气吸收剂量的两种描述方式来表示，即用权重CT剂量指数（CTDIw）和剂量长度乘积（DLP）来表示。权重CT剂量指数，是指在标准头颅体模或体部体模单层平面上的平均剂量近似值，用对空气的吸收剂量来表达（mGy）；剂量长度乘积是指在复杂的标准头颅体模或体部体模某单层平面内平均剂量值与体模被检查长度的乘积值，用对空气的吸收剂量来表达（mGy·cm）。这两种描述方式适用于标准体型受检者。

医源性辐射已成为公众受到辐射的主要来源，CT检查的辐射剂量（radiation dose）控制不容忽视，受检者的辐射剂量值应低于国家有关部门规定的最低辐射防护标准。参考剂量值提供量的指导，有助于在工作中判定相对较差或不满意的技术参数，避免使用这样参数的组合。在不影响单次检查诊断价值的前提下，应选择低于参考值的剂量，通过技术改进，进一步地减少剂量是CT工作者一直追求的目标。

（三）CT 成像技术条件

CT 成像是一薄层扇形 X 线束通过受检者衰减的物理现象和高度复杂的技术设备（高精度探测器），以及数学处理过程相互作用的结果。每一幅 CT 影像均由像素矩阵形成，每个像素的 CT 值表现出体素对 X 线的衰减值，CT 影像质量与 CT 值的精确度有关，与被检体对 X 线衰减差异和微细结构显示差异（空间分辨力）的精确再现有关。在临床方面，要求获得的影像应完全满足临床的检查要求，同时保持对受检者最低水平的辐射剂量。为了达到此要求，必须对技术参数进行仔细选择，对临床及 CT 检查相关的因素进行控制，以控制受检者的曝光剂量和得到良好的影像显示。

1. CT 成像技术参数　CT 成像首先是获取定位像，X 线管和探测器静止不动，检查床匀速移动，获取一幅扫描部位正位或侧位影像作为定位像，利用定位影像制订扫描计划（如扫描范围、扫描层数等）。紧接着开始扫描，嘱受检者在屏气状态下进行曝光。扫描完毕，对图像进行后处理，并进行胶片打印。CT 胶片的打印对 CT 图像的诊断质量有重要影响，记录在胶片上的图像和记录在监视器上的图像必须保持一致，这就要求胶片打印机应保持在生产商和规范质量控制程序所决定的优化工作状态下进行打印。影像观察条件对影像显示有一定的影响，用于观察 CT 影像的显示器在一定程度上影响组织间的视觉对比，应控制好影像亮度和对比度，应设定为从黑到白的灰阶一致性。窗宽的选择决定了组织间的视觉对比，通常应设定在形成正常结构和病变最佳对比的数值。

CT 成像技术参数有两类：一是与剂量相关的参数，如曝光参数（kV、mA 和扫描时间）、扫描层厚、层间距、检查容积、扫描架倾角等；二是与影像处理和影像观察相关条件的参数，如视野、重建矩阵大小、重建算法、窗宽、窗位等，它们直接影响 CT 影像质量、辐射剂量。

2. 临床及与 CT 检查相关的因素　临床要求受检者的辐射剂量应始终限定在 CT 影像能满足临床诊断需要时的最小值，一系列的临床因素在 CT 电离辐射的最优化运用中起着特殊作用。为了确保在合理的受检者剂量下获得满意的诊断质量，与临床 CT 检查相关的因素在 CT 质量保证与控制中起重要的作用。

（1）监督：CT 检查项目方案（如颅脑 CT 平扫检查等）有严格的 CT 检查应用标准，项目的实施应在取得资质的影像医师监督下执行，有效的监督有助于在临床需求已经满足，或检查中出现问题（如受检者不能合作或对比剂残留）不能解决时，通过中断检查来保护受检者免受不必要的辐射，影像医师应注意到可能影响影像质量的技术方面或临床方面的问题。影像技师在影像医师指导（监督）下开展工作，共同服务于受检者。

（2）合作：CT 影像技师的工作是 CT 影像形成链上一个部分的工作，CT 影像技师与其他环节的合作，如影像技师与影像医师、临床医师、影像护士的合作，尤其重要。影像技师与受检者的合作，是取得优质影像的前提，在检查前及检查过程中，与受检者进行交流，争取受检者在检查过程中合作，如要求受检者去除掉被检部位异物，进行呼吸训练等。如受检者不能配合，须请陪同人员协助。

（3）准备：受检者准备在 CT 检查中是不可或缺的一环，对保证图像质量至关重要。包括以下内容：

1）核对：认真仔细核对申请单，除核对受检者姓名、年龄、性别、检查部位等基本信息外，还应详细了解受检者 CT 检查的目的，以便因人制宜、因病制宜，制订完美的检查方案。

2）交流：根据检查需求，在检查前影像技师向受检者或受检者陪同人员进行充分交流，做好说明工作，包括检查中的注意事项、去除身上的金属物品及其他干扰图像的高密度物品，并叮嘱受检者在检查时务必保持不动的状态。

3）禁食：有些部位在 CT 检查前受检者要禁食，如 CT 平扫检查胆囊时，需要禁食，否则，进食后，会影响胆囊的功能（其他 CT 平扫，在检查前没有必要禁食）；CT 增强需要注射对比剂的情况，检查前需禁食 4h；同时，了解受检者近日有无接受消化道钡餐、钡剂灌肠等检查，若有的话，最好将腹部 CT 扫描推迟到钡剂胃肠道检查后 3~5d 进行。

4）衣着处理：检查前要去除受检者检查部位任何影响 X 线传递和分布的异物，检查区域应不存在金属或其他影响射线传递的附属物。

5）饮水或口服对比剂:腹部CT检查前大量饮水有利于胃部充盈,小肠CT检查可饮用甘露醇水溶液,有利于小肠肠腔扩张、充盈。在腹部、盆腔检查时,需要口服对比剂,其服用时间和剂量都必须以满足显示要求为目的;在盆腔的一些检查中需要经直肠灌注对比剂,在有些妇科检查中应使用阴道塞。

6）静脉注射对比剂:在增强扫描时需要静脉注射对比剂,必须由影像护士按照临床要求的方式进行。

7）体位准备:大多数CT检查都在受检者仰卧时进行,但有时根据临床诊断需要,可采取俯卧位或侧位等特殊体位,有助于受检者的舒适和配合,或特殊解剖结构、病灶的显示;胸、腹部检查前做好呼吸训练工作。

8）运动伪影控制:受检者肢体运动应保持在最小限度以减少伪影,但有些是受检者的不自主运动,如呼吸、心血管搏动、腹部脏器运动和吞咽等,应注意呼吸训练,要求在屏气状态下进行扫描。

9）防护屏蔽:在特定情况下对成像部位以外的敏感器官(如生殖器)进行防护屏蔽,有助于减少组织的吸收剂量。

（四）CT图像质量控制的主要措施

CT图像质量控制的主要措施包括提高空间分辨力、增加密度分辨力、降低噪声、消除伪影、减小部分容积效应和周围间隙效应。

1. 提高空间分辨力 采用高分辨力算法、大矩阵、小像素值、小焦点和增加原始数据量的采集,可提高空间分辨力。

2. 增加密度分辨力 增加X线剂量可以提高密度分辨力;采用软组织重建算法,也可以提高密度分辨力。

3. 降低噪声 增加X线剂量可减少噪声,X线光子能量增加4倍,噪声可减少一半;层厚较厚时,噪声较小。

4. 消除伪影 减少因受检者因素引起的伪影,避免因设备因素和扫描条件不当造成的伪影。

5. 减小部分容积效应和周围间隙效应的影响 对于较小的病灶,应尽量采用薄层扫描,并改变图像的重建算法、设置恰当的检查体位。

CT图像质量控制的主要措施(手段)是在扫描前认真做好准备工作,正确选择扫描技术参数,正确使用螺旋装置,发挥螺旋CT优势,获得高质量影像。

四、正确选择CT扫描技术参数

（一）影响图像质量的技术参数

CT图像质量直接影响到受检者的诊断及治疗,影像技师应当全面了解影响图像质量的因素,在操作中灵活运用这些参数,获得最佳图像质量。

1. 扫描技术参数选择 CT成像技术参数包括层厚、层间距、曝光参数、检查容积、扫描架倾角、视野(FOV)、重建算法、窗宽、窗位等,它直接影响CT影像质量和辐射剂量。

(1) 层厚的选择:层厚的选择,应按照需要观察的解剖结构或病变的尺寸来进行,同时注意层厚的选择对影像质量和受检者辐射剂量的影响。层厚的标称值由CT操作人员根据临床需要进行选择,通常在1~10mm范围之间选择。一般来讲,层厚越薄,图像空间分辨力越高,即高对比度分辨力越高,但图像的密度分辨力越低,即图像的低对比度分辨力越低;反之,层厚越厚,图像的空间分辨力越低,密度分辨力则越高。如果层厚较大,CT影像会受到部分容积效应造成的伪影的影响;如果层厚较薄(如1~2mm),影像可能会受到(量子)噪声的影响,导致密度分辨力下降。改变层厚对空间分辨力和密度分辨力的影响是一对矛盾,在扫描条件不变的情况下,层厚增加,X线的光通量(X线通过受检者后的光子数量)增加,探测器接收到的光子数增加,影像密度分辨力较高,但空间分辨力有所下降。

(2) 层间距的选择:层间距(间隔)的选择应按照检查部位和临床要求进行,应注意位于层间距中的病灶被漏掉的危险,一般来讲,层间距应不超过预测病变直径的一半。层间距可以小于、等于或大于层厚。临床上层间距通常在0~10mm之间。在非螺旋扫描对于一定的检查容积,层间距越小,受检者的局部剂量和整体剂量越高;局部剂量的增加是由于相邻层面剂量的叠加,整体剂量的增加是由于接受直接照射的组织容积的增加而造成的。在需要进行冠状、矢状或斜面、曲面影像的三维重组时，减小层间距很有必要，通常将其减小至零。在螺旋扫描，重组间隔的大小与图像质量相关，重组间隔减小，图像质量可得到改善；重组间隔大小与受检者接受的剂量大小无关。

（3）曝光参数选择：扫描所用的X线管电压（kV）、管电流（mA）和曝光时间（s）称为曝光参数（exposure parameter）。曝光参数会影响影像质量和受检者剂量。增加曝光量（mAs），会减少噪声，提高影像的密度分辨力，但也会增加受检者的吸收剂量。满足诊断要求的影像质量应在受检者辐射剂量尽可能低的情况下获得，这时影像噪声可能会增加。换言之，不是追求最佳质量的影像，而是只要提供符合临床诊断需要的影像即可，盲目追求高质量影像，受检者会接受更多额外的照射量。但在有些特殊检查中，需要增加曝光量，提高信噪比。CT管电压一般可在80~140kV的范围内，选定kV值和层厚以后，影像质量依赖于X线管电流和曝光时间，即mAs。mAs的增加也会增加受检者辐射剂量。所以，应该在CT图像质量和受检者剂量之间取得一个平衡点，不能过分地为了追求图像高质量而使受检者受到不必要的辐射量。但有时临床需要较高信噪比，可以选择较高的曝光设定值（mAs）。

（4）容积检查：CT的容积检查或容积成像（examination volume）是指所检查区域的整体容积，定义为第一个扫描层面和最后一个扫描层面的最外边界间的容积。检查容积的范围取决于临床需要，应包括临床所需的检查范围。通常来讲容积值越大，受检者的整体辐射剂量越高，除非增加层间距（非螺旋扫描），但增大层间距，有漏诊的可能。螺旋CT为容积扫描，不存在真正的层间距，重建后图像的层间距大小与辐射剂量无关。多层螺旋CT容积扫描获得的三维信息，增加了图像的信息量和灵活性，三维重组后的图像更接近立体解剖图像，提高了血管等三维重组图像的质量。

（5）扫描架倾角：定义为X线管平面和垂直平面（X线中心线与垂直平面）间的夹角。倾角通常在$-25°$~$+25°$之间，扫描架倾角可以根据检查部位的临床需要进行选择。在X线中心线与扫描目标不平行时，需要根据具体情况使机架倾斜一定角度以适应扫描目标，减小误差。例如椎间盘CT扫描时，应根据定位像上的椎间隙，机架倾斜使扫描层面与椎间隙平行。

2. 影像处理和影像观察相关条件的参数

（1）视野的选择：视野的选择，必须注意影像分辨力和需要检查的病灶可能存在的所有区域。FOV的大小由CT影像技师根据检查部位大小进行选择，通常在12~50cm范围内。FOV的大小会影响CT图像质量，FOV较小，图像的空间分辨力较高，这是因为相同的重建矩阵用于较小区域，像素尺寸减小，空间分辨力增加。但不能为了提高空间分辨力而过分追求较小的FOV，必须包括病变可能存在的所有区域。在任何情况下，FOV的选择不仅应考虑增加空间分辨力的可能性，而且需要包含所有可能病变的区域。如果FOV太小，有些相关区域可能会从可视影像中消失，出现漏诊。

（2）重建算法选择：重建算法根据临床要求的检查区域而设定，大多数检查适用于软组织算法来显示影像；还有骨算法能够有助于骨和其他高天然对比部位的细节显示，获得具有较高空间分辨力的影像。CT影像的外观和特性在很大程度上依赖于数学算法的选择，大多数CT扫描设备均提供几种重建算法，常见的有标准算法、软组织算法、骨算法。标准算法图像的空间分辨力和密度分辨力较均衡，常用于脑和脊柱的影像重建；软组织算法，又称为平滑算法，它是显示肌肉、脂肪、骨和肺之间的折中算法，是清晰显示血管、实质性脏器（肝、胰腺、脾、肾等）、肌肉等软组织的算法，重建的图像柔和平滑，在腹部脏器显示中应用广泛。骨算法，又称为边缘增强算法，使得组织边缘锐利化，适合用来观察骨结构和肺纹理、支气管的结构与变化。

目前广泛应用于高分辨力CT（HRCT）扫描，能够提供更高的空间分辨力，是一种能重现骨和其他高天然对比区域细节的算法。重建技术是CT成像的关键步骤，通过改变原始图像的矩阵、视野、层厚、层间距等进行图像处理，最终的CT图像外观和特性在很大程度上依赖于重建算法（滤波函数）的选择。重建算法对密度分辨力和空间分辨力的影响是一对矛盾，骨算法使图像的边缘更清晰锐利，空间分辨力提高了，但降低了图像的密度分辨力；软组织算法提高了密度分辨力，而空间分辨力降低，边缘、轮廓表现不及骨算法，两者相互制约。参数的优化不能同时提高密度分辨力和空间分辨力，因此在观察软组织等低对比结构时，所选参数要侧重于提高密度分辨力（软组织算法）；观察骨骼、颅底、肺纹理等高对比结构时，要侧重于提高空间分辨力（骨算法）。多层螺旋CT由于采集数据可以重复应用,同样一组采集数据,可以分别根据不同的要求,使用几种重建算法,重建出不同特点的 CT 图像。

（3）窗宽的选择:人体组织 CT 值的范围为-1 000~+1 000Hu,共 2 000 个分度,而人眼不能分辨这细微的灰度差别,故将 CT 图像的组织结构按密度高低,从白到黑可分辨 16 个灰阶。根据临床需要调节窗宽,可调整图像的对比度和亮度,使图像适应临床需求。窗宽以尽可能覆盖所要观察的结构的密度变化范围,又要能显示正常与病变组织间最小差别为宜。大的窗宽比较适合于宽范围组织的显示,如观察肺组织的肺窗;较窄的窗宽有助于分辨密度差异较小的组织结构,例如脑组织的显示。

（4）窗位:窗位它可由观察者根据检查结构的衰减特性进行选择,不同组织的 CT 值不同,要观察其细微结构,最好选择该组织的 CT 值为窗位。窗位的高低影响 CT 图像的亮度。窗位一般与需要显示的组织即靶结构的 CT 值相近,这样比靶结构密度高的病变和密度低的病变都能有亮度差别而容易分辨。为了获得能满足诊断要求的 CT 图像,实际工作中必须选用合适的窗宽、窗位。窗技术的设置和选择,直接影响 CT 图像组织间的对比显示,要观察不同的组织或病变,必须选择适当的窗宽和窗位。有时同一幅图像需要多个窗宽、窗位,才能完整、确切地显示病变特征。

（二）螺旋 CT 技术的运用

螺旋 CT 优于常规 CT,其优点有:①极大地缩短了检查时间,可以在一次屏气周期内采集连续的受检者数据,从而避免呼吸干扰,由于不自主运动,如腹腔脏器运动和心血管搏动的干扰也得以减少;②避免遗漏解剖结构,同时对于可疑病变在不进行附加曝光的情况下,可通过容积数据组中影像的进一步重建进行评估;③减少了运动伪影,使得高质量三维和多平面重建成为可能,这些特别适用于骨骼和脉管成像;④在不需要高剂量的情况下,重建组织轮廓显示平滑,如同常规 CT 薄层扫描获取的图像;⑤检查时间可以减少对比剂的用量;⑥螺旋 CT 可以联合注射对比剂,以获取最优化的增强影像。

五、CT 装置的日常保养与校准

CT 装置的性能直接影响到 CT 图像的质量,日常保养和校准非常重要。

1. 严格执行正常的开关机程序　它既涉及系统及软件的正常运行,也关系到球管的寿命长短。

2. 严格执行球管预热程序　因为 CT 球管是连续高 kV、大 mA 工作,若不执行严格的预热程序而突然施加高 kV、大 mA,球管突然升温会导致温差太大而性能不稳定,甚至可能损坏 X 线管。预热程序可以使球管工作在最佳状态,既保护了球管,同时也保证了扫描图像的质量。

3. 定期进行空气校准及水模校准　为克服探测器的零点漂移,有必要定期(3 个月)进行空气校准,从而保证采样数据的准确性。当扫描图像密度变化较大或有 X 线束硬化伪影时,要进行水模校准,以使测得的 CT 值准确无误,并减少伪影,提高图像质量。

4. 室内整洁及机器清洁　保持室内整洁及机器清洁,定期清洁灰尘过滤网及风扇等,防止灰尘影响机器工作,影响图像质量。

5. 控制机房温度、湿度　室温要控制在 18~22℃,空调最好 24h 开机;室内相对湿度要控制在40%~65%。温度太高或太低、湿度太高会引起机器元器件性能变化,影响机器正常运行。

6. 机械部件的保养　建议每半年保养一次,包括各活动部件的固定、轴承的润滑、滑环的清洁、应急按钮、限位开关的检测等。

本章小结

本章介绍了 PACS 相关的概念(PACS、HIS、RIS、DICOM)、PACS 组成及工作流程、PACS 分类、PACS 工作站硬件配置。重点阐述了 CT 图像质量管理的相关概念;①CT 图像质量的评价指标(空间分辨力、密度分辨力、噪声、伪影等)及其影响因素;②CT 扫描技术参数选择原则及 CT 图像质量管理与控制措施,强调在满足临床诊断要求的前提下,学会合理选择参数,使受检者的剂量在合理范围内,赢得临床医生、诊断医生和受检者的信任。

（隗志峰　张雅萍）

思考题

1. 什么是 PACS? PACS 具有哪些功能?
2. PACS 系统由哪些组成部分? PACS 工作站硬件配置及支持软件有哪些?
3. PACS 图像显示工作站应具有哪些基本功能?
4. 简述 CT 图像质量控制的措施。
5. 简述空间分辨力和密度分辨力的影响因素。

扫一扫,测一测

参 考 文 献

[1] 李萌,樊先茂. 医学影像检查技术[M]. 北京:人民卫生出版社,2014.
[2] 张晓康,张卫萍. 医学影像成像原理[M]. 北京:人民卫生出版社,2014.
[3] 李真林,雷子乔. 医学影像成像原理[M]. 北京:人民卫生出版社,2016.
[4] 高剑波. 中华医学影像技术学 CT 成像技术卷[M]. 北京:人民卫生出版社,2017.
[5] 祁吉,杨仁杰. 当代放射学辞典[M]. 北京:人民卫生出版社,2011.
[6] 于兹喜,郑可国. 医学影像检查技术学[M]. 北京:人民卫生出版社,2016.
[7] 余建明. 实用医学影像技术[M]. 北京:人民卫生出版社,2015.
[8] 王鸣鹏,秦维昌. 医学影像技术学 CT 检查技术卷[M]. 北京:人民卫生出版社,2012.
[9] 余建明,曾勇明. 医学影像检查技术学[M]. 北京:人民卫生出版社,2016.
[10] 张云亭,于兹喜. 医学影像检查技术学[M]. 北京:人民卫生出版社,2010.
[11] 余建明,郑君惠. CT 检查技术专家共识[J]. 中华放射学杂志,2016,50(12):916-928.
[12] 王鸣鹏. 医学影像技术学/CT 检查技术卷[M]. 北京:人民卫生出版社,2012.
[13] 白人驹,张雪林. 医学影像诊断学[M]. 北京:人民卫生出版社,2010.
[14] 卢光明,张龙江. 双能量 CT 临床应用指南[M]. 北京:人民卫生出版社,2015.
[15] 崔慧先. 系统解剖学[M]. 北京:人民卫生出版社,2008.
[16] 郭启勇. 介入放射学[M]. 北京:人民卫生出版社,2010.
[17] 胡效坤,张福君. CT 介入治疗学[M]. 北京:人民卫生出版社,2012.
[18] 卢光明,张龙江. 双能量 CT 临床应用指南[M]. 北京:人民卫生出版社,2015.
[19] 沈文,尹建忠. 多部位联合增强 CT 成像临床应用[M]. 北京:人民卫生出版社,2017.